国家卫生健康委员会"十四五"规

全 国 高 等 学 校

供基础、临床、预防、口腔医学类专业用

医学免疫学

Medical Immunology

第 **8** 版

主　　编	曹雪涛
副 主 编	田志刚　储以微　于益芝
数 字 主 编	曹雪涛
数字副主编	吕　凌　于益芝

人民卫生出版社

·北 京·

图书在版编目（CIP）数据

医学免疫学 / 曹雪涛主编. -- 8 版. -- 北京：人民卫生出版社，2024. 7（2025. 4重印）. --（全国高等学校五年制本科临床医学专业第十轮规划教材）.
ISBN 978-7-117-36614-4

Ⅰ. R392

中国国家版本馆 CIP 数据核字第 2024NG9381 号

人卫智网	www.ipmph.com	医学教育、学术、考试、健康，购书智慧智能综合服务平台
人卫官网	www.pmph.com	人卫官方资讯发布平台

医学免疫学
Yixue Mianyixue
第 8 版

主　　编：曹雪涛
出版发行：人民卫生出版社（中继线 010-59780011）
地　　址：北京市朝阳区潘家园南里 19 号
邮　　编：100021
E - mail：pmph @ pmph.com
购书热线：010-59787592　010-59787584　010-65264830
印　　刷：人卫印务（北京）有限公司
经　　销：新华书店
开　　本：850 × 1168　1/16　　印张：16
字　　数：473 千字
版　　次：1989 年 5 月第 1 版　　2024 年 7 月第 8 版
印　　次：2025 年 4 月第 2 次印刷
标准书号：ISBN 978-7-117-36614-4
定　　价：86.00 元

打击盗版举报电话：**010-59787491**　**E-mail：WQ @ pmph.com**
质量问题联系电话：**010-59787234**　**E-mail：zhiliang @ pmph.com**
数字融合服务电话：**4001118166**　**E-mail：zengzhi @ pmph.com**

编委名单

新形态教材使用说明

新形态教材是充分利用多种形式的数字资源及现代信息技术,通过二维码将纸书内容与数字资源进行深度融合的教材。本套教材全部以新形态教材形式出版,每本教材均配有特色的数字资源和电子教材,读者阅读纸书时可以扫描二维码,获取数字资源、电子教材。

电子教材是纸质教材的电子阅读版本,其内容及排版与纸质教材保持一致,支持手机、平板及电脑等多终端浏览,具有目录导航、全文检索功能,方便与纸质教材配合使用,进行随时随地阅读。

获取数字资源与电子教材的步骤

① 扫描封底红标二维码,获取图书"使用说明"。

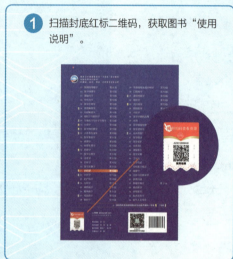

② 揭开红标,扫描绿标激活码,注册/登录人卫账号获取数字资源与电子教材。

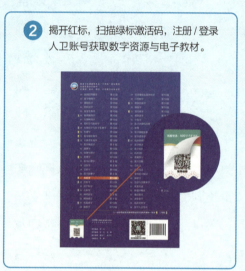

③ 扫描书内二维码或封底绿标激活码,随时查看数字资源和电子教材。

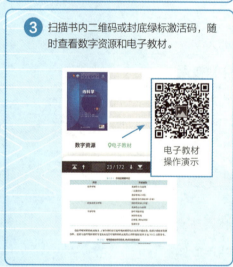

④ 登录 zengzhi.ipmph.com 或下载应用体验更多功能和服务。

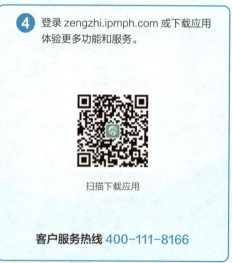

扫描下载应用

客户服务热线 400-111-8166

读者信息反馈方式

人卫e教
medu.pmph.com

欢迎登录"人卫e教"平台官网"medu.pmph.com",在首页注册登录后,即可通过输入书名、书号或主编姓名等关键字,查询我社已出版教材,并可对该教材进行读者反馈、图书纠错、撰写书评以及分享资源等。

序言

百年大计,教育为本。教育立德树人,教材培根铸魂。

过去几年,面对突如其来的新冠疫情,以习近平同志为核心的党中央坚持人民至上、生命至上,团结带领全党全国各族人民同心抗疫,取得疫情防控重大决定性胜利。在这场抗疫战中,我国广大医务工作者为最大限度保护人民生命安全和身体健康发挥了至关重要的作用。事实证明,我国的医学教育培养出了一代代优秀的医务工作者,我国的医学教材体系发挥了重要的支撑作用。

党的二十大报告提出到 2035 年建成教育强国、健康中国的奋斗目标。我们必须深刻领会党的二十大精神,深刻理解新时代、新征程赋予医学教育的重大使命,立足基本国情,尊重医学教育规律,不断改革创新,加快建设更高质量的医学教育体系,全面提高医学人才培养质量。

尺寸教材,国家事权,国之大者。面对新时代对医学教育改革和医学人才培养的新要求,第十轮教材的修订工作落实习近平总书记的重要指示精神,用心打造培根铸魂、启智增慧、适应时代需求的精品教材,主要体现了以下特点。

1. 进一步落实立德树人根本任务。遵循《习近平新时代中国特色社会主义思想进课程教材指南》要求,努力发掘专业课程蕴含的思想政治教育资源,将课程思政贯穿于医学人才培养过程之中。注重加强医学人文精神培养,在医学院校普遍开设医学伦理学、卫生法以及医患沟通课程基础上,新增蕴含医学温度的《医学人文导论》,培养情系人民、服务人民、医德高尚、医术精湛的仁心医者。

2. 落实"大健康"理念。将保障人民全生命周期健康体现在医学教材中,聚焦人民健康服务需求,努力实现"以治病为中心"转向"以健康为中心",推动医学教育创新发展。为弥合临床与预防的裂痕作出积极探索,梳理临床医学教材体系中公共卫生与预防医学相关课程,建立更为系统的预防医学知识结构。进一步优化重组《流行病学》《预防医学》等教材内容,撤销内容重复的《卫生学》,推进医防协同、医防融合。

3. 守正创新。传承我国几代医学教育家探索形成的具有中国特色的高等医学教育教材体系和人才培养模式,准确反映学科新进展,把握跟进医学教育改革新趋势新要求,推进医科与理科、工科、文科等学科交叉融合,有机衔接毕业后教育和继续教育,着力提升医学生实践能力和创新能力。

4. 坚持新形态教材的纸数一体化设计。数字内容建设与教材知识内容契合，有效服务于教学应用，拓展教学内容和学习过程；充分体现"人工智能+"在我国医学教育数字化转型升级、融合发展中的促进和引领作用。打造融合新技术、新形式和优质资源的新形态教材，推动重塑医学教育教学新生态。

5. 积极适应社会发展，增设一批新教材。包括：聚焦老年医疗、健康服务需求，新增《老年医学》，维护老年健康和生命尊严，与原有的《妇产科学》《儿科学》等形成较为完整的重点人群医学教材体系；重视营养的基础与一线治疗作用，新增《临床营养学》，更新营养治疗理念，规范营养治疗路径，提升营养治疗技能和全民营养素养；以满足重大疾病临床需求为导向，新增《重症医学》，强化重症医学人才的规范化培养，推进实现重症管理关口前移，提升应对突发重大公共卫生事件的能力。

我相信，第十轮教材的修订，能够传承老一辈医学教育家、医学科学家胸怀祖国、服务人民的爱国精神，勇攀高峰、敢为人先的创新精神，追求真理、严谨治学的求实精神，淡泊名利、潜心研究的奉献精神，集智攻关、团结协作的协同精神。在人民卫生出版社与全体编者的共同努力下，新修订教材将全面体现教材的思想性、科学性、先进性、启发性和适用性，以全套新形态教材的崭新面貌，以数字赋能医学教育现代化、培养医学领域时代新人的强劲动力，为推动健康中国建设作出积极贡献。

教育部医学教育专家委员会主任委员

教育部原副部长

林蕙青

2024 年 5 月

全国高等学校五年制本科临床医学专业
第十轮　规划教材修订说明

　　全国高等学校五年制本科临床医学专业国家卫生健康委员会规划教材自 1978 年第一轮出版至今已有 46 年的历史。近半个世纪以来，在教育部、国家卫生健康委员会的领导和支持下，以吴阶平、裘法祖、吴孟超、陈灏珠等院士为代表的几代德高望重、有丰富的临床和教学经验、有高度责任感和敬业精神的国内外著名院士、专家、医学家、教育家参与了本套教材的创建和每一轮教材的修订工作，使我国的五年制本科临床医学教材从无到有、从少到多、从多到精，不断丰富、完善与创新，形成了课程门类齐全、学科系统优化、内容衔接合理、结构体系科学的由纸质教材与数字教材、在线课程、专业题库、虚拟仿真和人工智能等深度融合的立体化教材格局。这套教材为我国千百万医学生的培养和成才提供了根本保障，为我国培养了一代又一代高水平、高素质的合格医学人才，为推动我国医疗卫生事业的改革和发展作出了历史性巨大贡献，并通过教材的创新建设和高质量发展，推动了我国高等医学本科教育的改革和发展，促进了我国医药学相关学科或领域的教材建设和教育发展，走出了一条适合中国医药学教育和卫生事业发展实际的具有中国特色医药学教材建设和发展的道路，创建了中国特色医药学教育教材建设模式。老一辈医学教育家和科学家们亲切地称这套教材是中国医学教育的"干细胞"教材。

　　本套第十轮教材修订启动之时，正是全党上下深入学习贯彻党的二十大精神之际。党的二十大报告首次提出要"加强教材建设和管理"，表明了教材建设是国家事权的重要属性，体现了以习近平同志为核心的党中央对教材工作的高度重视和对"尺寸课本、国之大者"的殷切期望。第十轮教材的修订始终坚持将贯彻落实习近平新时代中国特色社会主义思想和党的二十大精神进教材作为首要任务。同时以高度的政治责任感、使命感和紧迫感，与全体教材编者共同把打造精品落实到每一本教材、每一幅插图、每一个知识点，与全国院校共同将教材审核把关贯穿到编、审、出、修、选、用的每一个环节。

　　本轮教材修订全面贯彻党的教育方针，全面贯彻落实全国高校思想政治工作会议精神、全国医学教育改革发展工作会议精神、首届全国教材工作会议精神，以及《国务院办公厅关于深化医教协同进一步推进医学教育改革与发展的意见》（国办发〔2017〕63 号）与《国务院办公厅关于加快医学教育创新发展的指导意见》（国办发〔2020〕34 号）对深化医学教育机制体制改革的要求。认真贯彻执行《普通高等学校教材管理办法》，加强教材建设和管理，推进教育数字化，通过第十轮规划教材的全面修订，打造新一轮高质量新形态教材，不断拓展新领域、建设新赛道、激发新动能、形成新优势。

其修订和编写特点如下：

1. **坚持教材立德树人课程思政** 认真贯彻落实教育部《高等学校课程思政建设指导纲要》，以教材思政明确培养什么人、怎样培养人、为谁培养人的根本问题，落实立德树人的根本任务，积极推进习近平新时代中国特色社会主义思想进教材进课堂进头脑，坚持不懈用习近平新时代中国特色社会主义思想铸魂育人。在医学教材中注重加强医德医风教育，着力培养学生"敬佑生命、救死扶伤、甘于奉献、大爱无疆"的医者精神，注重加强医者仁心教育，在培养精湛医术的同时，教育引导学生始终把人民群众生命安全和身体健康放在首位，提升综合素养和人文修养，做党和人民信赖的好医生。

2. **坚持教材守正创新提质增效** 为了更好地适应新时代卫生健康改革及人才培养需求，进一步优化、完善教材品种。新增《重症医学》《老年医学》《临床营养学》《医学人文导论》，以顺应人民健康迫切需求，提高医学生积极应对突发重大公共卫生事件及人口老龄化的能力，提升医学生营养治疗技能，培养医学生传承中华优秀传统文化、厚植大医精诚医者仁心的人文素养。同时，不再修订第9版《卫生学》，将其内容有机融入《预防医学》《医学统计学》等教材，减轻学生课程负担。教材品种的调整，凸显了教材建设顺应新时代自我革新精神的要求。

3. **坚持教材精品质量铸就经典** 教材编写修订工作是在教育部、国家卫生健康委员会的领导和支持下，由全国高等医药教材建设学组规划，临床医学专业教材评审委员会审定，院士专家把关，全国各医学院校知名专家教授编写，人民卫生出版社高质量出版。在首届全国教材建设奖评选过程中，五年制本科临床医学专业第九轮规划教材共有13种教材获奖，其中一等奖5种、二等奖8种，先进个人7人，并助力人卫社荣获先进集体。在全国医学教材中获奖数量与比例之高，独树一帜，足以证明本套教材的精品质量，再造了本套教材经典传承的又一重要里程碑。

4. **坚持教材"三基""五性"编写原则** 教材编写立足临床医学专业五年制本科教育，牢牢坚持教材"三基"(基础理论、基本知识、基本技能)和"五性"(思想性、科学性、先进性、启发性、适用性)编写原则。严格控制纸质教材编写字数，主动响应广大师生坚决反对教材"越编越厚"的强烈呼声；提升全套教材印刷质量，在双色印制基础上，全彩教材调整纸张类型，便于书写、不反光。努力为院校提供最优质的内容、最准确的知识、最生动的载体、最满意的体验。

5. **坚持教材数字赋能开辟新赛道** 为了进一步满足教育数字化需求，实现教材系统化、立体化建设，同步建设了与纸质教材配套的电子教材、数字资源及在线课程。数字资源在延续第九轮教材的教学课件、案例、视频、动画、英文索引词读音、AR互动等内容基础上，创新提供基于虚拟现实和人工智能等技术打造的数字人案例和三维模型，并在教材中融入思维导图、目标测试、思考题解题思路，拓展数字切片、DICOM等图像内容。力争以教材的数字化开发与使用，全方位服务院校教学，持续推动教育数字化转型。

第十轮教材共有56种，均为国家卫生健康委员会"十四五"规划教材。全套教材将于2024年秋季出版发行，数字内容和电子教材也将同步上线。希望全国广大院校在使用过程中能够多提供宝贵意见，反馈使用信息，以逐步修改和完善教材内容，提高教材质量，为第十一轮教材的修订工作建言献策。

主编简介

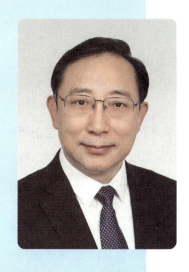

曹雪涛

教授,中国工程院院士,国家卫生健康委员会副主任、中国医学科学院免疫治疗研究中心主任、南开大学免疫学研究所所长、海军军医大学免疫与炎症全国重点实验室学术委员会主任,中国工程院主席团成员,十三届全国政协教科卫体委员会副主任。曾任中国医学科学院院长、北京协和医学院校长、南开大学校长、第二军医大学副校长,全球慢性疾病合作联盟主席、亚洲大洋洲免疫学会联盟主席、中国免疫学会理事长、中国生物医学工程学会理事长、中国科协生命科学学会联合体主席、医学免疫学国家重点实验室创始主任。德国科学院院士、美国国家医学科学院院士、美国人文与科学院院士、法国医学科学院院士、英国医学科学院院士。

以第一完成人获国家自然科学奖二等奖 1 项(2003 年),曾获科技部何梁何利基金科学与技术进步奖、教育部长江学者成就奖、中国工程院光华工程科技奖、中国科学院陈嘉庚科学奖、首届中国学位与研究生教育学会研究生教育成果奖特等奖、*Nature* 导师终身成就奖等。从事免疫与炎症的基础研究、肿瘤等重大疾病的免疫治疗转化应用研究。以通信作者发表 SCI 收录论文 300 余篇,其中包括 *Nature*(2 篇)、*Science*(3 篇论文,2 篇评述)、*Cell*(4 篇)等。论文被 SCI 他引 30 000 多次。获得国家发明专利 26 项,获得国家Ⅱ类新药证书 2 个。任 *Immunity* 等杂志编委,任 *Cellular and Molecular Immunology* 共同主编、《中国肿瘤生物治疗杂志》主编、《中华医学杂志》主编。

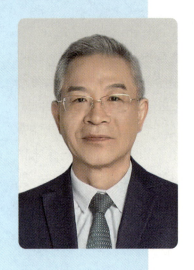

田志刚

教授，中国工程院院士，欧洲科学院院士，中国科学技术大学学术委员会副主任委员、免疫学研究所所长，合肥综合性国家科学中心大健康研究院院长。

为国家自然科学基金委员会国家杰出青年科学基金项目和创新研究群体项目负责人，科技部国家科技重大专项项目负责人，国家自然科学基金委员会重大研究计划项目专家组组长等。主要研究方向为 NK 细胞与免疫治疗。创办中国免疫学会英文会刊（*Cell Mol Immunol*）。以通信作者在 *Science*、*Cell*、*Nat Immunol*、*Immunity* 等期刊发表 SCI 论文 400 余篇。获国家自然科学奖二等奖 2 项，获国家科学技术进步奖二等奖 1 项。现任中国免疫学会监事长，曾任中国免疫学会理事长、国际免疫学联盟执委。

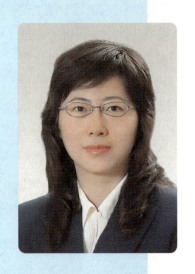

储以微

教授，中国免疫学会副理事长、上海市免疫学会理事长、复旦大学基础医学院免疫学系主任、复旦大学生物治疗研究中心主任。

从事教学工作 34 年，负责本科生、MBBS 留学生和研究生的课程建设和讲授，获教育部首届来华留学英语授课品牌课程，编写专著 18 部。研究方向是肿瘤免疫及免疫生物治疗、调节性 B 细胞的基础研究。负责国家自然科学基金重点及面上项目、国家科技重大专项等，研发了快速 DC 疫苗、新型 BiTE-T 细胞免疫治疗技术。

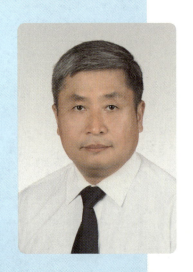

于益芝

教授，博士生导师，海军军医大学免疫学教研室主任、免疫与炎症全国重点实验室副主任，中国免疫学会科普与教学工作委员会主任委员，国务院学位委员会基础医学学科评议组成员。

从事医学免疫学教学和科研工作 30 余年，并作为骨干成员获得中国学位与研究生教育学会研究生教育成果奖特等奖。作为副主编参编人民卫生出版社出版的研究生教材《医学免疫学》（第 1、2 版）和本科生教材《医学免疫学》（第 7 版），被评为上海市领军人才。

前言

手捧并凝望着新一版《医学免疫学》书稿，激动的心情久久不能平静，对于这一倾注了中国免疫学工作者和编委们大量心血的结晶，将会给中国免疫学的本科教学乃至发展带来什么程度的推动效应，内心充满期待！回想一年前接到人民卫生出版社交给的新一轮教材编写任务时，中国免疫学界的同仁们感到这是一项非常光荣也很有意义的工作。我的内心却很忐忑不安，深感任务艰巨而又责任重大！

自 1989 年郑武飞教授主编的第一版《医学免疫学》面世以来，人民卫生出版社已经更新出版到第七版，我和免疫学界同仁们提出和思考了一个重要问题：前七版《医学免疫学》使用效果如何？是否跟上了现代免疫学发展趋势？是否体现了国家科教兴国战略的需求？据此我们进行了深入调研。通过研讨，一致认为，前七版《医学免疫学》的总体使用效果是好的，对我国医学免疫学本科教学工作起了积极作用，但是，其一直沿用的"免疫系统—免疫分子—免疫细胞—免疫应答—临床免疫—免疫学应用"这一知识框架，存在一定的弊端，在讲解免疫分子、免疫细胞部分时，学生尚未形成对于免疫学的整体理解和相关兴趣，大量的难以把握重点的知识点的堆砌给初学者带来了困扰，也影响了后续学习效果和学生们对于免疫学的学习兴趣。因此，优化新一版《医学免疫学》的知识框架体系十分必要！此外，对于五年制本科生而言，其教学理念与长学制学生和研究生相比应有一定程度的区别和侧重点：在有限的学时里，五年制本科生应该重点掌握最基本的免疫学理论概念、关键性的免疫学知识点、疾病免疫防治的实用性结合点，以期形成对医学免疫学在整个医学体系中的重要性的深刻认识并由此产生对免疫学的浓厚兴趣。

基于此，本版《医学免疫学》根据免疫应答的基本过程，对于整体知识框架进行了较大幅度的调整，形成了"免疫系统—固有免疫—适应性免疫—临床免疫—免疫学应用"这一新的框架体系，将免疫分子、免疫细胞的内容依据其与免疫的关系及重要性分解到相关章节。此外，鉴于疫苗和免疫预防的重要性，新增了"疫苗与免疫预防"一章；对于"免疫学检测和诊断技术"一章的外延也作了扩展，新增了"现代生物学技术在免疫学检测及诊断中的应用""免疫功能评价方法""免疫相关疾病动物模型的建立与应用"等节，以适应临床医学教学的需求。

本书的每一章均凝聚了编委们大量的心血，数十次专题讨论会就每一章的内容逐字逐句打磨，历经多次会审，几易其稿，现在可以拿出来请读者检验了。当然，我仍然很忐忑，但愿这次的努力能达到我们编委会所追求的目标。真诚希望本书的出版能推动我国医学免疫学本科教学工作以及免疫学拔尖人才培养，让学生通过本科阶段学习形成对免疫学的兴趣，并为将来从事基础与临床工作奠定理论与知识基础，也希望能吸引更多的医学生从事免疫学教学和科研工作。

本书的出版，是全体编委共同努力、通力合作的结果，在此向所有的编委（包括纸质版编委和数字版编委）以及编辑们表示衷心感谢！特别感谢杨安钢教授和王月丹教授对本书内容的审读！医学免疫学学科进展迅速，本书难免存在诸多不足，包括疏漏之处乃至争议。恳请广大师生在教学实践中对于本版教材提出宝贵意见，以利于今后不断完善与提高。

曹雪涛

2024 年 8 月于北京

目录

第三篇　免疫学应用篇　　　　195

第一章 | 医学免疫学概论

在生命漫长的进化过程中,为了抵御感染等危险因素,人类形成了一套精密而复杂的免疫系统。免疫系统不仅能够抵御外来病原微生物的侵袭,还能够监视和清除机体内衰老、死亡或突变的细胞,从而维持内环境的稳定。免疫异常或紊乱会引发感染、肿瘤、自身免疫病等多种疾病。随着人类对免疫本质规律的不断探索,并在此基础上应用免疫学知识来维护健康、治疗疾病,医学免疫学作为一门独立的基础医学学科逐渐形成并快速发展,在当今生命科学与医学变革中发挥了引领性作用。

医学免疫学(medical immunology)是研究人体免疫系统的结构、功能及其与疾病关系的科学。该学科重点阐明免疫系统识别危险信号后发生免疫应答及产生免疫效应的本质规律,揭示免疫功能在维持机体健康和稳态中的作用,探讨免疫功能异常所致疾病的发生机制,为免疫相关疾病的诊断、预防和治疗提供理论基础和技术方法。医学免疫学与多个学科具有广泛的交叉和渗透,是医学和生命科学的重要支撑学科。在百余年诺贝尔生理学或医学奖的历史中,已有30余位免疫学科学家获奖,位居医学研究领域各学科前列(表1-1)。不仅如此,基于免疫学原理开发的多种免疫学技术被广泛应用于疾病的诊断、预防和治疗,对人类健康事业发展和社会进步产生了革命性的影响。

表 1-1 诺贝尔生理学或医学奖授予的免疫学相关研究者及其成就

年份	获奖者	国籍	成就
1901	Emil von Behring	德国	发现抗毒素,开创血清治疗
1905	Robert Koch	德国	发现结核分枝杆菌导致肺结核
1908	Ilya Ilyich Mechnikov	俄国	提出吞噬细胞理论(细胞免疫)
	Paul Ehrlich	德国	提出抗体生成侧链学说(体液免疫)
1913	Charles Richet	法国	发现过敏反应
1919	Jules Bordet	比利时	发现补体
1930	Karl Landsteiner	奥地利	发现人红细胞血型
1951	Max Theiler	南非	发明黄热病疫苗
1957	Daniel Bovet	意大利	发明抗组胺药
1960	Frank Macfarlane Burnet	澳大利亚	阐明获得性免疫耐受的机制
	Peter Brian Medawar	英国	阐明获得性免疫耐受的机制
1972	Rodney Porter	英国	发现抗体的结构
	Gerald Edelman	美国	发现抗体的结构
1977	Rosalyn Sussman Yalow	美国	创立放射免疫测定法
1980	Baruj Benacerraf	美国	发现免疫应答基因 Ir
	Jean Dausset	法国	发现人类白细胞抗原(HLA)
	George Snell	美国	发现小鼠主要组织相容性复合体(MHC)
1984	César Milstein	英国	发明杂交瘤技术制备单克隆抗体
	Georges Köhler	德国	发明杂交瘤技术制备单克隆抗体
	Niels Jerne	丹麦	提出抗体的独特型网络学说

续表

年份	获奖者	国籍	成就
1987	Susumu Tonegawa	日本	提出抗体多样性机制
1990	Joseph Murray	美国	发明器官和细胞移植的方法
	Donnall Thomas	美国	发明器官和细胞移植的方法
1996	Peter C. Doherty	澳大利亚	提出 MHC 限制性的理论
	Rolf M. Zinkernagel	瑞士	提出 MHC 限制性的理论
2008	Harald zur Hausen	德国	发现人乳头瘤病毒（HPV）导致宫颈癌
	Françoise Barré-Sinoussi	法国	发现人类免疫缺陷病毒（HIV）
	Luc Montagnier	法国	发现 HIV
2011	Ralph M. Steinman	加拿大	发现树突状细胞
	Bruce A. Beutler	美国	发现 Toll 样受体
	Jules A. Hoffmann	法国	发现 Toll 样受体
2018	James P. Allison	美国	提出抑制负向免疫调节的癌症疗法
	Tasuku Honjo	日本	提出抑制负向免疫调节的癌症疗法
2023	Katalin Karik6	匈牙利	发现信使 RNA（mRNA）的核苷碱基修饰可抑制炎症反应，推动了 mRNA 疫苗研发
	Drew Weissman	美国	发现 mRNA 的核苷碱基修饰可抑制炎症反应，推动了 mRNA 疫苗研发

第一节 ｜ 免疫的内涵

一、免疫的基本概念

早在 2 000 多年前，人类就发现曾经在瘟疫流行中患过某种传染病的康复个体能够产生对这种疾病的抵抗力，从而产生了对免疫的早期认识。免疫（immunity）一词来自罗马时代的拉丁文 immunitas，原意为豁免徭役或兵役，后引申为对疾病尤其是传染性疾病的抵御能力。

随着免疫学实践和理论的不断完善，免疫的内涵不断丰富和拓展。现在认为，免疫是指机体识别"自己"（self）与"非己"（non-self）的物质，进而通过免疫应答抵御或清除"非己"物质，以维持自身稳定的一种生物学功能。机体免疫系统能将入侵的病原微生物识别为"非己"，从而抵御和清除感染；此外，也能将体内突变、衰老、死亡的细胞识别为"非己"，从而清除这些异常物质，维持内环境的稳定。因此，免疫是机体抵抗感染、维持健康和稳态的有力武器。

二、免疫应答

免疫应答（immune response）是机体识别"自己"与"非己"物质后产生一系列反应来清除"非己"物质的全部过程。根据免疫系统识别刺激信号及应答机制的不同，可将免疫应答分为固有免疫（innate immunity）和适应性免疫（adaptive immunity）两大类（表 1-2）。

（一）固有免疫

固有免疫是机体与生俱来的防御能力，又称为先天性免疫（natural immunity）或非特异性免疫（non-specific immunity）。固有免疫是机体抵御病原体入侵和对其他危险信号产生反应的第一道防线，在危险信号刺激早期数分钟到数天内快速发挥作用。固有免疫系统由组织屏障以及多种固有免疫细

表 1-2　固有免疫和适应性免疫的特点

特点	固有免疫	适应性免疫
获得形式	先天获得	后天获得
诱发因素	病原体的共有成分	病原体的特定抗原成分
作用时相	数小时至数天发挥效应	数天后发挥效应
识别受体	模式识别受体	T 细胞受体（TCR）、B 细胞受体（BCR）
免疫记忆	无	有
参与成分	组织屏障、多种固有免疫细胞和分子	T 细胞、B 细胞

胞和分子组成。固有免疫细胞通过细胞表面或细胞内的模式识别受体识别病原微生物或机体组织损伤时释放的某些共有固定成分（也称分子模式）产生应答，保护机体免受微生物入侵或者其他因素造成的损害以及维持内环境的稳定。

（二）适应性免疫

适应性免疫是机体受病原体或机体组织中的某些成分刺激后获得的防御能力，又称为获得性免疫（acquired immunity）或特异性免疫（specific immunity）。自然界中能够激活和诱导适应性免疫应答并能与免疫应答产物发生特异性结合的物质称为抗原（antigen，Ag）。在免疫应答的后期，机体适应性免疫细胞——T 淋巴细胞和 B 淋巴细胞通过特异性抗原受体识别抗原成分，从而产生抗原特异性的免疫应答来清除抗原。机体接触过某种抗原发生了适应性免疫应答之后还能产生免疫记忆，使得机体再次接触同一种抗原时能够启动更为迅速和高效的特异性免疫应答。

（三）固有免疫和适应性免疫的关系

固有免疫犹如稳固的城墙，对非己物质产生非特异性的免疫应答；而适应性免疫犹如精准的武器，对非己物质产生特异性的免疫应答。固有免疫和适应性免疫是有序发生、相互协调的。一方面，固有免疫是适应性免疫的先决条件和启动因素，能提供适应性免疫应答所需的活化信号；另一方面，适应性免疫的效应细胞和分子也可反过来影响和调节固有免疫应答。二者的有序组织和相互协调共同决定了免疫应答动态过程的最终效应和转归。

第二节　免疫系统的组成

免疫系统（immune system）是免疫应答的组织者和执行者，包含免疫器官、免疫组织、免疫细胞和免疫分子等成分（表 1-3）。

表 1-3　免疫系统的组成

免疫器官和组织		免疫细胞		免疫分子	
中枢	外周	固有免疫细胞	适应性免疫细胞	膜型分子	分泌型分子
胸腺	淋巴结	树突状细胞	T 淋巴细胞	白细胞分化抗原	细胞因子
骨髓	脾	单核/巨噬细胞	B 淋巴细胞	膜型受体或配体	抗体
	黏膜相关淋巴组织	中性粒细胞		黏附分子	补体
		嗜酸性粒细胞		MHC 分子	
		嗜碱性粒细胞			
		固有淋巴样细胞			
		固有样淋巴细胞			

一、免疫器官和组织

专职执行免疫功能的器官称为免疫器官（immune organ），或称为淋巴器官（lymphoid organ），分为中枢免疫器官和外周免疫器官，二者通过血液循环及淋巴循环互相联系并构成免疫系统（图 1-1）。胃肠道、泌尿生殖道和呼吸道等黏膜下含有大量弥散的淋巴组织，是外周免疫组织的重要组成部分。机体的某些其他器官（如肝脏、肠道、大脑等）也存在免疫细胞或分子，会在一定的生理和病理情况下形成特定的免疫微环境而发挥免疫功能。

（一）中枢免疫器官

中枢免疫器官（central immune organ）又称初级淋巴器官（primary lymphoid organ），是免疫细胞发生、分化、发育和成熟的场所。人和经典哺乳类动物的中枢免疫器官包括骨髓和胸腺。

1. 骨髓　骨髓（bone marrow）是各类血细胞（包括多种免疫细胞）产生、分化和发育，以及 B 淋巴细胞分化成熟的场所，也是再次免疫应答后抗体产生的关键部位。

（1）骨髓的组成和结构：骨髓位于骨髓腔内，分为红骨髓和黄骨髓。红骨髓具有活跃的造血功能，具有由基质细胞及其所分泌的多种造血生长因子与细胞外基质共同构成的造血诱导微环境（hematopoietic inductive microenvironment，HIM），支持并调控造血细胞生存、生长、发育和成熟。

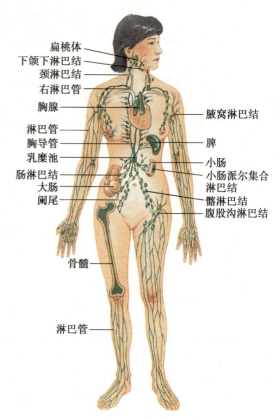

图 1-1　**人体的免疫器官和组织**

扁桃体
下颌下淋巴结
颈淋巴结
右淋巴管
胸腺
腋窝淋巴结
淋巴管
胸导管
脾
乳糜池
小肠
肠淋巴结
小肠派尔集合淋巴结
大肠
髂淋巴结
阑尾
腹股沟淋巴结
骨髓
淋巴管

骨髓和胸腺为人体中枢免疫器官，是免疫细胞发生、分化、发育和成熟的场所。淋巴结、脾及消化道、呼吸道、泌尿生殖道黏膜相关淋巴组织等组成外周免疫器官，是成熟 T 细胞和 B 细胞定居的场所及产生免疫应答的部位。

（2）骨髓的功能：骨髓最重要的功能是支持多种免疫细胞的产生和分化发育。在骨髓造血诱导微环境中，造血干细胞（hematopoietic stem cell，HSC）分化为定向干细胞，包括髓样干细胞（myeloid stem cell）和淋巴样干细胞（lymphoid stem cell）。图 1-2 展示了各类免疫细胞在骨髓中分化发育的路径。骨髓功能缺陷时，会严重损害机体的造血功能并导致严重的免疫功能缺陷。造血干细胞移植可用于治疗免疫缺陷病和白血病等。

骨髓也是机体针对同一非己成分再次免疫应答时抗体产生的主要场所。抗体产生细胞——浆细胞在骨髓中持续分泌抗体并释放入血。

2. 胸腺　造血干细胞在骨髓中发育成为祖 T 细胞，再迁移至胸腺继续分化、发育，最终形成成熟 T 细胞。胸腺在新生儿及幼儿时期较大，性成熟期最大，以后开始萎缩。老年期胸腺明显缩小，皮质和髓质被脂肪组织取代，胸腺微环境改变，T 细胞发育成熟减少，这与老年人的免疫功能减退相关。

（1）胸腺的组成和结构：胸腺由胸腺细胞（thymocyte）和胸腺基质细胞（thymus stromal cell，TSC）组成。胸腺细胞是处于不同分化阶段的 T 细胞。胸腺基质细胞、细胞外基质及局部细胞因子和活性物质构成了胸腺微环境（thymic microenvironment），在 T 细胞分化、增殖和选择性发育中发挥关键性作用。

胸腺根据组织结构可分为皮质和髓质。皮质内绝大多数细胞为胸腺细胞，主要是未成熟 T 细胞；髓质内含有大量胸腺髓质上皮细胞和疏散分布的较成熟的胸腺细胞、巨噬细胞和树突状细胞（图 1-3）。

（2）胸腺的功能：胸腺是 T 细胞发育成熟及功能塑造的主要场所。在胸腺微环境中，未成熟 T 细

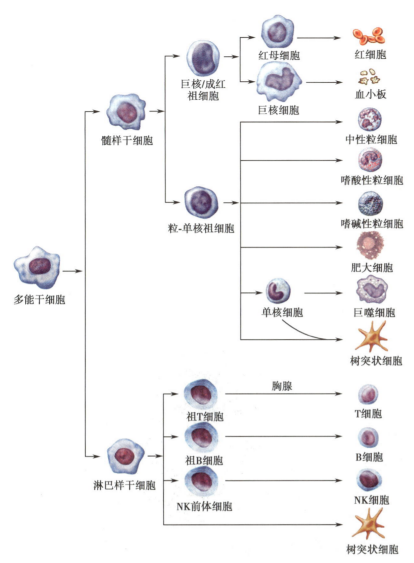

图 1-2　**免疫细胞的分化**

骨髓多能造血干细胞具有自我更新和分化的能力,在骨髓造血诱导微环境影响下,经过定向祖细胞、前体细胞等分化阶段,最终分化、成熟为各种血细胞。

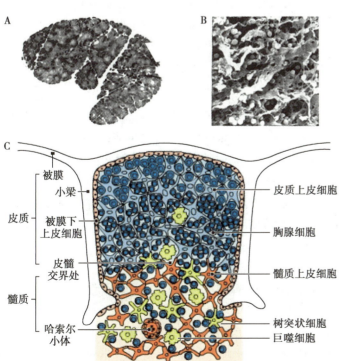

图 1-3　**胸腺的组成和结构**

A.胸腺切面示小叶结构:结缔组织构成小梁,包绕胸腺细胞,形成小叶;B.胸腺扫描电镜图:上皮细胞构成网络,包绕胸腺细胞;C.胸腺的组织结构示意图。

胞能够发育成为具有识别"自己"与"非己"抗原功能的成熟 T 细胞。这些功能完善的 T 细胞离开胸腺经血液循环迁移至外周免疫器官,只对"非己"抗原产生应答,而对"自己"抗原不应答。若胸腺发育不全或缺失,可导致 T 细胞缺乏和细胞免疫功能缺陷,如迪格奥尔格综合征(DiGeorge syndrome)患儿因先天性胸腺发育不全,缺乏 T 细胞,易反复发生病毒性和真菌性感染,严重时可导致患儿死亡。

(二)外周免疫器官和组织

T、B 细胞在中枢免疫器官发育成熟后,进入到外周免疫器官(peripheral immune organ)[或称次级淋巴器官(secondary lymphoid organ)]定居,并在其中发挥免疫功能。外周免疫器官主要包括淋巴结、脾和黏膜相关淋巴组织。

1. 淋巴结　淋巴结(lymph node)是人体内分布最广泛的外周免疫器官,分布于全身非黏膜部位的淋巴管道汇集处,组织或器官的淋巴液均引流至局部淋巴结。身体浅表部位的淋巴结常位于凹陷隐蔽处(如颈部、腋窝、腹股沟等);内脏的淋巴结多成群分布于器官门附近,沿血管干排列,如肺门淋巴结。

(1)淋巴结的组成和结构:淋巴结是由免疫细胞和淋巴管道、血管组成的实质器官。按组织结构,由被膜逐渐往下可大致区分为浅皮质区、深皮质区和髓质区三个部分(图 1-4)。

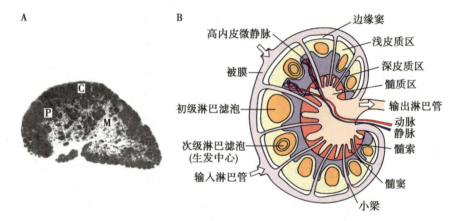

图 1-4　淋巴结的组成和结构

A. 淋巴结切面:淋巴结可分为三个区域,C 为浅皮质区(B 细胞区),P 为深皮质区(T 细胞区),M 为髓质区,由髓索和髓窦组成。B. 淋巴结的组织结构模式图:淋巴结表面覆盖有结缔组织被膜,浅皮质区可见主要由 B 细胞组成的初级淋巴滤泡,受抗原刺激后可形成生发中心(次级淋巴滤泡);深皮质区可见高内皮微静脉,淋巴细胞由此从血液循环进入淋巴结,也是 T 细胞主要定居的部位。

浅皮质区靠近被膜下,是 B 细胞定居的场所,称为非胸腺依赖区(thymus-independent area)。在该区内,大量 B 细胞聚集成初级淋巴滤泡(primary lymphoid follicle),或称淋巴小结(lymphoid nodule)。初级淋巴滤泡主要含未受抗原刺激的初始 B 细胞,受抗原刺激后,B 细胞增殖分化形成生发中心(germinal center),称为次级淋巴滤泡(secondary lymphoid follicle)。

深皮质区又称副皮质区(paracortex),位于浅皮质区与髓质区之间,是 T 细胞定居的场所,称为胸腺依赖区(thymus-dependent area)。副皮质区有由内皮细胞组成的、呈非连续状的毛细血管后微静脉(post-capillary venule,PCV),也称高内皮微静脉(high endothelial venule,HEV),是沟通血液循环和淋巴循环的重要通道,血液中的淋巴细胞由此部位可进入淋巴结。

髓质区由髓索和髓窦组成。髓索由致密聚集的淋巴细胞组成,主要为 B 细胞和浆细胞,也含部分 T 细胞及巨噬细胞。髓窦内富含巨噬细胞,发挥捕捉、清除病原体及异物的作用。

(2)淋巴结的功能:淋巴结是成熟 T 细胞和 B 细胞定居和发生适应性免疫应答的主要场所。在固有免疫后期,抗原进入淋巴结后能够刺激抗原特异性 T 细胞和 B 细胞。T 细胞活化后形成致敏淋巴细胞,清除抗原。B 细胞大量增殖形成生发中心,并分化为浆细胞,产生抗体。引流区域内的器官或组织发生感染、炎症或其他病变时,特异性 T、B 细胞大量活化增殖,会挤压淋巴结包膜的压力感受器而引起淋巴结肿大和疼痛。

2. **脾** 脾(spleen)是胚胎时期的造血器官,自骨髓开始造血后,脾就演变成人体最大的外周免疫器官。脾在结构上不与淋巴管道相连,也无淋巴窦,但含有大量血窦。

(1)脾的组成和结构:脾外层为结缔组织被膜,实质可分为白髓和红髓。被膜向脾内伸展形成若干小梁,后者在脾内反复分支,形成纤维网状结构,对白髓和红髓起支持作用(图 1-5)。

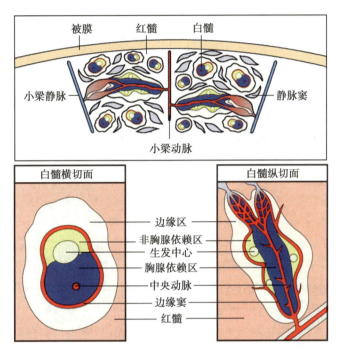

图 1-5　脾内淋巴组织结构

白髓由动脉周围淋巴鞘(PALS)、淋巴小结和边缘区构成。PALS 沿中央动脉排列,由 T 细胞组成;PALS 的一侧有淋巴小结,内含大量 B 细胞、少量巨噬细胞和滤泡树突状细胞(FDC),受抗原刺激后中央部位出现生发中心,称为次级淋巴小结。边缘区内含 T 细胞、B 细胞和较多巨噬细胞,是血液内淋巴细胞进入白髓的通道。

白髓(white pulp)为密集的淋巴组织,由围绕中央动脉而分布的动脉周围淋巴鞘(periarteriolar lymphoid sheath,PALS)、脾小结(splenic nodule)和边缘区(marginal zone)组成。

边缘区(marginal zone)是白髓与红髓交界的狭窄区域,内含 T 细胞、B 细胞和较多巨噬细胞。中央动脉的侧支末端在此处膨大形成边缘窦(marginal sinus)。边缘窦内皮细胞之间存在间隙,是淋巴细胞由血液进入淋巴组织的重要通道。

红髓(red pulp)是白髓和边缘区外侧的广大区域,由脾索和脾血窦(splenic sinus)组成。脾血窦汇入小梁静脉,再于脾门汇合为脾静脉出脾。脾索和脾血窦中的巨噬细胞能吞噬和清除衰老的血细胞、抗原-抗体复合物或其他异物,并具有抗原提呈作用。

(2)脾的功能:脾是成熟淋巴细胞定居的场所,也是淋巴细胞接受抗原刺激并发生免疫应答的重要部位。作为外周免疫器官,脾与淋巴结的主要区别在于:脾是对血源性抗原产生免疫应答的主要场所,而淋巴结主要对随引流淋巴液而来的抗原产生应答。体内约 90% 的循环血液流经脾,脾内的巨噬细胞和树突状细胞均具有吞噬能力,使血液得到净化。脾还是体内产生抗体的主要器官,能合成并分泌多种重要生物活性物质,如补体成分和细胞因子等,在机体的免疫防御、免疫调节中发挥重要作用。全身性感染时,炎性细胞过度浸润会引起脾肿大。

3. **黏膜相关淋巴组织** 除上述中枢和外周免疫器官外,机体内存在大量黏膜相关淋巴组织

（mucosal-associated lymphoid tissue，MALT）。它们是发生黏膜免疫应答的主要部位，构成了人体重要的免疫屏障。

（1）MALT 的组成和结构：MALT 主要包括肠相关淋巴组织（gut-associated lymphoid tissue，GALT）、鼻相关淋巴组织（nasal-associated lymphoid tissue，NALT）和支气管相关淋巴组织（bronchial-associated lymphoid tissue，BALT）等，由分布在相应黏膜下的淋巴组织和弥散分布的淋巴细胞构成。

（2）MALT 的功能：肠道和呼吸道等黏膜直接与外界连通，更容易被病原微生物感染。MALT 在这些部位构成了重要的免疫屏障，发挥保护作用。GALT 与肠道正常菌群相互作用，对维持生理状态下的肠道自稳有重要意义。GALT 中的浆细胞能够产生抗体，并经肠黏膜上皮细胞分泌至肠腔内，成为肠道黏膜免疫的主要效应分子之一。

二、免疫细胞

免疫细胞是免疫系统结构和功能的基本单位。根据参与的免疫应答类型不同可将免疫细胞分为固有免疫细胞和适应性免疫细胞两大类。随着各种新技术，特别是高通量测序技术的发展，人们对于免疫细胞及免疫细胞亚群的分类越来越精细。鉴定新型免疫细胞及其亚群并揭示这些细胞的分化路径、表型和功能，对于深入认识免疫系统组成和免疫应答原理具有重要意义。

（一）固有免疫细胞

参与固有免疫的细胞包括髓系来源的固有免疫细胞和淋巴系来源的固有免疫细胞。

1. 髓系来源的固有免疫细胞　树突状细胞、巨噬细胞、粒细胞、肥大细胞均来源于共同髓系祖细胞（common myeloid progenitor，CMP）。树突状细胞、巨噬细胞和中性粒细胞的重要功能之一，是感知危险信号及发挥免疫效应。病原微生物存在一类人体不表达的分子结构，称为病原体相关分子模式（pathogen-associated molecular pattern，PAMP）。机体自身受损或坏死的细胞则能够释放一类内源性危险信号，被称为损伤相关分子模式（damage associated molecular pattern，DAMP）。固有免疫细胞通过模式识别受体（pattern recognition receptor，PRR）识别 PAMP 和 DAMP，进而激活固有免疫应答，释放炎性细胞因子和趋化因子，诱导炎症反应。

树突状细胞（dendritic cell，DC）是体内功能最为强大的抗原提呈细胞，因其在细胞表面具有树突样突起结构而得名。DC 是免疫系统的侦察兵，在捕捉、识别抗原后能够释放炎性细胞因子和启动炎症反应，同时能够有效激活初始 T 细胞，启动适应性免疫。

巨噬细胞（macrophage，MΦ）广泛分布在几乎所有组织中，包括组织定居型巨噬细胞以及血液单核细胞（monocyte）迁入组织后分化形成的巨噬细胞。巨噬细胞的主要功能为吞噬、杀伤与清除微生物和凋亡坏死的组织细胞，以及分泌炎性因子并介导组织炎症。

粒细胞（granulocyte）得名来自其细胞质中的颗粒性物质，包括中性粒细胞、嗜酸性粒细胞、嗜碱性粒细胞三种。中性粒细胞是固有免疫应答中含量最为丰富的细胞，受炎症刺激后快速迁移至组织局部，有效杀伤和清除病原微生物。中性粒细胞的升高与各种细菌感染密切相关。嗜酸性粒细胞和嗜碱性粒细胞在抗寄生虫感染和过敏性疾病中发挥重要作用。

2. 淋巴系来源的固有免疫细胞　共同淋巴系祖细胞（common lymphoid progenitor，CLP）既能生成具有抗原特异性的淋巴细胞，也能生成多种类型的固有免疫细胞，如包括自然杀伤细胞（natural killer cell，NK 细胞）在内的固有淋巴样细胞（innate lymphoid cell，ILC）以及表达适应性免疫细胞抗原受体的固有样淋巴细胞（innate-like lymphocyte，ILL）等。NK 细胞能够直接杀伤肿瘤细胞及病毒感染细胞从而发挥抗肿瘤和抗病毒感染作用。ILC 在肠道等外周组织中广泛分布，可参与抗病原体感染、肠道炎症、过敏反应等过程。

（二）适应性免疫细胞

参与适应性免疫应答的细胞包括 T 细胞和 B 细胞两大类。T 细胞和 B 细胞分别表达抗原特异性受体 TCR（T cell receptor）和 BCR（B cell receptor），能够特异性地识别抗原。通过 TCR 和 BCR 活化后的淋巴细胞能够介导适应性免疫应答从而有效清除抗原,其中一小部分淋巴细胞可形成记忆性免疫细胞。在抗原再次出现时,记忆性免疫细胞能够更加快速、高效地产生应答而清除抗原。免疫记忆是疫苗保护人体、抵抗再次感染的基础。

三、免疫分子

机体免疫细胞之间存在高度有序的分工合作与协调,这一过程依赖于有效的细胞间信息交换。免疫分子如同免疫细胞的语言,负责免疫细胞之间的通信和交流。免疫分子根据其定位可大致分为膜型分子和分泌型分子两大类(见表1-3),膜型分子分布在细胞表面,分泌型分子则以可溶性的形式分泌至细胞外或组织间隙。膜型和分泌型分子均能介导免疫细胞的相互识别和作用,刺激细胞发生信号转导,进而触发免疫细胞表型或功能改变,产生免疫功能和效应。

(一)膜型分子

在造血干细胞向谱系分化的不同阶段以及向各类白细胞成熟活化的不同过程中,细胞表面表达的标记分子被称为人白细胞分化抗原(human leukocyte differentiation antigen,HLDA)。同一种分化抗原被归为同一个分化群(cluster of differentiation,CD),根据发现顺序赋予CD编号。经过国际人类白细胞分化抗原专题讨论会的命名,人CD分子的编号已超过370多种。CD可作为免疫细胞的身份标志,例如CD4和CD8可以用来区分两种最主要的T淋巴细胞——CD4$^+$T细胞和CD8$^+$T细胞。CD分子不仅可以作为免疫细胞的身份标志,还能在免疫应答过程中发挥一定的生物学功能。

1. **免疫细胞表达的膜型受体和配体**　免疫细胞表达的受体包括特异性识别抗原的受体及其共受体、模式识别受体、细胞因子受体、补体受体、NK细胞受体以及免疫球蛋白(immunoglobulin,Ig)的Fc受体,能够识别相应的配体而产生效应(表1-4)。

表1-4　免疫细胞受体及其主要功能

受体	表达细胞	主要功能
TCR复合物及其辅助受体	T细胞	CD3参与TCR识别抗原后的信号转导;CD4和CD8是TCR的共受体,并参与TCR信号转导
BCR复合物及其辅助受体	B细胞	CD79a和CD79b参与BCR识别抗原后的信号转导;CD19/CD21/CD81复合物是BCR的共受体,参与信号转导
NK细胞受体	NK细胞	CD94、CD158～CD161、CD226、CD314(NKG2D)和CD335～CD337(NCR1～NCR3)等,调节NK细胞杀伤活性,参与信号转导
补体受体(CR)	吞噬细胞	CR1～CR4(分别为CD35、CD21、CD11b/CD18和CD11c/CD18),参与调理吞噬、活化免疫细胞
Ig Fc受体(FcR)	吞噬细胞、DC、NK细胞、B细胞、肥大细胞	IgG Fc受体(CD64、CD32、CD16)、IgA Fc受体(CD89)、IgE Fc受体(FcεRⅠ、CD23),参与调理吞噬、抗体依赖细胞介导的细胞毒作用(ADCC)和超敏反应
细胞因子受体	广泛	包括多种白细胞介素受体、集落刺激因子受体、肿瘤坏死因子超家族受体、趋化因子受体等,介导细胞因子刺激后的信号转导,参与造血以及细胞活化、生长、分化和趋化等
模式识别受体(PRR)	吞噬细胞、DC	TLR1～TLR11(CD281～CD291),参与固有免疫,感应危险信号
死亡受体	广泛	TNFRⅠ(CD121a)、Fas(CD95)等,分别结合肿瘤坏死因子(TNF)和Fas配体(FasL),诱导细胞凋亡

细胞上的受体与相应的配体结合后,能够发挥活化和抑制两种相反的作用。活化性受体胞内段通常携带免疫受体酪氨酸激活基序(immunoreceptor tyrosine-based activation motif,ITAM),抑制性受体分子胞内段携带免疫受体酪氨酸抑制基序(immunoreceptor tyrosine-based inhibition motif,ITIM),由此在同一个免疫细胞中构筑了两种相互对立的信号转导途径:活化性受体的ITAM启动激活信号的转

导;抑制性受体的 ITIM 通常终止激活信号的转导。免疫活化性信号和抑制性信号形成精密的调控机制,有利于机体在激活必要的免疫应答同时避免过度免疫应答产生的免疫病理损伤。

免疫受体是决定免疫细胞信号和功能的开关,在免疫应答过程中发挥着关键的调控作用。免疫受体的数量或功能异常与许多重大疾病密切相关,也是免疫治疗的重要靶点。

动画

2. 黏附分子 细胞黏附分子(cell adhesion molecule,CAM)是介导细胞间或细胞与细胞外基质间相互结合和作用的分子。细胞黏附分子包含多个家族的成员,以受体-配体结合的形式发挥作用,介导免疫细胞的附着和移动。例如,具有侦察兵功能的树突状细胞在激活 T 淋巴细胞时,需要通过这两类细胞表面所表达的黏附分子和其配体相互接近和结合才能启动进一步的免疫激活和效应。此外,组织发生感染时,大量中性粒细胞通过黏附分子的作用与血管内皮细胞发生黏附,进而穿出血管到达感染部位,产生炎症反应来抵御感染(图 1-6)。当黏附分子功能不全时,白细胞不能黏附和穿过血管内皮细胞,会引起一种称为白细胞黏附缺陷症(leukocyte adhesion deficiency,LAD)的严重免疫缺陷病。

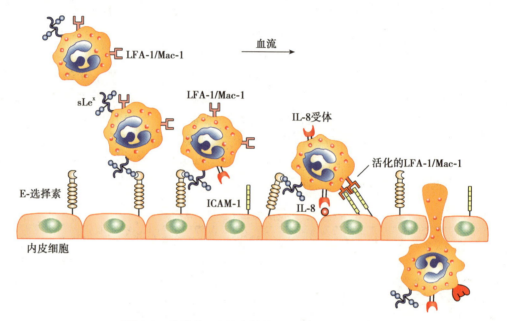

图 1-6 黏附分子介导中性粒细胞向炎症部位聚集
中性粒细胞表面寡糖分子(sLe^x)和内皮细胞上 E-选择素结合介导中性粒细胞沿血管壁的滚动和最初的结合;内皮细胞表面膜型 IL-8 与中性粒细胞表面 IL-8 受体结合刺激中性粒细胞,使其表达的 LFA-1/Mac-1 上调并发生活化;活化的 LFA-1/Mac-1 与内皮细胞的细胞间黏附分子-1(intercellular adhesion molecule-1,ICAM-1)结合,导致中性粒细胞与内皮细胞紧密黏附以及随后穿出血管壁到达感染炎症部位。

3. 主要组织相容性复合体分子 在组织细胞的表面存在着一类能够决定组织相容性的分子,这类分子被称为主要组织相容性复合体(major histocompatibility complex,MHC)分子。人的 MHC 分子称为人类白细胞抗原(human leukocyte antigen,HLA)。MHC 分子表达于多种细胞表面,帮助 T 细胞完成抗原识别与活化。HLA 具有重要的临床意义,与器官移植、肿瘤免疫、亲子鉴定及多种自身免疫病的易感性密切相关。

(二)分泌型分子

分泌型的免疫分子由免疫细胞或非免疫细胞分泌至体液中,发挥近端或远端的调控作用,主要包括抗体、补体和细胞因子三大类。

1. 抗体 B 淋巴细胞接受抗原刺激后增殖分化形成浆细胞,浆细胞能够分泌一类可特异性结合相应抗原的物质,即抗体(antibody)。抗体的生化本质是一类球蛋白,也被称为免疫球蛋白(Ig)。抗体广泛参与机体抗感染、抗肿瘤、超敏反应、肠黏膜免疫、母胎免疫等过程。1901 年,科学家 von Behring E. 因为发明免疫血清疗法被授予首届诺贝尔生理学或医学奖,开启了抗体介导体液免疫研究与应用的先河。此后,关于抗体产生及作用机制、分子结构、单克隆抗体的相关研究极大地推动了免疫学乃至生物医学的发展。抗体及其相关技术在疾病诊断、预防和治疗中得到了广泛应用。

2. 补体　人和脊椎动物血清及组织液中,有一套能够通过酶解反应发挥杀菌作用的蛋白反应系统,称为补体(complement)。补体是固有免疫防御系统的重要组成部分,可介导免疫应答和炎症反应。免疫学家 Jules Bordet 因有关补体和补体反应的研究获得了 1919 年的诺贝尔生理学或医学奖。补体的含量和功能异常与遗传性疾病、感染性疾病、炎症性疾病密切相关,这使得调控补体功能成为了潜在的疾病治疗策略。

3. 细胞因子　细胞因子(cytokine)是在免疫细胞之间或免疫细胞与非免疫细胞之间传递信息的小分子可溶性蛋白质。细胞因子主要通过自分泌(autocrine)和旁分泌(paracrine)方式与相应的细胞因子受体结合,高效地启动细胞内的信号转导(图 1-7)。少量细胞因子还可像激素一样通过内分泌(endocrine)的方式发挥作用。

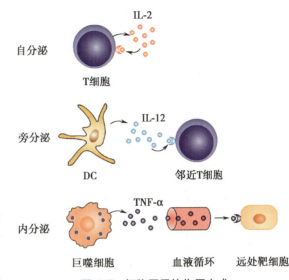

图 1-7　细胞因子的作用方式

(1)自分泌方式:作用于分泌细胞自身,例如 T 细胞产生白细胞介素 -2(IL-2)可刺激 T 细胞自身的生长,表现为自分泌作用。

(2)旁分泌方式:对邻近细胞发挥作用,例如树突状细胞(DC)产生的白细胞介素 -12(IL-12)刺激邻近的 T 细胞分化,表现为旁分泌作用。

(3)内分泌方式:少数细胞因子通过循环系统对远距离的靶细胞发挥作用,例如肿瘤坏死因子(TNF)在高浓度时可通过血流作用于远处的靶细胞,表现为内分泌作用。

细胞因子包含多个家族成员,以短时高效的特点发挥广泛的生物学效应(表 1-5)。具有不同生物学效应的细胞因子相互刺激、彼此约束,形成有序的细胞因子网络,发挥抗感染、抗肿瘤、维持自身稳态等效应。然而,当细胞因子的浓度或功能异常,则会引发多种疾病的发生。采用现代生物技术研制开发的重组细胞因子或细胞因子阻断 / 拮抗药物被广泛应用于临床疾病治疗,如重组人促红细胞生成素(EPO),可促进骨髓造血,能用于治疗贫血;而 TNF 是一种重要的炎症介质,与多种急性和慢性炎症性疾病的病理改变密切相关,靶向 TNF 受体的抗体或拮抗剂已被用于临床治疗类风湿关节炎等疾病。

0102

动画

表 1-5　常见细胞因子及其特征

类型	功能	成员
白细胞介素 (interleukin,IL)	调节免疫细胞发育分化、功能活化、炎症应答、抗体产生	根据发现顺序给予 IL 序号,如活化性细胞因子 IL-2、IL-6、IL-12;抑制性细胞因子 IL-10
集落刺激因子 (colony-stimulating factor,CSF)	诱导造血干细胞或祖细胞分化、增殖成为相应的细胞类群	粒细胞 - 巨噬细胞集落刺激因子(GM-CSF)、巨噬细胞集落刺激因子(M-CSF)、粒细胞集落刺激因子(G-CSF)、红细胞生成素(EPO)、干细胞因子(SCF)和血小板生成素(TPO)
干扰素 (interferon,IFN)	抗病毒、抗细胞增殖、抗肿瘤和免疫调节	Ⅰ 型(IFN-α、IFN-β)、Ⅱ 型(IFN-γ)和 Ⅲ 型(IFN-λ1、IFN-λ2 和 IFN-λ3)
肿瘤坏死因子 (tumor necrosis factor, TNF)	调节免疫应答、杀伤靶细胞和诱导细胞凋亡	肿瘤坏死因子相关凋亡诱导配体(TRAIL)、FasL、CD40L 等 30 余种,代表性成员包括 TNF-α 和 TNF-β

续表

类型	功能	成员
生长因子 （growth factor, GF）	促进不同类型的免疫和非免疫细胞生长、分化,调控细胞功能和活性	转化生长因子-β（transforming growth factor-β, TGF-β）、血管内皮细胞生长因子（VEGF）、表皮生长因子（EGF）、成纤维细胞生长因子（FGF）、神经生长因子（NGF）、血小板生长因子（PDGF）
趋化因子 （chemokine）	介导免疫细胞定向迁移,参与淋巴器官形成、免疫细胞发育、炎症反应	CXCL1～16,CCL1～28,XCL1～2 和 CX3CL1

第三节 │ 免疫系统的功能

免疫细胞和免疫分子相互作用组成高度有序的反应体系,介导免疫应答并执行免疫功能。

一、免疫应答的基本过程

外来病原体入侵或体内出现突变或衰老细胞时,机体首先产生非特异性的固有免疫应答,随后产生更具有针对性的、功能更加强大的适应性免疫应答,以清除入侵的病原体或体内的突变或衰老细胞,并可产生免疫记忆。

以感染为例,微生物抗原首先被固有免疫系统识别,激活固有免疫应答。当感染持续,针对该微生物抗原的特异性 T 细胞克隆会增殖、活化形成效应 T 细胞。效应 T 细胞通过淋巴细胞再循环到达感染部位清除病原体。此外,针对特定抗原的 B 细胞也会大量增殖并分化为浆细胞,分泌高亲和力抗体。体液中的抗体能够中和病毒和细菌毒素、清除被感染的细胞。当再次接触抗原时,记忆 T 细胞和记忆 B 细胞能够产生更为快速、高效的抗原特异性免疫应答(图 1-8)。

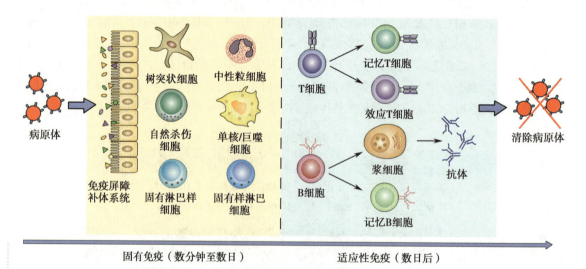

图 1-8　免疫应答的基本过程

二、免疫系统的基本功能

免疫系统的基本功能可以归纳为识别和清除外来入侵抗原及体内突变或衰老细胞并维持机体内环境稳定(表 1-6)。具体包括:①免疫防御(immune defense):免疫系统抵御外界病原体的入侵及清除已入侵病原体与其他有害物质。免疫防御功能过低或缺如,可发生免疫缺陷病、感染性疾病;但若应答过强或持续时间过长,则可导致机体的组织损伤或功能异常,如发生超敏反应等。②免疫监视

（immune surveillance）：发现和清除体内由基因突变而产生的肿瘤细胞。免疫监视功能低下，可能导致肿瘤的发生。③免疫自稳（immune homeostasis）：免疫系统识别体内损伤、衰老、死亡的细胞和免疫复合物，感知危险信号，通过免疫调节和维持免疫耐受，达到内环境稳定。免疫自稳功能紊乱时，可导致机体发生自身免疫病等。

表 1-6　经典免疫功能及其生理、病理意义

免疫功能	缺陷/不足	适当	过激/异常
免疫防御	免疫缺陷病、感染性疾病	抵抗外来病原体感染	超敏反应
免疫监视	肿瘤	清除自身恶变细胞	
免疫自稳	免疫病理损伤和自身免疫病	维持内环境稳定	

三、免疫应答的特点

（一）系统性

免疫应答依赖于多种免疫细胞和免疫分子的协同合作，共同实现对外抵御感染、对内避免细胞恶变和维持自稳的免疫功能。免疫细胞和免疫分子在全身的动态分布，以及免疫系统与全身多个系统（如神经系统、循环系统和内分泌系统）之间的交叉调控，使得机体免疫应答处于系统性调控之中，提升了免疫应答的准确性和效率。

定居在外周免疫器官的淋巴细胞在全身淋巴器官和组织之间反复循环的过程被称为淋巴细胞再循环（lymphocyte recirculation）（图 1-9）。循环中的淋巴细胞接收到其目标组织的信号后，则会选择性趋向迁移并定居于特定的淋巴组织或炎症部位发挥免疫效应，这个过程称为淋巴细胞归巢（lymphocyte homing）（图 1-10）。淋巴细胞再循环和归巢增加了免疫细胞与抗原的接触机会，使机体所有免疫器官和组织联系成为一个有机的整体，维持机体正常免疫应答并发挥免疫功能。

0103
动画

0104
动画

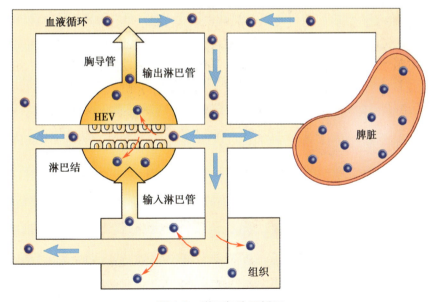

图 1-9　淋巴细胞再循环

淋巴细胞再循环主要包括以下几条途径：①淋巴细胞经 HEV 离开血液循环进入淋巴结相应区域内定居，并通过输出淋巴管、胸导管返回血液循环。②经脾动脉进入脾脏的淋巴细胞，穿过血管壁进入白髓区，然后移向脾索、脾血窦，最后经脾静脉返回血液循环。③组织中的淋巴细胞经引流淋巴管进入相应的淋巴结，然后通过淋巴管、胸导管返回血液循环；当通过组织局部时，淋巴细胞可穿过血管内皮细胞间的间隙进入局部组织中。

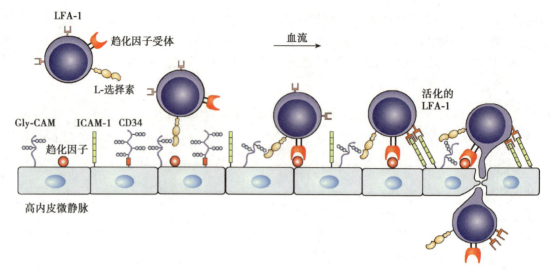

图 1-10　淋巴细胞归巢

初始 T 细胞表面 L-选择素与外周淋巴结 HEV 上的外周淋巴结地址素（Gly-CAM 和 CD34）结合介导最初的黏附；血管内皮细胞上的趋化因子刺激初始 T 细胞上相应趋化因子受体使 LFA-1 分子活化；活化的 LFA-1 与 ICAM-1 结合导致淋巴细胞穿出血管内皮细胞进入淋巴结中。

（二）动态性

免疫应答主要包括免疫识别、免疫活化、免疫效应和免疫转归四个阶段。在免疫识别阶段，免疫系统需要识别抗原成分和种类，启动针对性的免疫应答。在免疫活化阶段，机体激活固有免疫细胞和适应性免疫细胞，产生大量的效应性细胞和分子。在免疫效应阶段，机体通过效应细胞和分子清除病原体或衰老、突变细胞。在免疫转归阶段，随着危险信号的清除，免疫应答会逐渐消退，最终通过免疫系统的动态调节机制恢复到相对的稳定状态。这种动态过程对于保证机体在清除危险信号的同时避免过度的免疫应答带来的病理损伤具有重要意义。

（三）记忆性

免疫系统的记忆性是指适应性免疫系统一旦接受了某种抗原刺激并产生应答之后，如果再一次接触同样的抗原刺激，就可以快速启动再次免疫，发挥更强的免疫功能。适应性免疫细胞——T 细胞和 B 细胞能在被抗原刺激活化后分化成为记忆 T 细胞和记忆 B 细胞，在体内存活数月、数年甚至几十年之久，承担免疫记忆功能。疫苗能够保护机体就是利用了机体的免疫记忆功能。利用人工减毒的或者灭活的病原体或其成分制备的疫苗，可以刺激人体产生针对此种病原体的记忆性免疫细胞或抗体。这些记忆性免疫细胞和抗体长期储存在体内，在再次接触该病原体时就能够快速启动高效的免疫应答，及时清除病原体。

第四节 ｜ 免疫与疾病的诊断和防治

及时有效的免疫应答能够帮助机体抵御病原体的侵害，然而免疫异常或紊乱则可诱发机体组织损伤，甚至导致自身免疫病、过敏性疾病、肿瘤等一系列疾病的发生。免疫学研究不仅对于揭示疾病发生机制具有重要的理论意义，对于寻找疾病防治新举措和推动科学与技术创新也具有重要应用价值。

（一）免疫与多种疾病的发生发展密切相关

免疫过程广泛参与了多种疾病的发生发展。由于免疫系统或免疫功能异常直接导致的疾病被称为免疫性疾病（immunological disease）。

从免疫系统组成的角度来看，免疫性疾病既包括系统性、多器官疾病，也包括器官/组织特异性疾病。一方面，"专职性"免疫器官/组织与全身多器官多系统存在复杂关联，其功能异常通常导致全身性病理反应。另一方面,一些"非专职"的免疫器官/组织具有独特的区域免疫学特性,并与所在区域器官/组织特异性疾病的发生发展紧密相关。

从免疫系统功能的角度看,免疫功能的强与弱并不能代表机体健康状况的好与坏,只有免疫系统达到平衡与稳态才能保持健康。免疫防御、免疫监视、免疫自稳、免疫耐受等免疫功能的失调与失衡(强度不适——过强、过弱,时相不宜——过早、过迟)均可引发免疫性疾病的发生发展。

(二)免疫学实践促进疾病诊断和防治

免疫学理论和技术与医学实践相结合,为疾病的诊断与防治提供了重要的理论指导和技术方法。肿瘤、感染、炎症、自身免疫病、过敏性疾病等重大免疫性疾病严重影响人民健康,其防治的关键在于深入认识其发生发展的免疫学机制,及基于此研发新的防治手段。

通过疫苗接种预防乃至消灭传染病是免疫学最伟大的贡献,也是最重要的任务之一。通过接种牛痘疫苗,人类消灭了天花这一烈性传染病,这是人类通过免疫学的手段取得的伟大胜利。通过接种减毒活疫苗和灭活疫苗,全球消灭脊髓灰质炎已指日可待。重组疫苗的应用使乙型肝炎的发病得到有效控制。通过计划免疫,我国在控制多种传染病尤其是儿童多发传染病方面已取得显著的成绩。2023年诺贝尔生理学或医学奖获得者创新性地发现了mRNA的核苷碱基修饰能抑制固有免疫识别引发的炎症反应,从而消除了mRNA临床应用的关键障碍,助推了新冠mRNA疫苗的研发。这体现了免疫学基础科研在攻克重大疾病、保护人类健康中做出的巨大贡献,以及在推动医学进步和科技创新中的重要支撑作用。

免疫治疗已成为临床疾病治疗的重要手段之一。多种单克隆抗体在治疗肿瘤、移植排斥反应以及自身免疫病方面已取得突破性进展。多种细胞因子药物对治疗贫血、白细胞和血小板减少症、病毒性肝炎等疾病取得了良好的疗效。造血干细胞移植已成为治疗白血病等血液系统疾病不可替代的治疗手段。免疫抑制剂的成功应用极大地提高了器官移植的临床成功率。免疫检查点阻断治疗、嵌合抗原受体修饰的T细胞(CAR-T细胞)治疗、树突状细胞疫苗等肿瘤免疫治疗已成为治疗肿瘤最有前景的方法,为人类攻克肿瘤带来了希望。

(三)免疫学技术推动生命科学进步和卫生事业发展

免疫学技术已成为当今生命科学主要的研究手段之一,为促进生命科学和医学研究、推动临床疾病诊治和生物高新技术产业化做出了重要贡献。例如,单克隆抗体可以特异性结合相应抗原,由于其精确性和稳定性,单克隆抗体被广泛应用于医学检验、科学研究、临床治疗等多个领域并做出重要贡献。在医学检验方面,单克隆抗体是疾病的早期诊断、病情预测、预后评估的重要工具;在科学研究方面,单克隆抗体是细胞鉴定和分选、分子互作研究、高精度成像、体内示踪等众多技术的基础;在临床治疗方面,单克隆抗体药物对肿瘤、自身免疫病、器官移植排斥及病毒感染等疾病的治疗做出巨大贡献,成为生物制药领域的中流砥柱。此外,基于免疫学原理的多种技术(如免疫芯片、免疫荧光、免疫电镜、免疫沉淀、免疫印迹、免疫PET等)已成为生命科学主要的研究手段之一,在临床疾病诊断、预防和治疗方面具有重要价值。

第五节 | 免疫学发展简史、现状与未来

免疫学发展史波澜壮阔,既汇聚了众多里程碑式的璀璨成果,也包含了无数次的批判、质疑、争论与反思,可以说是一部体现科学进步和人类智慧发展的壮丽史诗。在人类面临巨大变革与挑战的今天,免疫学在推动医学进步和疾病诊治方面取得了辉煌成就,也必将在促进人类健康的事业中做出更大贡献。

一、免疫学发展简史

免疫学的发展史可大致划分为三个时期,即经验免疫学时期、实验免疫学时期和现代免疫学时期。

(一) 经验免疫学时期

人类在同传染病的斗争中总结经验形成了对免疫学的最初认识并寻求免疫学干预手段,开启了经验免疫学的大门。通过疫苗来攻克天花是该时期的代表性成就。

我国古代医学家根据"以毒攻毒"的医学哲学思想,开始尝试通过人工轻度感染某种传染病以获得对该种传染病的抵抗力。例如,葛洪所著的《肘后备急方》和孙思邈所著的《备急千金要方》对于防治狂犬病就有"取狂犬脑敷之,后不复发"的记载。可以说,这是我国古代医学家在国际上第一次进行的"预防接种"的实践。

天花曾是一种烈性传染病,严重威胁人类的生存。公元16世纪我国明朝隆庆年间已有关于种痘的医书记载,将天花患者康复后的皮肤痂皮磨碎成粉,吹入未患过此病的儿童的鼻腔可预防天花。这种种痘的方法不仅在当时国内广泛应用,还传到俄国、朝鲜、日本、土耳其和英国等国家。

然而,因为条件限制,人痘法接种对于某些敏感人群不仅不能预防天花,反而导致其被天花病毒感染而传播天花,因而需要更为安全的方法来预防天花。英国接种医生 Jenner E. 发现挤奶女工不接种人痘,但同样不感染天花。深入了解后,他发现挤奶女工接触患有牛痘的牛后,可具备对天花的抵抗力,推断出牛痘病原体(牛痘病毒)接种也可以预防天花,而且更安全,不会因接种人痘而感染天花。Jenner E. 进而进行了一系列接种"牛痘"预防天花的试验,以此提出了"vaccination"的概念(vacca 在拉丁语中是牛的意思,意为接种牛痘),开创了人工主动免疫的先河,也标志着免疫学成为了一门独立学科。1979年,世界卫生组织(WHO)庄严宣布,全球已经消灭了天花,这是人类医学历史具有跨时代意义的伟大胜利,彰显了免疫学对于人类健康的巨大贡献(图1-11)。

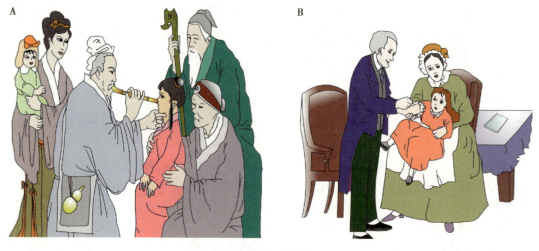

图 1-11 种痘
A. 中国古代种人痘苗;B. Jenner E. 种牛痘苗。

(二) 实验免疫学时期

在实验免疫学时期,科学家通过实验的手段研究病原体和人体相互作用的规律,并在此基础上获得了对免疫系统细胞和分子基础的科学认识。该时期的代表性成就,包括病原菌的发现及相应疫苗的研制、细胞免疫和体液免疫理论的形成、重大理论学说——克隆选择学说和免疫耐受理论的提出以及免疫细胞学基础的奠定。

1. **实验免疫学的兴起——病原菌的发现及疫苗的研制**　免疫学发展初期主要聚焦于抗感染免疫的研究。19世纪70年代许多致病菌陆续被分离成功,德国细菌学家 Koch R. 提出了病原菌致病的概念,颠覆了先前人类对"瘟疫"的认识。病原菌的发现作为实验免疫学时期的开端,不仅推动了疫苗的研制,也为免疫细胞和分子研究奠定了基础。

法国微生物学家和化学家 Pastuer L. 发现实验室培养的炭疽杆菌能够使动物致病,并发现经过

40～43℃较高温度培养后,炭疽杆菌毒力明显降低,以此发明了减毒活疫苗用于预防炭疽病,开启了人类改造病原微生物制备疫苗的历史。Pastuer L. 开创性地提出了疫苗接种用于预防微生物感染的概念,并且用科学的方法研制了减毒/无毒疫苗,为推动疫苗用于人类传染病的预防做出了重大贡献。为了纪念和致敬 Jenner E. 牛痘预防天花的科学性和意义,Pastuer L. 将疫苗命名为 vaccine。

2. 实验免疫学的发展——细胞免疫和体液免疫学派的形成 19 世纪后叶,俄国学者 Mechnikov I. I. 发现吞噬细胞可吞噬异物,类似于动物的炎症反应。受此启发,Mechnikov I. I. 于 1883 年提出了细胞免疫的假说,即吞噬细胞理论,并推测细胞吞噬是机体的一种保护机制,并因此获得了 1908 年的诺贝尔生理学或医学奖。Mechnikov I. I. 的伟大发现开创了固有免疫理论,并为细胞免疫研究奠定了基础,对生物学和医学的发展产生了深远而广泛的影响。经过百余年的努力,人们对固有免疫细胞识别和吞噬外来病原微生物的机制、特点,以及固有免疫与适应性免疫的关系都有了深入的了解。

1890 年,von Behring E. 和他的同事 Shibasaburo K. 用白喉外毒素给动物免疫,发现在免疫动物血清中产生了一种能中和外毒素的物质,称为抗毒素。白喉抗毒素的问世,开创了免疫血清疗法即人工被动免疫疗法的先河。1901 年 von Behring E. 成为第一届诺贝尔生理学或医学奖得主。抗毒素及血清疗法的发现推动了抗体概念的形成,催生了体液免疫学派,并进一步推动了免疫球蛋白分子结构(1959 年)、抗体以及单克隆抗体(1975 年)的发现。单克隆抗体技术在生命科学和医学领域中具有重要的应用价值,其发现者于 1984 年获得诺贝尔生理学或医学奖。

3. 免疫学重大学说和理论 鉴于抗体的广泛作用,科学家们对于抗体产生的机制进行了深入研究,提出了不同学说,如 1897 年 Erhlich P. 提出的抗体产生的侧链学说(side chain theory),Pauling L. 等提出的模板学说等,这些学说从不同侧面解读了抗体产生的机制,为后续研究提供了借鉴。

1957 年,Burnet M. F. 提出了克隆选择学说(clonal selection theory),认为全身的免疫细胞是由众多识别不同抗原的细胞克隆所组成,抗原入侵后,机体选择出相应的克隆并使其增殖活化。Burnet M. F. 与 Medawar P. 发现了获得性免疫耐受现象,使免疫的概念突破了抗感染的范围,进入了"自己"与"非己"的全新阶段,获得了 1960 年诺贝尔生理学或医学奖。克隆选择学说是免疫学发展史中最为重要的理论之一,奠定了现代免疫学的理论根基,同时为单克隆抗体技术的发展奠定了基础,引发了生命科学和医学领域的革命。

4. 免疫细胞的发现与鉴定 20 世纪下半叶开始,细胞免疫学开始兴起,一些重要的免疫细胞陆续被发现。

1956 年,Glick B. 意外发现切除鸡的法氏囊后其体内抗体水平明显下降;1957 年 Cooper M. D. 证明对去除法氏囊的雏鸡进行辐射,可导致抗体产生能力丧失,从而命名抗体产生的细胞为 B 淋巴细胞(bursa-dependent lymphocyte)。1974 年,Cooper M. D. 小组和多家实验室几乎同时证明了哺乳动物的 B 细胞来源于骨髓,称为 bone marrow-dependent lymphocyte。B 细胞的发现推动了抗体的来源和功能多样性的研究,特别是单克隆抗体的发现和应用极大促进了免疫学理论和技术的进步。

1961 年,Miller J. 在小鼠胸腺中发现了 T 淋巴细胞(T 为胸腺 thymus 的首字母);其后,科学家们还发现了 T 细胞亚群如辅助性 T 细胞(Th)、细胞毒性 T 细胞(CTL)和调节性 T 细胞(Treg)等多种具有不同免疫特性和功能的 T 细胞亚群。通过阻断 T 细胞表达的免疫抑制性受体来治疗肿瘤的方法(免疫检查点阻断治疗)获得了 2018 年诺贝尔生理学或医学奖。

1973 年,Steinman R. M. 发现了树突状细胞(2011 年诺贝尔生理学或医学奖),并证实树突状细胞是功能最强的抗原提呈细胞,能够有效刺激初始 T 细胞。这些关键免疫细胞的发现是免疫学发展史上的里程碑事件,开创并巩固了细胞免疫的理论根基和体系框架,极大地推动了对于免疫应答原理和免疫相关疾病机制的认识,为开发新型免疫诊断、预防和治疗策略奠定了基础。

(三)现代免疫学时期

在现代免疫学时期,对免疫应答的研究深入到基因水平和分子水平,极大地推动了免疫学理论及技术的突破。1953 年 Watson J. D. 和 Crick F. 揭示了遗传信息携带者 DNA 的双螺旋结构,开创了生命科学的新纪元,也为现代免疫学的发展奠定了基础。

这一时期的代表性成就包括:① 1974 年,免疫学家 Doherty P. 和 Zinkernagel R. 首次发现了 MHC 限制性,于 1996 年获诺贝尔生理学或医学奖。MHC 基因的发现、MHC 分子的研究以及 MHC 限制性的提出等系列研究为免疫治疗提出了新的理论基础和技术体系,为移植排斥、感染、肿瘤等疾病的防治开辟了新的方向。② 1975 年,科学家 Köhler G. 和 Milstein C. 开创了利用杂交瘤技术制备单克隆抗体的先河,该成果获得 1984 年诺贝尔生理学或医学奖。③ 1978 年,分子生物学家 Tonegawa S. 发现了抗体多样性和特异性的遗传学基础,该发现获得了 1987 年诺贝尔生理学或医学奖。④ 1984 年,免疫学家 Davis M. 和 Mak T. 分别发现了小鼠和人的 TCR 基因,为认识适应性免疫应答的机制及研发以 T 细胞为基础的免疫疗法奠定了基础。⑤ 20 世纪 80 年代先后克隆出许多有重要生物学功能的细胞因子,具有重要的临床应用价值。⑥ 1989 年免疫学家 Janeway C. 提出了固有免疫的模式识别理论,1994 年免疫学家 Matzinger P. 以模式识别理论为基础进一步提出了"危险模式"理论,从新的角度解释了免疫识别与免疫应答的根本原理。利用 mRNA 的核苷碱基修饰来抑制固有免疫识别引发的炎症反应的发现对于 mRNA 疫苗的研发与应用起到了重要推动作用,由此免疫学家 Karikó K. 和 Weissman D. 获得了 2023 年诺贝尔生理学或医学奖。⑦科学家们还发现了诸多的免疫受体(如 TCR、BCR、固有免疫模式识别受体、NK 细胞受体、细胞因子受体、黏附分子以及死亡受体等)及其信号转导和功能。免疫学家 Beutler B. 和 Hoffmann J. 因为发现固有免疫活化性受体 TLR4 而获得了 2011 年度诺贝尔生理学或医学奖。免疫抑制性受体 CTLA-4 和 PD-1/PD-L1 为靶点的肿瘤免疫治疗取得了突破性进展,由此免疫学家 Allison J. 和 Honjo T. 获得了 2018 年诺贝尔生理学或医学奖。

二、免疫学发展现状

作为生命科学的前沿学科和现代医学的支撑学科之一,免疫学正以前所未有的蓬勃态势向前发展,体现在如下方面。

(一)基础免疫学理论更加完善

基础免疫学理论体系更加完善,免疫应答启动、调控和转归的本质规律,以及免疫细胞、分子相互作用的结构基础和功能意义不断被揭示。高通量多组学技术、全基因组功能筛选技术、细胞分选和分析技术的发展和应用揭示了新的免疫细胞亚群及免疫细胞新标志、新功能,促进了对免疫细胞功能和免疫应答机制的认识。干细胞培养和定向分化技术、谱系示踪揭示了免疫细胞亚群谱系发育机制,更新了对免疫系统发生和免疫细胞命运调控的认识。多组学技术、全基因组筛选、转基因和基因敲除技术、结构生物学技术的应用,促进了人们对免疫分子的认识,新的 CD 分子、黏附分子、细胞因子及其受体、模式识别受体及其胞内信号分子的结构和功能不断得到发现和阐明。

(二)临床免疫学机制更为清晰

免疫在疾病中的作用不断被揭示,免疫与环境、遗传等多方面因素交互作用的机制不断被解析。基础研究与应用研究紧密结合、相辅相成,促进了对免疫性疾病如感染、肿瘤、自身免疫病、超敏反应、免疫缺陷病等的认识及新型防控策略的建立。免疫异常和炎症失衡在区域性及系统性疾病中的作用不断被发现,为认识和治疗神经系统疾病、心理性疾病、内分泌疾病、心血管疾病等提供了新的思路。医学免疫学与临床医学学科相互交叉和渗透已形成诸多分支学科,例如免疫病理学、免疫药理学、感染免疫学、肿瘤免疫学、移植免疫学、血液免疫学、神经免疫学、生殖免疫学等,促进了现代医学的进步。

(三)免疫学临床应用更为广泛

免疫学应用渗透到临床医疗的每一个角落,其技术和方法已广泛应用于疾病的预防、诊断和治疗。免疫学诊断方法,如抗原抗体检测、免疫细胞功能评价、免疫标志物鉴定等成为临床疾病诊断与疗效检测的重要辅助手段。免疫学诊断技术向着微量、快速、自动化方向发展,新的免疫学诊断方法不断涌现。疫苗是预防和控制传染病的最重要手段,新型的疫苗如 DNA 疫苗、RNA 疫苗、重组疫苗、亚单位疫苗不断取得重大进展。非传染病疫苗,尤其是肿瘤疫苗的研究得到重视和发展,如 2006 年预防宫颈癌的人乳头瘤病毒疫苗在美国获批临床应用,2016年我国也批准了此疫苗的临床应用。

免疫治疗发展迅速,单克隆抗体制剂、基因工程细胞因子、基因工程改造的免疫细胞、干细胞移植在治疗肿瘤、移植排斥反应、自身免疫病、感染性疾病、血液系统疾病中取得良好效果。肿瘤免疫治疗发展迅速,如阻断肿瘤负向免疫调控机制的抗 CTLA-4 抗体和抗 PD-1/PD-L1 抗体、CAR-T 细胞、肿瘤树突状细胞治疗疫苗等为肿瘤的治疗带来了新的希望。以免疫学为基础的生物制造和技术创新产业快速发展,抗体与疫苗等免疫产品的制造研发占据生物技术产业高地,成为生物高科技产业化的重要支撑和增长点。

三、免疫学发展启示与展望

随着人类生存条件和环境的不断改变,肿瘤、自身免疫病、过敏性疾病、神经心理疾病、肥胖、衰老、心血管疾病等问题日益突出,也为免疫学研究提出了新的挑战。许多危害人类健康和生存的免疫相关疾病的发病机制仍不明确,缺乏临床根治手段。多种传染病如艾滋病、丙型肝炎等仍无有效的疫苗来进行预防。展望未来,免疫学理论研究和实际应用还存在许多重大问题和挑战等待研究者们的探索。

(一)一系列免疫学重大科学问题有待阐明

免疫系统如何精准区分"自己"与"非己"、"危险"与"非危险",免疫系统发育、免疫识别、免疫活化、免疫记忆、免疫耐受的细胞和分子基础,免疫系统与神经、内分泌、心血管等多系统间如何紧密联系相互调控,新冠病毒等新发病原体如何与宿主免疫系统相互作用等,这一系列免疫学重大科学问题需要未来进一步研究揭开谜底。

(二)先进技术的发展为免疫学研究提供契机

高通量、高精度、高特异性技术的发展为深入研究免疫系统组成和功能提供了重要契机。高通量时空组学测序和分析技术、实时动态成像技术(磁共振成像、正电子发射体层成像、激光共聚焦显微成像、活细胞体内动态成像)的不断突破,将为深入认识免疫系统和免疫应答中免疫细胞与分子在体内的实时、动态相互作用提供新的手段。

(三)学科交叉有助于系统、深入认识免疫学

免疫学与生命科学和医学各学科以及其他学科(例如生物信息学、物理、化学等理工学科)的交叉渗透,对于从系统角度认识免疫在健康与疾病中的作用具有重要意义。免疫学与生物化学、生物物理学、病理生理学、表观遗传学、系统生物学、生物信息学、计算生物学、发育生物学、合成生物学等的跨学科融合将为认识生命科学和医学本质问题提供新的角度。

纵观历史,免疫学理论的不断完善极大地促进了生命科学和医学的整体发展,以免疫学为基础的生物诊疗手段极大地提高了人类的健康水平和生存质量。展望未来,免疫学研究在理论基础、技术开发、转化应用、医学干预等不同维度的协同创新,也将给医学及生命科学的进步注入更大动力。有理由相信,免疫学在人类探索生命奥秘、消除疾病、维护健康的道路上必将做出更大贡献。

思考题
1. 简述免疫应答的种类及其特点。
2. 简述免疫系统基本组成和功能。
3. 试述人痘法、牛痘法对预防天花的重大意义。
4. 展望免疫学在 21 世纪生命科学和医学中的作用和地位。

本章思维导图

本章目标测试

(曹雪涛)

第一篇 基础免疫篇

本章数字资源

第二章 | 固有免疫系统的组成

固有免疫系统是生物在长期种系进化过程中形成的、与生俱来的免疫防御体系,是机体的第一道防线,由组织屏障、固有免疫细胞和固有免疫分子组成。固有免疫系统的缺陷或者功能异常会导致严重的免疫功能紊乱或者障碍,即使在适应性免疫系统正常的情况下也会增加机体对疾病的易感性。

第一节 | 组织屏障

机体存在组织屏障可抵御病原微生物或异物入侵,主要包括体表皮肤、黏膜屏障和体内屏障。皮肤、黏膜及其附属成分组成的物理、化学和微生物屏障可阻挡和抵御外来病原体或异物的入侵。体内屏障(包括血脑屏障、血胎屏障等)可阻止病原体或异物,以及一些免疫系统成分进入机体重要免疫豁免器官。

一、皮肤和黏膜屏障

1. **物理屏障** 由紧密连接上皮细胞组成的皮肤和黏膜组织具有物理屏障作用,可有效阻挡病原体或异物侵入体内;呼吸道黏膜上皮细胞纤毛的定向摆动及黏膜表面分泌液的黏附或冲洗作用,均有助于清除黏膜表面的病原体和异物。

2. **化学屏障** 皮肤和黏膜分泌物中含多种杀/抑菌物质,如皮脂腺分泌物中的不饱和脂肪酸、汗液中的乳酸、胃液中的胃酸、多种分泌物中的溶菌酶、抗菌肽和乳铁蛋白等,可形成抵御病原体感染的化学屏障。

3. **微生物屏障** 寄居在皮肤和黏膜表面的正常菌群可通过竞争结合上皮细胞、竞争吸收营养物质和分泌杀/抑菌物质等方式抵御致病病原体的感染。例如:唾液链球菌产生的 H_2O_2 可杀伤白喉杆菌和脑膜炎球菌;大肠埃希菌产生的细菌素对某些厌氧菌和 G^+ 菌具有抑杀作用。临床长期大量应用广谱抗生素可抑制和杀伤消化道正常菌群,导致耐药性葡萄球菌或白念珠菌大量生长,引发葡萄球菌性和白念珠菌性肠炎。

二、体内屏障

1. **血脑屏障** 血脑屏障由软脑膜、脉络丛毛细血管壁和毛细血管壁外覆盖的星形胶质细胞所组成,它们能够阻挡血液中病原体和大分子物质进入脑组织及脑室。婴幼儿血脑屏障发育不完善,易发生中枢神经系统感染。

2. **血胎屏障** 血胎屏障由母体子宫内膜的基蜕膜和胎儿绒毛膜滋养层细胞共同组成。此结构不妨碍母体与胎儿间营养物质交换,但可防止母体内的病原体和其他有害物质进入胎儿体内。妊娠早期(3 个月内)血胎屏障发育尚未完善,此时孕妇若感染风疹病毒、巨细胞病毒可导致胎儿畸形或流产。

3. **其他体内屏障** 血-胸腺屏障位于胸腺皮质,可阻止微生物和大分子物质进入胸腺组织,维持胸腺内环境的稳定。

第二节 │ 固有免疫细胞

固有免疫细胞存在于血液和组织中,主要包括:①来源于共同髓系祖细胞(common myeloid progenitor, CMP)的髓系免疫细胞;②来源于共同淋巴系祖细胞(common lymphoid progenitor, CLP)的固有淋巴样细胞(innate lymphoid cell, ILC);③表达适应性免疫细胞抗原受体(TCR 或 BCR)的固有样淋巴细胞(innate-like lymphocyte, ILL)。

一、髓系免疫细胞

髓系免疫细胞由共同髓系祖细胞分化而来,包括单核细胞(monocyte)、巨噬细胞(macrophage, MΦ)、树突状细胞(dendritic cell, DC)、粒细胞(granulocyte)和肥大细胞(mast cell),粒细胞又分为中性粒细胞(neutrophil)、嗜酸性粒细胞(eosinophil)、嗜碱性粒细胞(basophil)(图 2-1)。

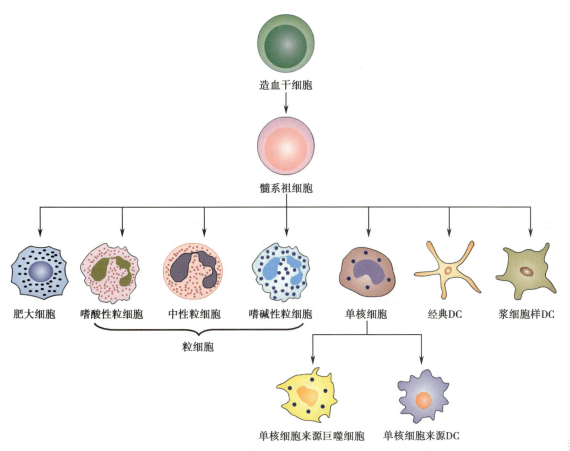

图 2-1 髓系免疫细胞的组成及来源

1. **单核细胞** 单核细胞来自于骨髓,约占外周血白细胞总数的 3%~8%。单核细胞通常在血液中停留 12~24 小时后,在单核细胞趋化蛋白-1(monocyte chemoattractant protein 1, MCP-1)等趋化因子作用下迁移至全身组织器官,可分化发育为巨噬细胞或树突状细胞。单核细胞具有吞噬和抗原提呈的功能。

2. **巨噬细胞** 巨噬细胞包括组织定居型和单核来源的两类巨噬细胞。组织定居型巨噬细胞不参与循环,在胚胎发育阶段形成,不同组织中命名不同,如肝脏中的库普弗细胞、肺脏中的肺泡巨噬细胞、中枢神经系统中的小胶质细胞、脾脏中的红髓巨噬细胞等。在成熟个体中,循环的单核细胞可迁移到组织中并分化为巨噬细胞,即单核来源的巨噬细胞。

巨噬细胞具有吞噬杀伤病原微生物、参与炎症反应、加工提呈抗原、免疫调节和促进损伤组织修复等多种功能。

(1) 吞噬杀伤病原微生物:巨噬细胞可通过表面模式识别受体或调理性受体有效识别结合病原体等异物,并通过受体介导的内吞作用将其摄入胞内。此外,巨噬细胞还可通过非受体介导的巨胞饮作用摄入病原体等异物。巨胞饮(macropinocytosis)是指巨噬细胞和树突状细胞在某些因素刺激下,从胞膜皱褶部位向外伸展将大量细胞外液包裹形成较大巨胞饮体的过程,介导细胞外液中营养物质、病原体、可溶性抗原和液相大分子物质的摄入。巨噬细胞可通过以下两种途径杀伤破坏摄取的病原体:①氧依赖性杀菌系统:包括反应性氧中间物(reactive oxygen intermediate,ROI)和反应性氮中间物(reactive nitrogen intermediate,RNI)杀菌系统;②氧非依赖性杀菌系统:包括胞内乳酸累积对病原体的抑杀作用、溶酶体内溶菌酶破坏细菌肽聚糖产生的杀菌作用、α-防御素等抗菌肽对病原体的裂解破坏作用。

(2) 杀伤胞内寄生菌和肿瘤等靶细胞:静息巨噬细胞不能有效杀伤胞内寄生菌和肿瘤等靶细胞。但它们与 Th 细胞相互作用或被细菌脂多糖及 IFN-γ、GM-CSF 等细胞因子激活后,可有效杀伤胞内寄生菌和某些肿瘤细胞。巨噬细胞表面表达 IgG Fc 受体(FcγR),可通过抗体依赖细胞介导的细胞毒作用(ADCC)杀伤肿瘤和病毒感染的靶细胞。

(3) 参与炎症反应:感染部位产生的 CCL3(MIP-1α)、CCL4(MIP-1β)等趋化因子和 IFN-γ、GM-CSF 等细胞因子可募集并活化巨噬细胞;活化的巨噬细胞又可通过合成分泌 CCL2(MCP-1)、CCL3(MIP-1α)、CXCL8(IL-8)等趋化因子及 IL-1、IL-6、TNF-α 等促炎细胞因子或其他炎性介质,参与和促进炎症反应。

(4) 加工提呈抗原激活适应性免疫应答:巨噬细胞作为专职性抗原提呈细胞,可将摄入的外源性抗原加工为具有免疫原性的小分子肽段,并以抗原肽-MHCⅡ类分子复合物的形式表达于细胞表面,供抗原特异性 $CD4^+Th$ 细胞识别,活化适应性免疫应答。

(5) 免疫调节作用:巨噬细胞可通过其表面分子或分泌的细胞因子调控其他免疫细胞的功能。从功能上,巨噬细胞可被分为促炎的 1 型巨噬细胞(type-1 macrophage,M1)和抑炎的 2 型巨噬细胞(type-2 macrophage,M2)。IFN-γ、GM-CSF 等细胞因子诱导分化的 1 型巨噬细胞通过合成分泌 IL-12,诱导 $CD4^+$ 初始 T 细胞分化为 $CD4^+Th1$ 细胞,调控适应性免疫应答;也可诱导 NK 细胞活化,增强其抗肿瘤/抗病毒作用。IL-4、IL-13 等 Th2 型细胞因子诱导分化的 2 型巨噬细胞,通过合成分泌 IL-10 等免疫抑制分子,抑制 DC 的功能和 NK 细胞活化,降低其抗肿瘤/抗病毒免疫应答或促进炎症消退和维持组织环境的平衡。

(6) 促进损伤组织修复:2 型巨噬细胞通过分泌 FGF、IL-13 和 TGF-β 等多种细胞因子,刺激新生血管生成和组织纤维化,促进损伤组织修复。

3. 树突状细胞　DC 因其成熟时具有许多树突样突起而得名。其广泛分布于淋巴组织、黏膜组织和多种实质器官中。DC 作为上皮和各种组织分布的哨兵细胞,参与固有免疫应答、适应性免疫应答的启动和调节以及免疫耐受,在肿瘤、感染、移植排斥和自身免疫病等疾病过程中发挥重要作用。DC 包括来源于骨髓共同髓样前体的经典 DC(conventional DC,cDC)、来源于骨髓共同淋巴样前体的浆细胞样 DC(plasmacytoid DC,pDC)以及单核细胞来源的 DC(monocyte-derived DC,moDC)。有学者提出可能还存在另一个 DC 亚群,并将其命名为 DC3,尚未完全得到确认。另有一类存在于淋巴滤泡并来源于间充质祖细胞的滤泡 DC(follicular DC,FDC),具有树突样特点,但不具有抗原加工提呈功能,因此,不将其归入严格意义上的树突状细胞的范畴。FDC 参与调控体液免疫,促进生发中心 B 细胞产生高亲和力抗体。

(1) cDC:根据成熟状态,可分为未成熟 cDC 和成熟 cDC。成熟 cDC 不仅表达模式识别受体、调理性受体和细胞/趋化因子受体,而且组成性表达 MHCⅡ类分子、共刺激分子和黏附分子,是能够直接摄取、加工和提呈抗原,激活初始 T 细胞功能最强的专职性抗原提呈细胞。未成熟 cDC 摄取抗原能力强,但低表达 MHC Ⅱ 类分子和共刺激分子,因此提呈抗原启动适应性免疫应答能力弱,需成熟后才能获得有效启动适应性免疫应答的能力。cDC 可通过分泌多种细胞/趋化因子调节 NK 细胞、T 细胞等其他免疫细胞的功能。此外,cDC 还参与诱导和维持免疫耐受。例如,胸腺 cDC 是胸腺内参与未成熟 T 细胞阴性选择的重要细胞,诱导自身反应性 T 细胞克隆凋亡,参与中枢免疫耐受的形成;未成熟 cDC 还参与外周免疫耐受的形成。

（2）pDC:低表达模式识别、抗原提呈和共刺激信号相关受体或分子,所以其摄取加工和提呈抗原能力微弱,不能有效激活初始 T 细胞;但其胞质内体膜上高表达 TLR7 和 TLR9,可识别病毒单链 RNA（ssRNA）或细菌/病毒 CpG DNA,被激活后使细胞迅速产生大量 Ⅰ 型干扰素（IFN-α/β）,发挥抗病毒固有免疫应答作用。

（3）moDC:稳态情况下不常见,但在炎症位点是主要的 DC 细胞亚群,由单核细胞分化而来。moDC 具有抗原加工提呈功能,能启动 T 细胞应答。

4. 粒细胞　粒细胞的命名源于其胞质中存在致密染色颗粒,同时,由于含有形状奇特的细胞核也被称为多形核白细胞。根据颗粒的不同染色特性,粒细胞被分为中性粒细胞、嗜酸性粒细胞和嗜碱性粒细胞。粒细胞主要分布于血液和黏膜结缔组织中,是参与炎症的重要效应细胞。

（1）中性粒细胞:是急性炎症反应的主要参与细胞,约占外周血白细胞总数的 50%～70%,其产生速率高（1×10^{11} 个/天）,但存活期短（不超过 24 小时）,可被 IL-8 和过敏毒素 C5a 从血液中迅速招募到感染、炎症部位发挥作用。中性粒细胞具有吞噬功能,吞噬病原体后,可通过氧依赖和氧非依赖性杀菌系统杀伤病原体,还可通过髓过氧化物酶（myeloperoxidase,MPO）与过氧化氢和氯化物组成的 MPO 杀菌系统杀伤病原体。巨噬细胞有氧依赖和氧非依赖性杀菌系统,但缺少 MPO 杀菌系统。而对于未吞噬的胞外病原体,中性粒细胞还可通过释放含有核染色质、瓜氨酸化组蛋白和颗粒蛋白的中性粒细胞胞外诱捕网（neutrophil extracellular traps,NETs）杀伤病原体。

（2）嗜酸性粒细胞:健康人群的嗜酸性粒细胞在外周血白细胞中的比例低于 6%。在 CCL11（eotaxin）等相关趋化因子、局部血小板活化因子（platelet-activating factor,PAF）和 IL-5 等细胞因子作用下,嗜酸性粒细胞被从血液和周围结缔组织中招募到感染或过敏性炎症部位,参与局部炎症反应。功能包括:①脱颗粒释放主要碱性蛋白（major basic protein,MBP）、阳离子蛋白和过氧化物酶杀伤寄生虫;②合成分泌白三烯（leukotrienes,LTs）、PAF 及趋化因子 CXCL8（IL-8）和 IL-3、IL-5、GM-CSF 等细胞因子。

（3）嗜碱性粒细胞:仅占外周血白细胞总数的 0.2%,其表面具有 CCR3 等趋化因子受体,可被 CCL11 等相关趋化因子从血液中招募到炎症部位发挥作用。变应原结合 IgE,通过 IgE 受体（FcϵR Ⅰ）激活嗜碱性粒细胞,触发细胞脱颗粒释放组胺和酶类等生物活性物质,同时合成分泌前列腺素 D_2（prostaglandin D_2,PGD_2）、LTs、PAF 等脂类介质及 IL-4、IL-13 等细胞因子,参与和促进过敏性炎症反应。

5. 肥大细胞　肥大细胞来源于外周血中的肥大细胞前体（precursor of mast cell）,主要存在于黏膜和结缔组织中。肥大细胞被招募到病原体感染部位后,通过合成分泌趋化因子 CCL3（MIP-1α）、PAF 等脂类介质和 TNF-α 等细胞因子参与和促进局部炎症反应。肥大细胞表达高亲和力 IgE 受体（FcϵR Ⅰ）,被招募到变应原入侵部位后,可通过脱颗粒释放酶类物质和组胺等血管活性胺类物质,同时合成分泌 LTs、PGD_2、PAF 等脂类介质和 TNF-α、IL-5、IL-13、GM-CSF 等细胞因子引发过敏性炎症反应。

二、固有淋巴样细胞

ILC 具有淋巴细胞特征但不表达特异性抗原受体。此类淋巴细胞表达一系列与其活化或抑制相关的受体,可被感染部位组织细胞产生的某些细胞因子或被某些病毒感染/肿瘤靶细胞表面相关配体激活;并通过分泌不同类型的细胞因子参与抗感染免疫和过敏性炎症反应,或通过释放一系列细胞毒性介质使相关靶细胞裂解破坏。ILC 是由转录因子 ID2$^+$ 的固有淋巴样祖细胞发育分化而成,包括 ILC1、ILC2、ILC3、淋巴组织诱导细胞（lymphoid tissue-inducer,LTi）和自然杀伤细胞（natural killer cell,NK 细胞）（表 2-1）。

表2-1　固有淋巴样细胞亚群及其主要功能

细胞亚群	转录因子	主要激活物	主要产物	主要作用
ILC1	T-bet	IL-12、IL-18	IFN-γ为主的细胞因子	激活巨噬细胞杀伤胞内病原菌 参与肠道炎症反应
ILC2	GATA3	IL-25、IL-33、TSLP	IL-4、IL-5、IL-9、IL-13、趋化因子CCL11	抗寄生虫感染 参与过敏性炎症反应(哮喘)
ILC3	RORγt	IL-1β、IL-23	IL-22、IL-17	抗胞外细菌和真菌感染 参与肠道炎症反应
LTi细胞	RORγt	视黄酸、CXCL13、RNAK-L	淋巴毒素、TNF、IL-22、IL-17	诱导次级淋巴组织形成
NK细胞	T-bet、Emos	IL-12、IL-18、活化性受体的配体	IFN-γ、颗粒酶	杀伤病毒感染细胞、肿瘤细胞

1. ILC1　ILC1发育分化依赖于IL-15和转录因子T-bet,可通过表面活化相关受体、接受胞内寄生菌感染的巨噬细胞或病毒感染的树突状细胞产生的IL-12、IL-18刺激而被激活,并通过分泌IFN-γ等Th1型细胞因子诱导巨噬细胞活化,有效杀伤胞内感染的病原菌或参与肠道炎症反应。

2. ILC2　ILC2发育分化依赖于IL-7和转录因子GATA3,可通过表面活化相关受体、受到寄生虫感染或发生过敏性炎症部位上皮细胞分泌的胸腺基质淋巴细胞生成素(thymic stromal lymphopoietin,TSLP)、IL-25、IL-33刺激而被激活,并通过分泌CCL11等趋化因子和IL-4、IL-5、IL-9、IL-13等Th2型细胞因子招募活化嗜酸性粒细胞和肥大细胞,参与抗胞外寄生虫感染或过敏性炎症反应。

3. ILC3　ILC3发育分化依赖于IL-7和转录因子RORγt,可通过表面活化相关受体,以及受到胞外病原菌感染的巨噬细胞或树突状细胞产生的IL-1β、IL-23刺激而被激活,并通过分泌IL-22、IL-17参与抗胞外细菌/真菌感染或肠道炎症反应。

4. LTi细胞　LTi细胞发育分化依赖于IL-7和转录因子RORγt,在胚胎时期,特定部位基质细胞等产生的视黄酸、CXCL13诱导LTi细胞成熟和迁移,LTi细胞通过分泌淋巴毒素等分子,介导淋巴结、派尔集合淋巴结等次级淋巴器官的形成。

5. NK细胞　NK细胞表面标志为CD3⁻CD19⁻CD56⁺,发育分化依赖于IL-15和转录因子T-bet、Emos,广泛分布于血液、外周淋巴组织及肝、脾等脏器中,具有杀伤功能,也能通过分泌IFN-γ调控免疫应答。NK细胞不表达特异性抗原识别受体,但可表达一系列与其活化和抑制相关的调节性受体,并通过上述调节性受体对机体“自己”与“非己”成分进行识别,选择性被激活。NK细胞表面具有IgG的Fc受体(FcγRⅢA/CD16),也可通过ADCC效应杀伤病毒感染细胞或肿瘤细胞。NK细胞还表达多种与其趋化和活化相关的细胞因子受体,可被招募到肿瘤或病原体感染部位,在IL-12和IL-18等细胞因子协同作用下活化,合成分泌大量IFN-γ发挥抗感染和免疫调节作用;还可通过产生CCL3(MIP-1α)、CCL4(MIP-1β)等趋化因子和GM-CSF等细胞因子招募单核/巨噬细胞,并使巨噬细胞活化从而增强机体抗感染免疫作用。

(1)NK细胞表面的杀伤活化受体和杀伤抑制受体:NK细胞表面具有两类功能截然不同的调节性受体,共同决定NK细胞的活化。一类受体与靶细胞表面相应配体结合后可激活NK细胞,称为活化性杀伤细胞受体,简称杀伤活化受体,包括识别MHCⅠ类分子的KIR2DS、KIR3DS、NKG2C和识别非MHCⅠ类分子的NKG2D、NKp30、NKp46、NKp44;另一类受体与靶细胞表面相应配体结合可抑制NK细胞的活化,称为抑制性杀伤细胞受体,简称杀伤抑制受体,包括识别MHCⅠ类分子的KIR2DL、KIR3DL和NKG2A。

(2)NK细胞对肿瘤或病毒感染细胞的识别和杀伤机制:通常杀伤活化受体和杀伤抑制受体共表达于NK细胞表面,二者均可识别结合表达于自身组织细胞表面的MHCⅠ类分子。在自身组织细

动画

表面 MHC I 类分子正常表达情况下,NK 细胞可因表面杀伤抑制受体的作用占主导地位而不能杀伤自身组织细胞(图 2-2A)。在病毒感染或细胞癌变时,可因上述靶细胞表面 MHC I 类分子缺失或表达低下,即通过"迷失自己"(missing-self)识别模式而使 NK 细胞表面杀伤抑制受体功能丧失;同时可因上述靶细胞异常或上调表达某些非 MHC I 类配体分子,即通过"诱导自己"(induced-self)识别模式为 NK 细胞表面杀伤活化受体提供新的或数量充足的靶标信号。例如,杀伤活化受体 NKG2D 同源二聚体可识别在多种上皮来源的肿瘤细胞表面异常表达或高表达的 MHC I 类链相关 A/B 分子(MICA/B)。NK 细胞通过上述"迷失自己"和"诱导自己"识别模式而被激活,并通过脱颗粒释放穿孔素、颗粒酶、TNF-α 和表达 FasL 等作用方式杀伤病毒感染细胞或肿瘤细胞(图 2-2B)。

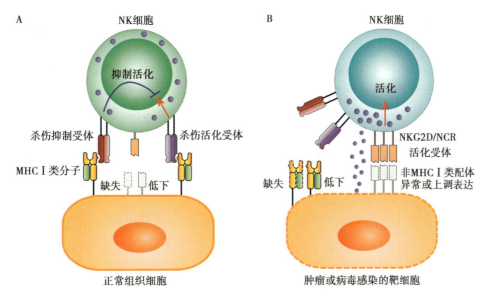

图 2-2　NK 细胞对正常组织细胞、肿瘤细胞或病毒感染靶细胞的识别及其活化示意图
A. 杀伤抑制性信号起主导作用,正常组织细胞不被杀伤;B.NKG2D/NCR 介导的活化信号起主导作用,肿瘤细胞或病毒感染靶细胞被杀伤。

三、固有样淋巴细胞

ILL 包括固有样 T 细胞和固有样 B 细胞,如自然杀伤 T 细胞(natural killer T cell,NKT 细胞)、黏膜相关恒定 T 细胞(mucosal associated invariant T cell,MAIT 细胞)、γδT 细胞、B1 细胞。这些细胞具有固有免疫细胞的特性,识别抗原的受体(TCR 或 BCR)多样性有限,可迅速响应抗原刺激,应答不依赖克隆扩增。

1. NKT 细胞　即 CD1d 限制性 T 细胞,可识别 CD1d 分子提呈的糖脂(glycolipid)以及磷脂(phospholipid)抗原,表达 T 细胞表面标志(TCR 和 CD3)和 NK 细胞表面标志(如人 CD56 和小鼠 NK1.1),包括 I 型 NKT 细胞和 II 型 NKT 细胞。I 型 NKT 细胞也称为恒定 NKT(invariant NKT,iNKT)细胞,表达半恒定 TCR,即人 TCRα 链为 Vα24-Jα18(小鼠为 Vα14-Jα18)且 TCRβ 链多样性有限。II 型 NKT 细胞的 TCR 具有多样性。现有研究主要集中在 iNKT 细胞,iNKT 细胞在胸腺分化发育,胸腺中的前体细胞识别双阳性胸腺细胞提呈的内源性抗原。iNKT 细胞分布于骨髓、胸腺、肝脏,在脾脏、淋巴结、外周血中也有少量存在。活化的 iNKT 细胞可通过分泌穿孔素/颗粒酶或 Fas/FasL 途径杀伤某些病原体感染或肿瘤靶细胞;也可通过分泌 IL-4、IFN-γ、TNF-α 或者 IL-17 调控免疫应答。除识别脂类抗原外,iNKT 细胞也可被细胞因子 IL-12 和 IL-18 激活产生大量 IFN-γ。

2. MAIT 细胞　即 MHC 相关基因 1(MR1)限制性 T 细胞,识别 MR1 分子提呈的抗原,例如微生物合成核黄素的代谢物。MAIT 细胞表达半恒定 TCR,即人 TCRα 链为 Vα7.2-Jα33(小鼠为 Vα19-Jα33)且 TCRβ 链多样性有限。MAIT 细胞在胸腺中发育,前体细胞识别双阳性胸腺细胞提呈的内源性抗原。尽管小鼠中 MAIT 细胞的数目少,但在人体中却有大量 MAIT 细胞,在外周血中可占 T 细胞的 10%,在肝脏中可占 T 细胞的 50%。抗原激活后,MAIT 细胞可以产生大量的细胞因子包括 IL-17、TNF-α 和 IFN-γ,也可以产生颗粒酶和穿孔素发挥杀伤功能。除了识别抗原以外,MAIT 细胞也可被细胞因子 IL-12 和 IL-18 激活而产生大量 IFN-γ。

3. γδT 细胞　γδT 细胞在胸腺中分化发育成熟,主要分布于肠道、呼吸道、泌尿生殖道等黏膜和皮下组织,是皮肤和黏膜局部参与早期抗感染和抗肿瘤免疫的主要效应细胞。γδT 细胞不识别 MHC 分子提呈的抗原肽,而是直接识别结合以下抗原而被激活:①某些肿瘤细胞表面的 MICA/B 分子;②某些病毒蛋白或感染细胞表面的病毒蛋白;③感染细胞表达的热休克蛋白;④感染细胞或肿瘤细胞表面 CD1 分子提呈的磷脂或糖脂类抗原。活化的 γδT 细胞可通过释放穿孔素、颗粒酶或表达 FasL 等方式杀伤病毒感染细胞或肿瘤细胞,还可通过分泌 IL-17、IFN-γ 和 TNF-α 等细胞因子介导炎症反应或参与免疫调节。

4. B1 细胞　B1 细胞是具有自我更新能力的 B 细胞,表面 BCR 缺乏多样性,可直接识别结合某些病原体或变性自身成分所共有的抗原表位,迅速活化产生体液免疫应答。B1 细胞识别的抗原主要包括:①某些细菌表面共有的多糖类胸腺非依赖性抗原,如细菌脂多糖、细菌荚膜多糖和葡聚糖等;②某些变性的自身抗原,如变性 Ig 和变性单链 DNA 等。B1 细胞介导的体液免疫应答具有以下特点:①接受细菌多糖或变性自身抗原刺激后,48 小时内即可产生以 IgM 为主的低亲和力抗体;②增殖分化过程中一般不发生抗体类别转换;③无免疫记忆,再次接受相同抗原刺激后,其抗体效价与初次应答无明显差别。

第三节 ｜ 固有免疫分子

固有免疫分子是参与和调控固有免疫应答、清除病原体等"非己"物质的重要分子,可介导免疫细胞间以及组织细胞与免疫细胞间的信息交流和功能调控,包括补体系统、受体分子、细胞因子以及其他固有免疫分子。

一、补体系统

动画

补体(complement,C)系统包括 30 余种组分,广泛存在于血液、组织液和细胞膜表面,是一个具有精密调控机制的蛋白质反应系统。一般情况下,血液中多数补体成分仅在被激活后才具有生物学功能。多种微生物成分、抗原-抗体复合物以及其他外源性或内源性物质可循三条既独立又交叉重合的途径,通过启动一系列蛋白酶的级联酶解反应而激活补体系统,所形成的活化产物具有调理吞噬、溶解细胞、介导炎症、调节免疫应答和清除免疫复合物等生物学功能。补体系统不仅是机体固有免疫防御体系的重要组分,也是抗体发挥免疫效应的重要机制之一,还在不同环节参与适应性免疫应答及其调节。补体缺陷、功能障碍或过度活化与多种疾病的发生和发展过程密切相关。

(一) 补体系统的组成

构成补体系统的 30 余种组分按其生物学功能可以分为三类。

1. 补体固有成分　补体固有成分是指存在于体液中、参与补体激活的蛋白质,包括:①经典途径的 C1q、C1r、C1s、C2、C4;②旁路途径的 B 因子、D 因子和备解素(properdin,P 因子);③凝集素途径的甘露糖结合凝集素(mannose-binding lectin,MBL)、MBL 相关丝氨酸蛋白酶(MBL-associated serine protease,MASP);④补体活化的共同组分 C3、C5、C6、C7、C8、C9。

2. 补体调节蛋白(complement regulatory protein)　补体调节蛋白是指存在于血浆中和细胞膜表面,通过调节补体激活途径中关键酶而控制补体活化强度和范围的蛋白分子。

3. 补体受体(complement receptor,CR)　补体受体是指存在于不同细胞膜表面,能与补体激活后所形成的活性片段相结合、介导多种生物效应的受体分子。

（二）补体的来源

体内许多不同组织细胞均能合成补体蛋白，包括肝细胞、单核/巨噬细胞、角质形成细胞、内皮细胞、肠道上皮细胞和肾小球细胞等，其中肝细胞和巨噬细胞是补体的主要产生细胞。血浆中大部分补体组分由肝细胞分泌，但在不同组织中，尤其在炎症病灶，巨噬细胞是补体的主要来源。不同补体成分的主要合成部位各不相同。

（三）补体激活途径

补体固有成分以非活化形式存在于体液中，通过级联酶促反应被激活，产生具有生物学活性的产物。补体激活存在三条途径，通过不同的前端反应形成 C3 转化酶（C3 convertase）和 C5 转化酶（C5 convertase），分别裂解 C3 和 C5，产生 C3a、C3b 以及 C5a、C5b。C3a 游离于液相，是重要的炎症介质。另外，C3b 还可进一步被裂解为 C3c、C3dg、C3d 等小片段，其中 C3d 可参与适应性免疫应答。C5b 依次与 C6、C7、C8、C9 结合形成攻膜复合物（membrane attack complex，MAC），容许水、离子及可溶性小分子等经此孔道自由流动，导致胞内渗透压降低，细胞逐渐肿胀并最终破裂（"溶破"）（图 2-3）。补体三条激活途径的前端反应各异；但形成攻膜复合物（MAC）的末端通路过程，为三条途径所共有（图 2-4）。

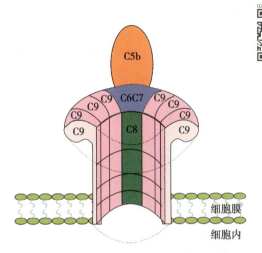

图 2-3　补体激活的共同末端通路及攻膜复合物结构示意图

C5 转化酶裂解 C5，所产生的 C5b 依次与 C6、C7、C8、C9 结合为大分子复合体（即 MAC），形成以 C9 为内壁、直径为 10nm 的穿膜通道。

1. **经典途径**（classical pathway）　经典途径指结合抗原的 IgG、IgM 分子与 C1q 结合，顺序活化 C1r、C1s、C4、C2、C3，形成 C3 转化酶（C4b2a）与 C5 转化酶（C4b2a3b）的级联酶促反应过程。C2 血浆浓度很低，是补体活化级联酶促反应的限速成分。C3 是血浆中浓度最高的补体成分，是三条补体激活途径的共同组分。人类不同类型抗体活化 C1q 的能力各异（IgM＞IgG3＞IgG1＞IgG2），IgG4、IgA、IgE 和 IgD 无激活经典途径的能力。经典途径的启动有赖于特异性抗体产生，感染过程中，该途径在感染后期（或恢复期）才能发挥作用，并参与机体抵御相同病原体的再次感染。除结合抗原的 IgG、IgM 外，血清中 C 反应蛋白（C-reactive protein，CRP）、血清淀粉

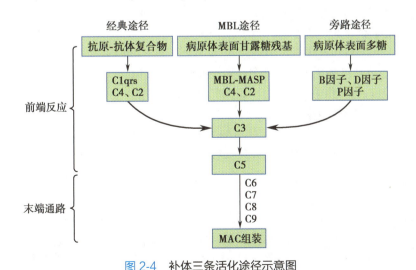

图 2-4　补体三条活化途径示意图

前端反应指活化反应开始至生成 C5 转化酶的过程，三条激活途径各异；末端通路指 C5 激活至攻膜复合物（MAC）形成的过程，为三条途径所共有。

样蛋白P组分（serum amyloid P component,SAP）和五聚素3（pentraxin 3,PTX3）等蛋白也能识别并结合微生物表面成分,如磷脂胆碱、磷脂酰乙醇胺等,进而激活C1q；某些细菌细胞壁上的蛋白成分以及G⁺菌的胞壁酸（LTA）也能直接激活C1q。

动画

2. **旁路途径**（alternative pathway）　旁路途径又称替代激活途径,某些细菌、内毒素、酵母多糖、葡聚糖为补体激活提供保护性环境和接触表面,这些激活物表面结合的C3b在B因子、D因子和备解素（P因子）参与下,形成旁路途径C3转化酶（C3bBb）以及C5转化酶（C3bBb3b）。C3bBb可裂解更多C3分子,产生新的C3bBb,形成旁路激活的正反馈放大效应。旁路途径是种系生物进化中最早出现的补体活化途径,无需抗体存在即可激活补体,故在抗体产生之前的感染早期或初次感染即可发挥作用,是抵御微生物感染的非特异性防线。

动画

3. **凝集素途径**（lectin pathway）　凝集素途径又称MBL途径（MBL pathway）,指血浆中MBL、纤维胶原素（ficolin,FCN）等直接识别病原体表面糖结构,通过活化MASP裂解C4、C2、C3,形成C3转化酶与C5转化酶。凝集素途径既能形成旁路途径C3转化酶（C3bBb）也能产生经典途径C3转化酶（C4b2a）,因此对经典途径和旁路途径的活化具有交叉促进作用。凝集素途径激活无需抗体参与,可在感染早期或初次感染中发挥作用。

在生物种系进化中,三条补体激活途径出现的先后顺序是旁路途径→MBL途径→经典途径。三条途径起点各异,但存在相互交叉,并具有共同的末端通路(图2-5)。

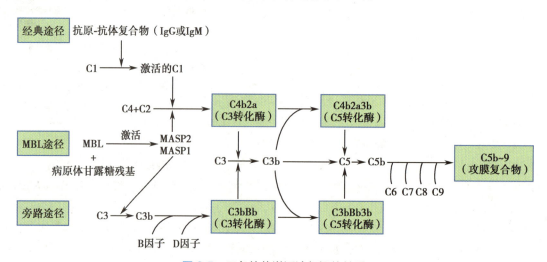

图 2-5　三条补体激活途径间的关系

（四）补体激活的调节

机体对补体系统的活化存在着精细调控,主要机制包括：①控制补体活化的启动；②补体活性片段发生自发性衰变；③血浆和细胞膜表面存在多种补体调节蛋白,通过控制级联酶促反应过程中酶活性（C4b2a、C3bBb）和MAC组装等关键步骤而发挥调节作用。

（五）补体激活的生物学意义

1. **补体激活的生物功能**　补体活化的共同终末效应是在细胞膜上组装MAC,介导细胞溶解效应。同时,补体活化过程中生成多种裂解片段,通过与细胞膜相应受体结合而介导多种生物学功能。

（1）细胞毒作用：补体系统激活后,最终在靶细胞表面形成MAC,从而使细胞内外渗透压失衡,导致细胞溶破。该效应的意义为：参与宿主抗细菌（主要是G⁻细菌）、抗病毒（溶解病毒感染细胞）及抗寄生虫等防御机制；参与机体抗肿瘤免疫效应机制；某些病理情况下引起机体自身细胞破坏,导致组织细胞损伤与疾病（如血型不符输血后的溶血反应以及自身免疫病）。

（2）调理作用（opsonization）：补体激活产生的C3b、C4b以及C3b裂解产生的无活性的iC3b等片段直接结合于细菌或其他颗粒物质表面,通过与吞噬细胞表面相应补体受体结合而促进吞噬细胞对其吞噬(图2-6)。这种调理吞噬的作用是机体抵御全身性细菌感染和真菌感染的重要机制之一。

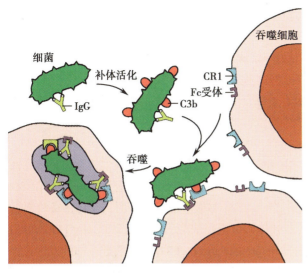

图 2-6　C3b/CR1 的调理作用
病原体被 IgG 或补体 C3b 包被,可分别通过与吞噬细胞表面 FcR 或 CR1 结合而被吞噬。

（3）炎症介质作用:补体活化过程中产生多种具有炎症介质作用的片段,如 C3a、C5a 和 C4a 等。三者均可与肥大细胞或嗜碱性粒细胞表面相应受体结合,触发靶细胞脱颗粒,释放组胺和其他生物活性物质,引起血管扩张、毛细血管通透性增高、平滑肌收缩等,从而介导局部炎症反应。C5a 对中性粒细胞有很强的趋化活性,并可刺激中性粒细胞产生氧自由基、前列腺素和花生四烯酸等。

（4）清除免疫复合物:补体成分可参与清除循环免疫复合物（IC）,其机制为:C3b 与 IC 结合,同时黏附于 CR1⁺红细胞、血小板,从而将 IC 运送至肝脏和脾脏被巨噬细胞吞噬、清除,此作用被称为免疫黏附（immune adherence）（图 2-7）。

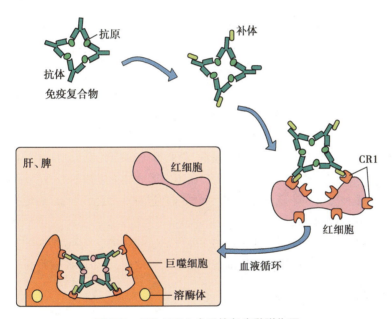

图 2-7　C3b/CR1 介导的免疫黏附作用
可溶性 IC 体积小,难以被吞噬细胞捕获,但其可激活补体经典途径产生 C3b,IC-C3b 黏附于 CR1⁺红细胞和血小板,形成较大的复合物并随血液流经肝脏和脾脏,可由该处巨噬细胞捕捉、吞噬而被清除。

2. 补体的生理学意义

（1）机体抗感染防御的主要机制:在抗感染防御机制中,补体是固有免疫和适应性免疫间的桥梁。病原微生物侵入机体后,补体旁路途径或 MBL 途径通过识别微生物表面或其糖链组分而触发级联反应,所产生的裂解片段和复合物通过调理吞噬、炎症反应和溶解细菌而发挥抗感染作用。在特异性抗体产生后,可通过经典途径触发 C3 活化,与旁路途径中 C3 正反馈环路协同作用,形成更为有效的抗感染防御机制。

（2）参与适应性免疫应答:补体活化产物、补体受体及补体调节蛋白可通过不同机制参与适应性免疫应答。例如,补体介导的调理作用可促进抗原提呈细胞摄取和提呈抗原,参与适应性免疫应答;感染灶的过敏毒素（C3a、C4a、C5a）可招募多种免疫细胞,直接或间接调控适应性免疫应答,促进病原体的清除。

（3）补体系统与血液中其他级联反应系统的相互作用:补体系统与体内凝血系统、纤溶系统和激肽系统存在密切关系:①四个系统的活化均依赖多种成分级联的蛋白酶裂解作用,且均借助丝氨酸蛋白酶结构域发挥效应;②一个系统的活化成分可对另一系统发挥效应,如补体调节蛋白C1抑制物（C1 inhibitor,C1INH）不仅负调节活化的C1r、C1s,也可抑制激肽释放酶、血浆纤溶酶、凝血因子Ⅶ和Ⅵ。某些疾病状态下（如弥散性血管内凝血、急性呼吸窘迫综合征等）,四个系统的伴行活化具有重要病理生理意义。

3. 补体与疾病的关系

（1）遗传性补体缺陷相关疾病:几乎所有补体成分均可能发生遗传性缺陷,其多为常染色体隐性遗传。遗传性补体缺陷所致疾病约占原发性免疫缺陷病的2%,以参与经典途径补体组分的缺陷较常见。由于补体成分缺陷,致使补体系统不能被激活,导致患者对病原体易感,同时由于体内免疫复合物清除障碍而易患相关的自身免疫病。此外,还有补体调节蛋白缺陷所致疾病,如C1INH缺陷可引起遗传性血管神经性水肿,衰变加速因子（decay-accelerating factor,DAF）缺陷可引起夜间阵发性血红蛋白尿症。

（2）补体与感染性疾病:补体在机体抵御致病微生物感染中起重要作用。某些情况下,病原微生物可借助补体受体入侵细胞,其机制为:①某些微生物与C3b、iC3b、C4b等补体片段结合,通过CR1、CR2而进入细胞,使感染播散。②某些微生物可以补体受体或补体调节蛋白作为其受体而入侵细胞,如EB病毒以CR2为受体;麻疹病毒以膜辅蛋白（membrane cofactor protein,MCP）为受体;柯萨奇病毒和大肠埃希菌以DAF为受体。③某些微生物感染机体后,能产生一些与补体调节蛋白功能相似的蛋白抑制补体活化,从而逃避机体补体系统的攻击。

（3）补体与炎症性疾病:补体激活是炎症反应中重要的早期事件。创伤、烧伤、感染、缺血再灌注、体外循环、器官移植等均可激活补体系统,所产生的炎性因子或复合物（如C3a、C5a和非溶破效应的C5b～7、C5b～8、C5b～9等）,可激活单核细胞、内皮细胞和血小板,使之释放炎症介质和细胞因子而参与炎症反应。另外,补体系统通过与凝血系统、激肽系统和纤溶系统间的相互作用,并与TNF-α、PAF、IL-1、IL-6、IL-8等细胞因子彼此协同或制约,在体内形成极为复杂的炎性介质网络,扩大并加剧炎症反应,从而参与多种感染和非感染性炎症疾病的病理过程。因此,适时恰当地抑制补体功能可能成为治疗某些疾病的有效策略。

（4）补体与其他疾病:补体也与其他疾病的发生发展密切相关。例如,某些肿瘤细胞可表达膜型H因子等补体抑制成分,从而抑制补体介导的溶解肿瘤细胞效应,导致肿瘤细胞的免疫逃逸。

二、受体分子

受体分子是在固有免疫应答过程中介导固有免疫识别、细胞间信息交流和功能调控的重要分子,包括模式识别受体、调理性受体以及趋化和活化相关的细胞因子受体。

1. **模式识别受体（PRR）** 介导固有免疫识别,是通过胚系基因编码的保守性识别受体,识别某些共有的特定模式的分子结构,包括病原体相关分子模式（PAMP）和自身细胞损伤时产生的内源性损伤相关分子模式（DAMP）。

2. **调理性受体** 主要包括IgG Fc受体（FcγR）和补体C3b/C4b受体（CR1）,分别识别病原体-抗体复合物或病原体-C3b/C4b复合物,促进固有免疫细胞的吞噬作用。

3. **趋化和活化相关的细胞因子受体** 介导趋化因子和细胞因子的信号,调控免疫细胞的迁移和功能。

三、细胞因子

细胞因子是参与免疫应答的重要效应和调节分子。细胞因子种类繁多,命名的方法也不尽相同,根据结构和功能可将其分为六大类。

1.细胞因子的分类

（1）白细胞介素（interleukin，IL）：早期发现细胞因子是由白细胞产生，又在白细胞间发挥调节作用，故命名为白细胞介素。按照其发现顺序给予IL序号（如IL-1、IL-2等）并命名，已经命名38种（IL-1~IL-38）。

（2）集落刺激因子（colony-stimulating factor，CSF）：是指能够刺激多能造血干细胞和不同发育分化阶段的造血祖细胞分化、增殖的细胞因子。主要包括粒细胞-巨噬细胞集落刺激因子（GM-CSF）、巨噬细胞集落刺激因子（M-CSF）、粒细胞集落刺激因子（G-CSF）、红细胞生成素（EPO）、干细胞因子（SCF）和血小板生成素（TPO）等，它们分别诱导造血干细胞或祖细胞分化、增殖成为相应谱系的血细胞。

（3）干扰素（interferon，IFN）：因具有干扰病毒复制的功能而得名。IFN根据其结构特征及生物学活性可分为Ⅰ型、Ⅱ型和Ⅲ型。Ⅰ型IFN主要包括IFN-α、IFN-β，主要由病毒感染的细胞、pDC等产生；Ⅱ型IFN即IFN-γ，主要由活化T细胞和NK细胞产生；Ⅲ型IFN包括IFN-λ1（IL-29）、IFN-λ2（IL-28A）和IFN-λ3（IL-28B），主要由树突状细胞产生。IFN具有抗病毒、抗细胞增殖、抗肿瘤和免疫调节等作用。已发现10余种干扰素家族的细胞因子。

（4）肿瘤坏死因子（tumor necrosis factor，TNF）家族：肿瘤坏死因子因最初被发现其能造成肿瘤组织坏死而得名，包括TNF-α和TNF-β，前者主要由活化的单核/巨噬细胞产生，后者主要由活化的T细胞产生，又称淋巴毒素（lymphotoxin，LT）。TNF家族已经发现肿瘤坏死因子相关凋亡诱导配体（TNF-related apoptosis-inducing ligand，TRAIL）、FasL、CD40L等30余种分子。TNF家族成员在调节免疫应答、杀伤靶细胞和诱导细胞凋亡等过程中发挥重要作用。

（5）生长因子（growth factor，GF）：泛指一类可促进相应细胞生长和分化的细胞因子。其种类较多，包括转化生长因子-β（transforming growth factor-β，TGF-β）、血管内皮细胞生长因子（VEGF）、表皮生长因子（EGF）、成纤维细胞生长因子（FGF）、神经生长因子（NGF）、血小板生长因子（PDGF）等。

（6）趋化因子（chemokine）：是一类结构相似，分子量约8~12kD，具有趋化功能的细胞因子。几乎所有的趋化因子都含有由2对或1对保守的半胱氨酸残基（C）形成的分子内二硫键。根据靠近氨基端的C的个数以及排列顺序将趋化因子分为四个亚家族，C亚家族、CC亚家族、CXC亚家族和CX3C亚家族（图2-8）。以前趋化因子大多以功能命名，后统一在趋化因子亚家族名称后缀以L（ligand），后面加上数字序号代表各趋化因子。已发现的趋化因子有XCL1~2，CCL1~28，CXCL1~16和CX3CL1。趋化因子除介导免疫细胞定向迁移外，还能活化免疫细胞，参与淋巴器官形成及免疫细胞发育，参与炎症反应，并启动和调控适应性免疫应答，调节血管生成、细胞凋亡等，并在自身免疫病以及移植排斥反应等病理过程中发挥作用。

2.细胞因子在固有免疫应答中的功能

细胞因子参与和调节固有免疫应答和

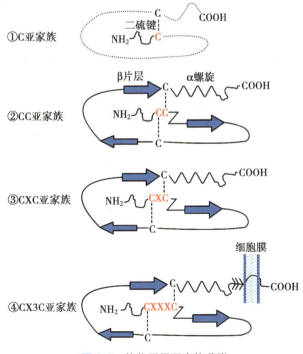

图2-8 趋化因子亚家族分类

①C亚家族：氨基端只有1个C，该分子只有1个分子内二硫键；②CC亚家族：氨基端2个C相邻；③CXC亚家族：氨基端2个C被1个氨基酸残基隔开；④CX3C亚家族：氨基端2个C被3个氨基酸残基隔开，羧基端跨细胞膜。

适应性免疫应答。在固有免疫应答中,IFN-α/β 可诱导组织细胞产生抗病毒蛋白,抑制病毒复制或扩散;IFN-γ、IL-12 和 GM-CSF 可激活巨噬细胞和 NK 细胞,有效杀伤肿瘤和病毒感染的靶细胞;IL-1、IL-6 和 TNF-α/β 等促炎细胞因子和 IL-10、TGF-β 等抗炎细胞因子可调节炎症反应;CXCL8(IL-8)、CCL2(MCP-1)、CCL3(MIP-1α)等趋化因子可募集吞噬细胞,增强机体抗感染免疫应答能力。

四、其他固有免疫分子

1. **抗菌肽**(antibacterial peptide) 由上皮细胞和吞噬细胞分泌,哺乳动物中抗菌肽主要包括防御素、组织杀菌素(cathelicidin)和组胺素。

(1)防御素:防御素是存在于人和哺乳动物体内的一种阳离子抗菌肽,主要由中性粒细胞和小肠帕内特细胞产生,具有两性结构,即同时具有亲水性和疏水性。防御素能与病原体表面脂多糖/脂磷壁酸或病毒囊膜脂质结合,形成跨膜离子通道而使病原体裂解破坏。防御素包括 α、β、θ 三个亚型,分别针对 G^+ 菌、G^- 菌和真菌。

(2)组织杀菌素:组织杀菌素可由中性粒细胞、巨噬细胞、表皮角质形成细胞、肺和肠上皮细胞产生。组织杀菌素在蛋白酶的作用下加工生成能够损伤细胞膜并杀伤微生物的两性肽段。

(3)组胺素:组胺素是一类富含组氨酸、带正电荷的抗菌短肽,能有效杀死新型隐球菌和白念珠菌等真菌,由口腔腮腺、舌下腺及下颌下腺分泌。

2. **蛋白酶** 蛋白酶包括溶菌酶和分泌型磷脂酶 A2。溶菌酶(lysozyme)是体液、外分泌液和吞噬细胞溶酶体中的一种不耐热碱性蛋白质,能使 G^+ 菌细胞壁肽聚糖破坏导致细菌裂解死亡。分泌型磷脂酶 A2 可穿过细菌的细胞壁,水解其细胞膜的磷脂而杀灭细菌。

3. **急性期蛋白**(acute-phase protein,APP) APP 包括 SAP(小鼠中)、血清淀粉样蛋白 A(serum amyloid A,SAA)、纤维蛋白原(fibrinogen)、MBL 和 CRP 等,在病原微生物进入体内的 1~2 天即可诱导急性期反应而发挥作用。SAP、MBL 和 CRP 可结合病原体表面并活化补体,在抗感染(尤其是细菌感染)以及组织损伤修复过程中发挥重要作用。

本章思维导图

本章目标测试

思考题
1. 试述 NK 细胞对肿瘤靶细胞的识别杀伤机制。
2. 试述固有样淋巴细胞的主要特性和生物学作用。
3. 试述补体激活的三条途径和主要特点。

(田志刚)

第三章 | 固有免疫应答

Mechnikov I. I. 发现吞噬细胞的吞噬现象,并提出初始的细胞免疫学说。但吞噬细胞识别病原体或损伤细胞,并启动固有免疫应答的机制是仍未解决的科学问题。Janeway C. A. 和 Matzinger P. 分别于 1989 年和 1994 年提出感染性非己模式识别理论(infectious-nonself model)和危险模式理论(danger model),即固有免疫系统通过模式识别方式识别病原体或自身组织细胞应激损伤相关的特定分子模式,启动固有免疫应答。固有免疫应答(innate immune response)又称非特异性免疫应答(non-specific immune response),是指机体的组织屏障作用和固有免疫细胞/分子通过多种受体途径非特异性模式识别结合病原体或体内损伤/凋亡/坏死组织细胞相关特定分子等"非己"异物,或结合某些特定细胞因子后迅速活化,并有效杀伤清除细胞内外病原体或体内损伤/凋亡/坏死组织细胞及畸变肿瘤细胞,产生非特异性免疫防御、免疫监视和免疫自稳等免疫功能。固有免疫系统及其介导的固有免疫应答是机体抵御感染和清除畸变肿瘤细胞的第一道防线。正常适度的固有免疫应答可产生对机体有益的抗感染、抗肿瘤和免疫调节等保护作用;异常的固有免疫应答则在疾病发生发展中发挥重要作用。

第一节 | 固有免疫细胞识别相关受体及其配体

固有免疫识别是启动固有免疫应答的先决条件,是机体免疫应答的重要环节。不同种类固有免疫细胞通过不同受体识别途径识别相应配体,启动激活固有免疫应答。髓系固有免疫细胞通过模式识别受体识别结合病原体或机体损伤、凋亡、坏死组织细胞的相关特定分子模式;固有淋巴样细胞通过杀伤活化/抑制性受体或某些细胞因子受体识别结合相应配体或细胞因子;固有样淋巴细胞通过有限多样性抗原识别受体识别结合病原体相关特定分子模式而被激活,介导产生非特异性抗感染、抗肿瘤和免疫调节等功能,及参与适应性免疫应答的启动、类型调节和效应全过程。

一、髓系固有免疫细胞的模式识别受体激活及其功能

髓系固有免疫细胞是固有免疫应答的关键细胞组分,它们通过多种不同种类模式识别受体非特异性识别结合病原体某些特定分子模式(病原体相关分子模式)或体内应激损伤、凋亡、坏死组织细胞表达/分泌/释放的某些特定分子模式(损伤相关分子模式)而被激活,介导产生免疫防御、免疫监视、免疫调节及参与炎症反应和启动适应性免疫应答等生物学效应。

(一)髓系固有免疫细胞的模式识别对象

病原微生物及机体内应激受损或衰老、死亡的细胞之所以能够激发机体固有免疫系统发生反应,是因为病原微生物存在一类独有的具有特定结构的分子,应激受损或衰老、死亡的细胞也可表达释放一类具有特定结构的分子,这些具有某些共同的结构特征且能激发机体固有免疫系统发生反应的分子统称为分子模式,分别称为病原体相关分子模式(pathogen-associated molecular pattern,PAMP)及损伤相关分子模式(damage associated molecular pattern,DAMP)。无论是 PAMP 还是 DAMP,对于免疫系统来说均为一类"危险"信号,此理论也被称为"危险模式理论"。

1. **病原体相关分子模式** PAMP 又称外源性危险分子,是指某些病原体或其产物所共有的高度保守且对病原体生存和致病性不可或缺的特定分子结构。病原体相关分子模式主要包括病原体独有或富含的核酸、蛋白、脂类和多糖分子,如 G⁻ 菌脂多糖和鞭毛蛋白,G⁺ 菌脂磷壁酸和肽聚糖,病原

体表面甘露糖、岩藻糖或酵母多糖,病毒双链 RNA(double stranded RNA,dsRNA)和单链 RNA(single stranded RNA,ssRNA),细菌和病毒非甲基化 CpG DNA 基序等。病原体或其产物通过 PAMP 与固有免疫细胞或其他组织细胞表达的相应模式识别受体结合可启动固有免疫应答。

2. 损伤相关分子模式 DAMP 又称内源性危险分子,是在感染、损伤、缺氧、缺血或应激等因素刺激下,由体内刺激受损细胞表达/分泌或由凋亡、坏死组织细胞表达/释放的某些特定分子模式。常见的损伤相关分子模式主要包括:α/β-防御素、热休克蛋白(heat shock protein,HSP)、胞外高迁移率族蛋白 B1(high mobility group box protein 1,HMGB1)、胞外 ATP、尿酸钠结晶、β-淀粉样蛋白和胞质 DNA 等。某些模式识别受体可同时识别 DAMP 和 PAMP,如 Toll 样受体 2、Toll 样受体 4、NOD 样受体和 RIG 样受体等。

(二)模式识别受体及其对 PAMP 或 DAMP 的识别

1. 模式识别受体的概念 模式识别受体(pattern recognition receptor,PRR)是指主要存在于固有免疫细胞或某些组织细胞的细胞膜、细胞内器室膜和细胞质,或存在于血液/细胞外液中的一类能够直接识别病原体相关分子模式,及体内应激损伤、凋亡、坏死组织细胞表达/分泌/释放的损伤相关分子模式的受体。模式识别受体由胚系基因编码(germline encode),主要表达在巨噬细胞、中性粒细胞和经典树突状细胞等固有免疫细胞和上皮细胞、内皮细胞等组织细胞,活化介导产生抗感染和促进炎症反应等功能。

2. 模式识别受体的分类 根据模式识别受体的分布,可将其分为胞膜型模式识别受体、内体膜型模式识别受体、胞质型模式识别受体和分泌型模式识别受体(图 3-1)。根据模式识别受体介导产生的作用又可将其分为内吞型模式识别受体和信号转导型模式识别受体。

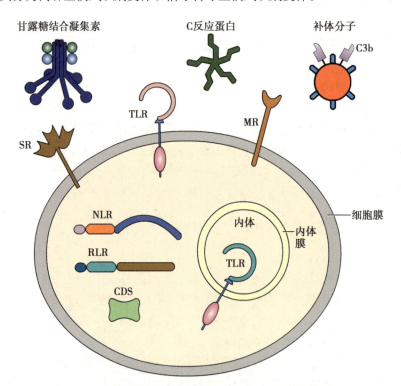

图 3-1 固有免疫应答中常见模式识别受体的细胞定位

(1)胞膜型 PRR:主要分布于固有免疫细胞膜表面的甘露糖受体(mannose receptor,MR)和清道夫受体(scavenger receptor,SR)能介导其有效吞噬、杀伤、清除病原体或体内凋亡组织细胞。主要分布于固有免疫细胞或某些组织细胞膜表面的 Toll 样受体(Toll-like receptor,TLR),如 TLR1/TLR2、TLR2/TLR6 异二聚体和 TLR4、TLR5 同源二聚体可识别结合病原体的细胞壁成分,介导抗感染和促进炎症反应作用。此外,TLR2、TLR4 也参与识别 DAMP,如 HSP 和 HMGB1。

(2)内体膜型 PRR:主要分布于固有免疫细胞或某些组织细胞内体膜上的 TLR3、TLR7、TLR8 和

TLR9 同源二聚体可识别结合内体-溶酶体中病原体来源的 DNA 和 RNA 等核酸分子,介导抗感染和促进炎症反应作用。此外,这些内体膜上的 TLR 也能识别 DAMP。

（3）胞质型 PRR:主要分布于固有免疫细胞或某些组织细胞胞质中的 NOD 样受体（NOD-like receptor,NLR）、RIG 样受体（RIG like receptor,RLR）和胞质 DNA 受体（cytosolic DNA sensor,CDS）等可识别结合胞质中异常存在的 PAMP 或 DAMP,介导抗感染和促进炎症反应作用。

（4）分泌型 PRR:是分泌到细胞外的一类 PRR,能识别结合 PAMP 或 DAMP,介导杀伤清除病原体和促进炎症反应作用。

3. 不同模式识别受体及其识别结合的配体和主要生物学作用（表 3-1）

表 3-1　不同类型 PRR 及其识别结合的 PAMP

PRR 类型	PRR	PRR 识别结合的 PAMP
胞膜型	甘露糖受体（MR）	细菌或真菌甘露糖/岩藻糖残基
	清道夫受体（SR）	G^+ 菌脂磷壁酸、G^- 菌脂多糖等
	TLR1/TLR2 异二聚体或 TLR2/TLR6 异二聚体	G^+ 菌肽聚糖/脂磷壁酸、细菌或支原体脂蛋白/脂肽、酵母菌的酵母多糖
	TLR2 同源二聚体	G^+ 菌肽聚糖/脂磷壁酸
	TLR4 同源二聚体	G^- 菌脂多糖
	TLR5 同源二聚体	细菌鞭毛蛋白
内体膜型	TLR3 同源二聚体	病毒双链 RNA（dsRNA）
	TLR7 或 TLR8 同源二聚体	病毒单链 RNA（ssRNA）
	TLR9 同源二聚体	病毒或细菌非甲基化 CpG DNA
胞质型	NOD1	G^- 菌内消旋二氨基庚二酸（DAP）
	NOD2	细菌胞壁酰二肽（MDP）
	RIG-I	病毒双链 RNA（dsRNA）
	cGAS	细菌或病毒 DNA
分泌型	甘露糖结合凝集素（MBL）	病原体表面的甘露糖/岩藻糖/N-乙酰葡萄糖胺
	C 反应蛋白（CRP）	细菌胞壁磷脂酰胆碱
	脂多糖结合蛋白（LBP）	G^- 菌脂多糖

（1）胞膜型 PRR:胞膜型 PRR 表达在细胞膜上,主要包括 MR、SR 和 TLR 家族某些成员,通过识别细胞外的 PAMP 或 DAMP,介导吞噬功能或促进下游信号通路活化,其中 MR 和 SR 为内吞型 PRR,TLR 为信号转导型 PRR。

1）甘露糖受体（MR）:主要表达于经典树突状细胞（cDC）和巨噬细胞细胞膜,可直接识别结合细菌或真菌细胞壁糖蛋白/糖脂分子末端的甘露糖和岩藻糖残基,通过受体介导的内吞作用将病原体吞噬杀伤、消化降解,并将抗原加工产物提呈给 T 细胞启动/引发适应性免疫应答。

2）清道夫受体（SR）:主要表达于巨噬细胞细胞膜,可直接识别结合 G^+ 菌脂磷壁酸、G^- 菌脂多糖或体内衰老/凋亡细胞表面磷脂酰丝氨酸等相关配体,并通过受体介导的内吞作用将病原体或损伤/凋亡细胞摄入胞内有效杀伤清除,同时将抗原加工产物提呈给 T 细胞引发适应性免疫应答。

3）胞膜型 TLR:主要表达于髓系固有免疫细胞表面,也可表达在 T/B 淋巴细胞、内皮细胞、上皮细胞和角质细胞表面,包括 TLR1/TLR2、TLR2/TLR6 异二聚体和 TLR2、TLR4、TLR5 同源二聚体。上述胞膜型 TLR 为信号转导型 PRR,可直接识别结合 G^+ 菌肽聚糖/脂磷壁酸、分枝杆菌或支原体的脂蛋白/脂肽、G^- 菌脂多糖、细菌鞭毛蛋白（图 3-2）,通过含有 Toll/IL-1 受体结构域的诱导干扰素的接头蛋白（Toll/interleukin-1 receptor domain-containing adaptor inducing interferon-β,TRIF）和髓分化因子 88（MyD88）激活干扰素调控因子（interferon regulatory factor,IRF）和 NF-κB 信号通路,诱导产生 I 型干扰素（IFN-α/β）和白细胞介素-1（IL-1）等促炎细胞因子,介导抗感染作用和急性炎症反应（图 3-3）。

其中以 TLR4 为代表的模式识别受体的发现揭开了固有免疫识别的重要机制,因此获得 2011 年诺贝尔生理学或医学奖。

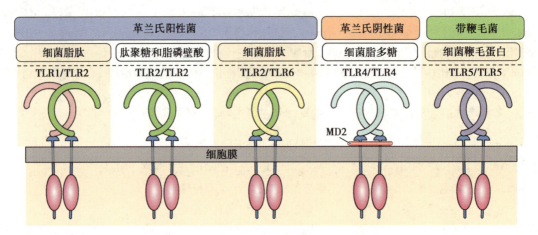

图 3-2　胞膜型 TLR 及其识别的 PAMP

髓分化因子 2(myeloid differentiation factor 2,MD2)为 TLR4 识别 LPS 所需的辅助分子。

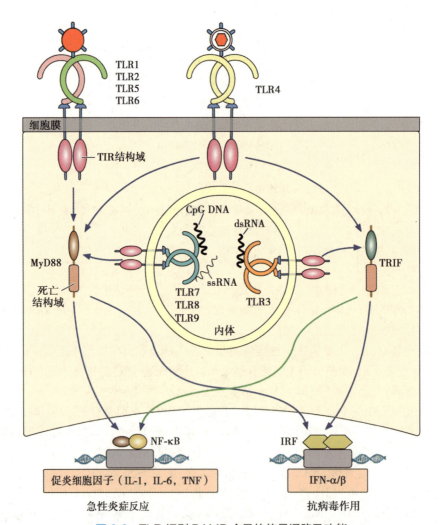

图 3-3　TLR 识别 PAMP 介导的信号通路及功能

细胞膜的 TLR1/TLR2、TLR2/TLR2、TLR2/TLR6、TLR5/TLR5 和内体膜的 TLR7/TLR7、TLR8/TLR8、TLR9/TLR9 通过接头蛋白 MyD88 活化 NF-κB 和 IRF 信号通路;TLR3/TLR3 通过接头蛋白 TRIF 活化 NF-κB 和 IRF 信号通路;TLR4/TLR4 通过接头蛋白 MyD88 和 TRIF 活化 NF-κB 和 IRF 信号通路,诱导产生 IFN-α/β、IL-1、IL-6 和 TNF 等细胞因子,介导抗病毒作用和急性炎症反应。

（2）内体膜型 PRR：内体膜型 PRR 表达在内体膜上，主要包括 TLR3、TLR7、TLR8 和 TLR9 同源二聚体，广泛分布于髓系固有免疫细胞、内皮细胞和上皮细胞等，主要识别内体存在的病原体来源的核酸分子等 PAMP。内体膜型 TLR 为信号转导型 PRR，可直接识别结合病毒 dsRNA、病毒 ssRNA 或病毒/细菌非甲基化 CpG DNA（图 3-4），并通过接头蛋白 TRIF 和 MyD88 激活 IRF 和 NF-κB 信号通路，诱导产生 IFN-α/β 和 IL-1 等促炎细胞因子，介导抗病毒和细菌等病原体作用和急性炎症反应（见图 3-3）。

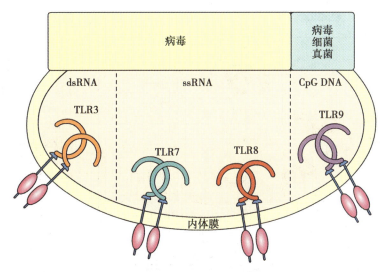

图 3-4　内体膜型 TLR 及其识别的 PAMP

（3）胞质型 PRR：胞质型 PRR 表达存在于细胞质，主要包括 NLR、RLR 和 CDS 等。广泛分布于固有免疫细胞和上皮细胞等。此类受体为信号转导型 PRR，主要识别胞质内的 PAMP 或 DAMP，介导抗病毒作用和促炎症反应。

1）NOD 样受体：NLR 主要包括 NLRA、NLRB、NLRC 和 NLRP 四个亚家族，其中 NLRC 亚家族成员 NOD1 和 NOD2 主要分布于黏膜上皮细胞、巨噬细胞、树突状细胞和中性粒细胞质中。NOD1 识别结合 G⁻ 菌细胞壁肽聚糖成分内消旋二氨基庚二酸（meso-diaminopimelic acid，DAP）；NOD2 识别 G⁻ 和 G⁺ 菌细胞壁肽聚糖成分胞壁酰二肽（muramyl dipeptide，MDP），并通过激活 NF-κB 信号通路诱导产生 IL-1 等促炎细胞因子，介导抗感染免疫和炎症反应。NLRP3 是 NLRP 亚家族的主要成员，可识别 PAMP、炎症和应激损伤刺激产生的 DAMP，介导 NLRP3 炎症小体形成，促进非活性 IL-1β 和 IL-18 前体蛋白水解，产生并分泌具有生物活性的促炎细胞因子 IL-1β 和 IL-18，增强炎症反应（图 3-5）。

2）RIG 样受体：广泛分布于固有免疫细胞和组织细胞等细胞质内，识别病毒 RNA。如 RIG-I 可直接识别结合病毒 dsRNA，并通过激活 IRF 和 NF-κB 信号通路，诱导产生 IFN-α/β 和 IL-1 等促炎细胞因子（图 3-6）。

3）胞质 DNA 受体：广泛分布于固有免疫细胞和组织细胞胞质内的一类 DNA 受体，可直接识别胞质内来源于病原体或自身的双链 DNA（double stranded DNA，dsDNA）。环单磷酸鸟苷-单磷酸腺苷合酶（cyclic guanosine monophosphate-adenosine monophosphate synthase，cGAS）是胞质 DNA 受体之一，当其与胞质 dsDNA 结合后可催化 ATP 和 GTP 产生环单磷酸鸟苷-单磷酸腺苷（cyclic GMP-AMP，cGAMP），cGAMP 能与内质网膜上的干扰素基因刺激因子（stimulator of IFN genes，STING）结合，继而活化 IRF 信号通路，诱导产生 IFN-α/β 发挥抗病毒作用（图 3-7）。

（4）分泌型 PRR：分泌型 PRR 是在血液和淋巴液中循环的一类分泌型急性期蛋白，主要包括脂多糖结合蛋白（LPS binding protein，LBP）、C 反应蛋白（CRP）和甘露糖结合凝集素（MBL）。上述分泌型 PRR 识别结合细胞外存在的 PAMP 或 DAMP。LBP 能结合细菌脂多糖；CRP 可结合细菌细胞壁的磷脂酰胆碱，介导产生溶菌、调理吞噬和炎症反应等免疫效应；MBL 可结合病原体表面甘露糖/岩藻糖残基，通过激活补体凝集素途径介导产生溶菌、调理吞噬和炎症反应等免疫效应。

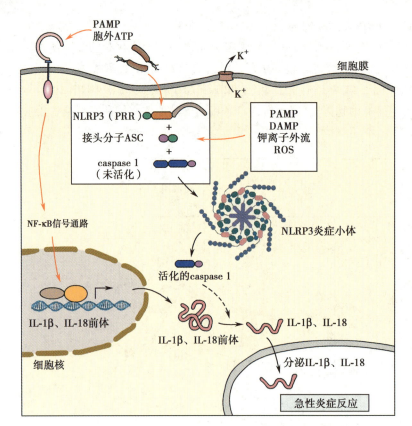

图 3-5　NLRP3 炎症小体的形成及功能

胞膜型 PRR 识别结合胞外 PAMP 或 DAMP,诱导活化 NF-κB 信号通路,产生非活性 IL-1β 和 IL-18 前体蛋白;细胞外 ATP,以及胞质内存在的 PAMP、DAMP、ROS 或钾离子外流等可激活胞质 NLRP3,NLRP3 与接头分子 ASC 和未活化的 caspase 1 结合形成复合物,称为 NLRP3 炎症小体,继而使未活化的 caspase 1 剪切形成活化的 caspase 1。活化的 caspase 1 剪切非活性 IL-1β 和 IL-18 前体蛋白,产生活性 IL-1β 和 IL-18,介导急性炎症反应。ASC,含胱天蛋白酶招募结构域的凋亡相关微粒蛋白;ROS,活性氧;caspase,胱天蛋白酶。

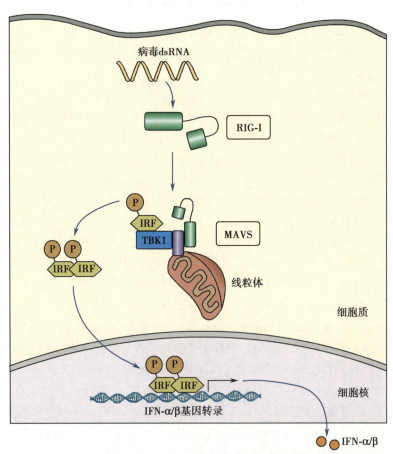

图 3-6　RIG-I 识别胞质内病毒 RNA 介导的信号通路及功能

RIG-I 直接识别结合胞质内的病毒 dsRNA,继而与线粒体膜上的接头分子 MAVS 结合,激活 IRF 信号通路,诱导产生 IFN-α/β 等细胞因子,介导抗病毒效应。MAVS,线粒体抗病毒信号蛋白;TBK1,TANK 结合激酶 1。

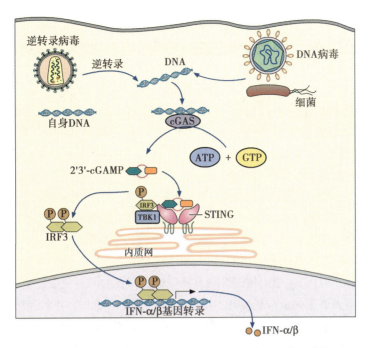

图 3-7 cGAS 识别胞质内 DNA 介导的信号通路及功能

cGAS 可直接识别结合胞质内异常存在的 DNA,继而催化 ATP 和 GTP 产生 cGAMP,
cGAMP 与 STING 结合激活 IRF 信号通路,产生 IFN-α/β 等细胞因子,介导抗病毒效应。

二、固有淋巴样细胞的活化相关受体激活及其功能

固有淋巴样细胞(ILC)主要包括 ILC1、ILC2、ILC3、LTi 细胞和 NK 细胞。ILC 不表达特异性抗原识别受体,也不表达有限多样性抗原识别受体,它们通过细胞表面特定细胞因子受体结合相应细胞因子而被激活。不同 ILC 识别细胞因子和激活的途径不同:ILC1 可通过表面 IL-12R 和 IL-18R 接受 IL-12 和 IL-18 刺激而被激活,并通过分泌 IFN-γ 等细胞因子介导产生抗胞内细菌感染或抗病毒感染的免疫功能;ILC2 可通过表面 TSLP 受体、IL-25R 和 IL-33R 接受 TSLP、IL-25 和 IL-33 刺激而被激活,并通过分泌 IL-5 和 IL-13 等细胞因子介导产生抗胞外寄生虫感染的免疫功能或介导过敏性炎症反应;ILC3 可通过表面 IL-1R 和 IL-23R 接受 IL-1 和 IL-23 刺激而被激活,并通过分泌 IL-17 和 IL-22 等细胞因子介导产生抗胞外细菌或真菌感染的免疫功能。LTi 细胞通过表面相应受体识别视黄酸、CXCL13 等介导次级淋巴器官生成。NK 细胞通过表面杀伤活化/抑制性受体与病毒感染细胞或畸变肿瘤细胞表面杀伤活化/抑制相关配体结合,介导活化/抑制信号。

三、固有样淋巴细胞的有限多样性抗原识别受体激活及其功能

固有样淋巴细胞(ILL)主要包括 NKT 细胞、MAIT 细胞、γδT 细胞和 B1 细胞。它们不表达特异性抗原识别受体,而通过表达有限多样性抗原识别受体泛特异性识别病原体或畸变肿瘤细胞等"非己"分子。NKT 细胞通过表面有限多样性 TCR 直接识别结合某些病原体感染细胞和畸变肿瘤细胞表面 CD1 分子提呈的糖脂/磷脂类抗原而被迅速激活,通过分泌穿孔素/颗粒酶、表达 FasL 等途径杀伤破坏某些病原体感染细胞或肿瘤靶细胞,还通过分泌 IL-4/IFN-γ 参与调控免疫应答。MAIT 细胞通过表面有限多样性 TCR 识别 MR1 提呈的微生物代谢物(如核黄素代谢物)而被激活,通过分泌穿孔素/颗粒酶介导杀伤作用,还通过分泌 IL-17、IFN-γ 和 TNF-α 等细胞因子参与调控免疫应答。γδT 细胞通过表面有限多样性 TCR 直接识别被感染细胞表达的某些病毒蛋白、热休克蛋白及被感染细胞和肿瘤细胞表面 CD1 分子提呈的糖脂/磷脂类抗原而被迅速激活,通过释放穿孔素/颗粒酶、表达 FasL 等途径杀伤病毒感染细胞或肿瘤靶细胞;通过分泌 IL-17、IFN-γ 和 TNF-α 等细胞因子介导炎症反应,参与皮肤黏膜局部早期抗感染和抗肿瘤免疫效应。B1 细胞通过表面有限多样性的 BCR 直接识别结合某些病原体多糖类抗原或变性自身成分而被迅速激活,产生以 IgM 为主的低亲和力抗体发挥抗感染免疫作用。

第二节 │ 固有免疫应答作用时相及其生物学功能

动画

固有免疫细胞的模式识别受体/有限多样性抗原识别受体/杀伤活化或抑制受体/相应细胞因子受体识别相应配体后激活固有免疫应答,继而参与免疫应答不同作用时相并介导相应生物学功能。固有免疫应答根据其发生时间、主要参与的细胞/分子及其功能,可以分为即刻固有免疫应答(immediate innate immune response)阶段、早期诱导固有免疫应答(early induced innate immune response)阶段及适应性免疫应答(adaptive immune response)阶段。固有免疫应答在免疫应答早期迅速发挥抗感染、抗肿瘤功能和诱发早期炎症反应,并在启动适应性免疫应答、调控适应性免疫应答类型、辅助适应性免疫应答效应细胞/分子发挥免疫功能、清除损伤细胞和启动组织修复等方面发挥关键作用。异常的固有免疫识别和应答是多种疾病发生发展的重要原因。

(一)即刻固有免疫应答阶段

发生于感染后4小时内,主要由组织屏障及感染部位存在的固有免疫细胞或分子参与并发挥作用,包括:①皮肤黏膜及其附属成分的物理、化学和微生物屏障作用;②补体旁路途径激活,介导抗感染免疫作用;③病原体刺激感染部位上皮细胞产生的CXCL8(IL-8)和IL-1募集活化中性粒细胞,通过PRR识别PAMP有效吞噬杀伤病原体和引发局部炎症反应;④活化中性粒细胞和病原体刺激角质细胞释放的α/β-防御素、阳离子抗菌蛋白及CCL2(MCP-1)、CCL3(MIP-1α)等趋化因子,可直接抑杀某些病原体或趋化募集单核/巨噬细胞和朗格汉斯细胞,增强局部炎症反应和对病原体等抗原性异物的摄取加工(图3-8)。中性粒细胞和巨噬细胞是机体抗胞外病原体感染的主要效应细胞,通常在毒力较弱的胞外病原体少量感染情况下,绝大多数病原体感染终止于此时相。

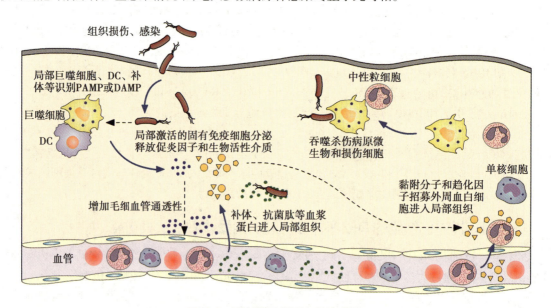

图 3-8 即刻和早期固有免疫应答

当病原体感染皮肤黏膜等局部组织,组织局部存在的吞噬细胞(如巨噬细胞、中性粒细胞和朗格汉斯细胞等)可通过PRR识别PAMP介导吞噬、杀伤清除病原体,补体旁路途径也可被病原体激活介导抗感染免疫作用。局部活化的细胞可分泌CCL2、CCL3、CXCL8等趋化因子,IL-1、TNF-α等促炎细胞因子和白三烯、前列腺素D_2等生物活性介质,促进局部血管扩张、通透性增强。一方面,血液内补体、抗菌肽等血浆蛋白进入局部组织,直接识别杀伤病原体或通过激活补体凝集素途径产生抗感染免疫作用;另一方面,趋化因子大量招募外周血中单核细胞、中性粒细胞进入感染部位,吞噬杀伤病原微生物和增强局部炎症反应。

(二)早期诱导固有免疫应答阶段

发生于感染后4~96小时,主要发挥招募、活化固有免疫细胞作用,包括:①感染部位上皮/角质细胞产生的 CCL2（MCP-1）、CCL3（MIP-1α）等趋化因子和活化中性粒细胞产生的 IL-1、IL-6、TNF-α 等促炎细胞因子作用下,可招募周围组织中的巨噬细胞和肥大细胞至感染炎症部位并使之活化。②上述活化的免疫细胞又可产生 CCL2、CCL3、CXCL8 等趋化因子及 IL-1、TNF-α 等促炎细胞因子和白三烯、前列腺素 D_2 等其他炎性介质,促进局部血管扩张、通透性增强,使血液中大量单核细胞、中性粒细胞进入感染部位,通过其 PRR 识别 PAMP 或被炎性细胞因子激活增强局部炎症反应。吞噬病原体的巨噬细胞和中性粒细胞通过氧非依赖性杀菌系统(如溶菌酶、抗菌肽)、氧依赖性杀菌系统[包括反应性氧中间物(如超氧阴离子、过氧化氢等)、反应性氮中间物(如一氧化氮等)]杀伤清除吞噬的病原体。此外,中性粒细胞还可通过髓过氧化物酶(MPO)杀菌系统杀伤吞噬的病原体,或释放含有核染色质、瓜氨酸化组蛋白和颗粒蛋白的中性粒细胞胞外诱捕网(NETs)杀伤细胞外未吞噬的病原体。③病毒感染细胞产生的 IFN-α/β 或活化巨噬细胞产生的 IL-12 诱导 ILC1 和 NK 细胞活化,显著增强其对病毒感染或肿瘤等靶细胞的杀伤破坏作用;活化 ILC1 和 NK 细胞产生的 IFN-γ 又可刺激巨噬细胞活化,增强其对胞内病原体的杀伤作用。④NKT 细胞和 γδT 细胞可通过表面有限多样性抗原识别受体识别结合某些病毒感染细胞或肿瘤细胞表面特定蛋白或 CD1 分子提呈的糖脂/磷脂类抗原而被激活,并通过释放穿孔素/颗粒酶、分泌 LT-α 或表达 FasL 等作用方式杀伤病毒感染细胞或肿瘤细胞。⑤IL-1 等促炎细胞因子刺激肝细胞分泌一系列急性期蛋白(分泌型 PRR),其中甘露糖结合凝集素(MBL)能与某些病原体结合,激活补体凝集素途径产生抗感染免疫作用。⑥B1 细胞通过有限多样性抗原识别受体识别细菌多糖分子后 48 小时内可产生以 IgM 为主的低亲和力抗体,在机体早期抗感染免疫应答过程中发挥重要作用(见图 3-8)。

(三)适应性免疫应答阶段

发生于感染 96 小时后,在即刻和早期诱导固有免疫应答阶段摄取“非己”抗原性异物的未成熟 DC 此时迁移至外周免疫器官,并发育为成熟 DC,通过高表达“非己”抗原肽-MHC 分子复合物和 B7 分子(CD80/CD86)等共刺激分子有效激活抗原特异性初始 T 细胞,启动激活适应性免疫应答。外周免疫器官中 FDC 也能捕获病原体等抗原性异物并将其滞留在细胞表面,供抗原特异性初始 B 细胞识别,B 细胞摄取加工抗原后通过 MHC Ⅱ类分子将抗原肽提呈给滤泡辅助 T 细胞(Tfh 细胞)或 Th2 细胞,随后 Tfh/Th2 细胞和 B 细胞相互作用激活适应性体液免疫应答。被某些病原体感染的细胞也可通过 MHC Ⅰ类分子将抗原肽提呈给细胞毒性 T 细胞(cytotoxic T lymphocyte,CTL),激活适应性细胞免疫应答。适应性免疫应答产生的效应主要包括:①病原体特异性 IgG/IgM 类抗体与相应病原体结合后,可通过激活补体经典途径产生抗感染免疫作用;②病原体特异性 IgG 类抗体与病原体结合后,可通过其 Fcγ 与表面具有相应 FcγR 的吞噬细胞结合,介导产生调理吞噬作用有效杀伤清除病原体;③病毒或肿瘤细胞特异性 IgG 类抗体与上述靶细胞结合后,可通过其 Fcγ 与表面具有 FcγR 的 NK 细胞或其他白细胞结合,介导产生抗体依赖细胞介导的细胞毒效应,裂解破坏病毒感染细胞或肿瘤细胞,发挥抗病毒或抗肿瘤免疫作用;④效应 Th1 细胞与胞内病原体感染的巨噬细胞相互作用后,可通过产生 IFN-γ 进一步促进巨噬细胞活化,彻底杀伤清除胞内病原体;⑤激活的 CTL 杀伤病毒感染的细胞或肿瘤细胞。

第三节 | 固有免疫应答的特点

固有免疫是生物体在长期种系进化过程中逐渐形成的天然免疫防御功能,它与适应性免疫应答按序、协调进行,共同组成免疫应答全过程。固有免疫应答与适应性免疫应答相比,具有以下主要特点(表 3-2)。

(一)固有免疫应答利用非特异性模式识别启动激活

固有免疫细胞通过先天固有且稳定遗传的模式识别受体、有限多样性抗原识别受体或杀伤活化/抑制性受体,直接识别病原体及其产物、病毒感染/肿瘤细胞表面某些特定蛋白、CD1 分子提呈的糖脂/磷脂类抗原或损伤/凋亡细胞等来源的 PAMP 或 DAMP 而被激活产生应答,即固有免疫应答相关的受体可非特异识别具有特定分子结构特征的“非己”危险分子,且不能区分不同病原体之间的细微分子差异;而适应性免疫应答相关的 T 或 B 淋巴细胞通过多样性抗原识别受体特异性识别 DC 表面抗原肽-MHC 复合物或“非己”抗原表位而被激活,介导适应性免疫应答。

表 3-2　固有免疫应答和适应性免疫应答的主要特征

主要特征	固有免疫应答	适应性免疫应答
识别分子	病原体或应激受损/死亡宿主细胞所表达的 PAMP 或 DAMP	病原体或非病原体来源的抗原分子
识别受体	模式识别受体/有限多样性抗原识别受体(胚系基因直接编码);较少多样性;非克隆性,同一谱系的所有细胞表达相同的受体	特异性抗原识别受体(胚系基因重排后产生);具有高度多样性;克隆性,不同特异性淋巴细胞克隆表达不同的受体
识别特点	直接识别 PAMP/DAMP 及靶细胞表面某些特定分子或 CD1 提呈的糖脂/磷脂类抗原,具有泛特异性	识别抗原提呈细胞表面 MHC 分子提呈的抗原肽或 FDC 表面捕获的抗原分子,具有高度特异性
参与细胞	皮肤黏膜上皮细胞、巨噬细胞、中性粒细胞、肥大细胞、树突状细胞、固有淋巴样细胞(含 NK 细胞)、NKT 细胞、γδT 细胞、B1 细胞等	αβT 细胞(包括 Th1 细胞、Th2 细胞、Th17 细胞、Tfh 细胞、Treg 细胞、CTL 等)、B2 细胞
效应分子	补体、细胞因子、抗菌蛋白、穿孔素、颗粒酶、FasL、B1 细胞产生的 IgM 类抗体等	特异性抗体、细胞因子、穿孔素、颗粒酶、FasL 等
作用时相	即刻至 96 小时	96 小时后(初次免疫应答)
作用特点	即刻反应,经趋化募集后活化,迅速产生免疫效应	经克隆选择、增殖分化为效应细胞后发挥免疫作用
记忆性	通常不能产生免疫记忆,再次免疫诱导几乎相同的固有免疫应答	具有免疫记忆功能,再次免疫诱导更强的适应性免疫应答
维持时间	较短	较长

(二) 固有免疫在应答早期通过趋化募集发挥效应

固有免疫细胞在免疫应答早期通过趋化募集,即"集中优势兵力"的方式迅速发挥免疫效应,而参与适应性免疫应答的 T/B 淋巴细胞在外周免疫器官通过专职性抗原提呈细胞活化,经克隆选择、增殖分化产生效应细胞,并在免疫应答后期产生免疫效应。

(三) 固有免疫细胞和分子参与固有免疫应答

固有免疫应答通常由巨噬细胞、中性粒细胞、肥大细胞、树突状细胞、固有淋巴样细胞(含 NK 细胞)、NKT 细胞、γδT 细胞、B1 细胞等细胞和补体系统、抗菌蛋白、细胞因子等分子所介导;而适应性免疫应答通常由 αβT 细胞、B2 细胞等细胞和抗体、细胞因子等分子所介导。固有免疫应答与适应性免疫应答相互协同,固有免疫应答在应答早期发挥功能,并在后期协同适应性免疫应答效应产物发挥更强免疫效应。

(四) 固有免疫应答一般不能产生免疫记忆

大多数固有免疫细胞寿命较短,在其介导的固有免疫应答过程中通常不能产生免疫记忆细胞,因此固有免疫应答维持时间较短,再次应答的强度没有明显变化,一般没有免疫记忆;而适应性免疫应答是由"非己"抗原刺激诱导的特异性应答,能够产生记忆 T 细胞和记忆 B 细胞,因此适应性免疫应答维持时间较长,当相同"非己"抗原刺激后能诱导更强、更快和更有效的再次免疫应答。

第四节 │ 固有免疫应答与适应性免疫应答的关系

生理条件下,固有免疫应答与适应性免疫应答相辅相成、密切相关,共同完成机体免疫防御、免疫监视和免疫自稳功能,产生对机体有益的免疫保护作用。

(一) 固有免疫应答启动适应性免疫应答

经典 DC 是体内诱导初始 T 细胞活化能力最强的专职性抗原提呈细胞,也是机体适应性免疫应答的始动者,为适应性免疫应答的启动提供早期"非己"危险信号。巨噬细胞和 B 细胞与 DC 不同,它们只能向已被抗原活化过的 T 细胞或记忆 T 细胞提呈抗原,使其活化引发或增强适应性免疫应答。

(二) 固有免疫应答影响适应性免疫应答的类型和强度

固有免疫细胞在不同微环境中活化后可通过分泌不同类型的细胞因子影响初始 T 细胞分化和决

定适应性免疫应答的类型,例如:①经典 DC 和巨噬细胞在胞内病原体感染或肿瘤微环境中,可通过分泌以 IL-12 为主的细胞因子诱导初始 T 细胞分化为 Th1 细胞或活化 CTL 细胞,启动和参与适应性细胞免疫应答;②ILC2 和肥大细胞在某些病原体或细胞因子刺激下,可通过分泌 IL-4 诱导初始 T 细胞分化为 Th2 细胞,参与适应性体液免疫应答;③活化的 NK 细胞/NKT 细胞/γδT 细胞可通过分泌 IFN-γ 促进抗原提呈细胞表达 MHC 分子和 B7(CD80/CD86)等共刺激分子,增强机体适应性免疫应答能力。

(三)固有免疫应答协助效应 T 细胞进入感染或肿瘤发生部位

T 细胞在外周免疫器官增殖分化为效应 T 细胞后,可通过改变其表面黏附分子和趋化因子受体而离开外周免疫器官并进入感染/肿瘤发生部位。感染/肿瘤发生部位固有免疫细胞和补体活化产生的趋化因子、促炎细胞因子或其他炎性介质可诱导局部血管内皮细胞活化表达多种黏附分子和趋化因子,并通过与效应 T 细胞表面相应黏附分子和趋化因子受体结合促进效应 T 细胞与局部血管内皮细胞黏附,继而穿过血管内皮细胞间隙进入感染/肿瘤发生部位。

(四)固有免疫应答协同效应 T 细胞和抗体发挥免疫效应

适应性免疫应答效应产物通过与固有免疫应答细胞或分子相互作用,协同增强免疫功能。效应 T 细胞与胞内病原体感染的巨噬细胞结合相互作用后可表达 CD40L 和产生 IFN-γ 等细胞因子,同时诱导巨噬细胞高表达 CD40 分子和 IFN-γR;上述巨噬细胞通过表面 CD40 和 IFN-γR 与效应 T 细胞表面 CD40L 及其分泌的 IFN-γ 结合而被激活,显著增强其杀菌能力从而彻底杀伤清除胞内病原体。抗体本身没有直接杀菌和清除病原体的作用,只有在吞噬细胞、NK 细胞、补体等固有免疫细胞和分子协助下,才能发挥调理吞噬、抗体依赖细胞介导的细胞毒和补体依赖的细胞毒(complement dependent cytotoxicity,CDC)等作用,有效杀伤清除病原体。

(五)固有免疫应答和适应性免疫应答产生相似的免疫效应

感染早期活化的固有免疫细胞(如 ILC 和 ILL)与感染后期活化的适应性免疫应答细胞(如效应 Th 细胞和 CTL 细胞)可产生类似或相同的抗感染免疫作用。如:①活化 ILC 可分泌与效应 Th 细胞类似的细胞因子,其中 ILC1 分泌的 IFN-γ 和表达的 T-bet 转录因子与 Th1 细胞相同,主要介导抗胞外菌感染的免疫作用;ILC2 分泌的 IL-4、IL-5、IL-13 和表达的 GATA3 转录因子与 Th2 细胞相同,主要介导抗寄生虫感染和过敏性炎症反应相关疾病;ILC3 分泌的 IL-17、IL-22 和表达的 RORγt 转录因子与 Th17 细胞相同,主要参与抗胞外真菌和细菌感染以及维持上皮屏障的完整性。此外,部分 ILL(如 NKT 细胞和 γδT 细胞)的功能亚群在活化后也能产生上述细胞因子。②NK 细胞和 CTL 细胞活化机制不同,但对病毒感染细胞或肿瘤靶细胞的杀伤破坏作用机制相同,它们均可通过脱颗粒释放穿孔素、颗粒酶,分泌 LT-α 和表达 FasL 等方式杀伤靶细胞。同时,部分 ILL 也有相似杀伤功能。

(六)固有免疫应答和适应性免疫应答分别在不同阶段发挥免疫效应

固有免疫应答和适应性免疫应答"接力"完成机体免疫应答过程,其中参与固有免疫应答的细胞/分子的分布及作用特征决定其在早期宿主防御过程中发挥关键作用。如:①虽然不同 ILC 和 Th 细胞亚群产生相似的细胞因子,但 ILC 主要分布于上皮屏障组织,并可被感染局部细胞分泌的细胞因子激活,可在即刻和早期固有免疫应答阶段发挥免疫防御功能;而 Th 细胞需在外周免疫器官被激活并分化为效应细胞后才能迁移到局部组织发挥功能,但 Th 细胞可产生更多细胞因子,可在感染中晚期发挥免疫功能。②NK 细胞不经预先激活即可杀伤靶细胞,而 CTL 需在外周免疫器官激活分化为效应细胞发挥功能。

思考题

1. 简述模式识别受体的种类及其识别的病原体相关分子模式或损伤相关分子模式。
2. 简述固有免疫应答的作用时相及其主要生物学作用。
3. 列表比较固有免疫应答和适应性免疫应答的主要特征。
4. 试述固有免疫应答与适应性免疫应答的关系。

本章思维导图

本章目标测试

(张须龙)

第四章 抗 原

多数生理和病理情况下，机体固有免疫系统可有效快速地应对入侵的和自身突变的"非己"物质，然而某些情况下，固有免疫系统无法及时清除"非己"物质，此时依赖适应性免疫应答对"非己"物质中的特殊结构进行精确识别，才能最终高效精确地清除危险"非己"物质，这些被 T、B 细胞精确识别、诱导机体产生适应性免疫应答的物质，即抗原。绝大多数抗原是蛋白质，微生物和组织细胞的多糖、糖肽、糖脂和核酸也可成为抗原。

第一节 │ 抗原的性质与分子结构基础

一、抗原的概念与基本特性

抗原（antigen，Ag）指所有能激活和诱导特异性免疫应答的物质，是被 T、B 淋巴细胞表面特异性抗原受体（TCR 或 BCR）识别及结合，激活 T、B 细胞产生效应产物（特异性淋巴细胞或抗体），并与效应产物特异结合发挥免疫效应的物质。抗原具有免疫原性（immunogenicity）和免疫反应性（immunoreactivity）两大基本特性。

1. **免疫原性** 指抗原被 T、B 细胞表面特异性抗原受体（TCR 或 BCR）识别及结合、诱导机体产生适应性免疫应答的能力。

2. **免疫反应性** 指抗原与其所诱导的免疫应答效应物质（活化 T/B 细胞或抗体）特异性结合的能力。

同时具有免疫原性和免疫反应性的物质称完全抗原（complete antigen）。某些结构简单的小分子物质，单独不能诱导免疫应答，仅当与蛋白质载体偶联后才可诱导免疫应答，并可与免疫应答效应产物发生特异性结合，即仅有免疫反应性而无免疫原性，称为半抗原（hapten）。

结构复杂的蛋白质大分子为完全抗原，小分子化合物、糖、核酸等多属半抗原。如青霉素降解产物青霉烯酸，无免疫原性，但它与血清蛋白结合可成为完全抗原，诱导机体产生特异性 IgE 抗体并介导 I 型超敏反应。

二、抗原的特异性

抗原刺激机体产生适应性免疫应答及其与应答效应产物发生结合均呈现专一性，称抗原特异性（antigenic specificity）。特定抗原（表位）只能选择激活特异识别该抗原（表位）的 T 和 B 细胞；T 细胞激活后分化的效应 T 细胞及 B 细胞激活后分泌的抗体也仅能与该抗原（表位）特异性结合。抗原与抗体结合的专一性，是免疫学检测、诊断及治疗的分子基础。如乙型肝炎病毒表面抗原（HBsAg），诱导机体产生抗 HBsAg 特异性抗体，该抗体仅特异结合 HBsAg，不会结合乙型肝炎病毒其他抗原（核心抗原）或其他病毒抗原。利用抗原-抗体结合的特异性研制的人血清 HBsAg 检测试剂盒，可特异诊断乙型肝炎病毒感染情况。

1. **决定抗原特异性的分子结构基础——抗原表位** T、B 细胞通过 TCR/BCR 识别抗原呈现高度特异性；活化 B 细胞形成浆细胞分泌的抗体与抗原的结合也呈高度特异性。抗原特异性的分子基础在于抗原分子所含的抗原表位（epitope）。表位又称抗原决定簇（antigenic determinant），是抗原分子中决定免疫应答特异性的特殊氨基酸结构,是抗原与 TCR/BCR 或抗体特异性结合的最小结构与功能单位,蛋白抗原表位通常由 5～17 个氨基酸残基组成。天然大分子含多种、多个抗原表位,可诱导机体产生包含多种特异性抗体的多克隆抗体。一个半抗原分子通常相当于一个抗原表位。

2. **抗原表位的类别** 根据蛋白氨基酸的空间结构特点,表位分为线性表位(linear epitope)和构象表位(conformational epitope)(图 4-1)。

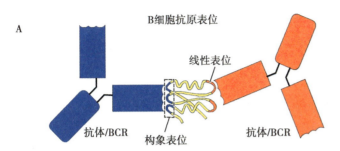

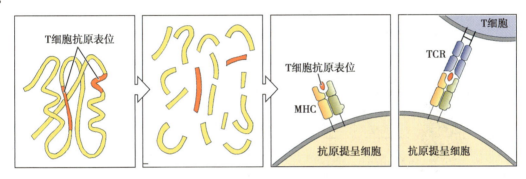

图 4-1 抗原分子中的线性表位与构象表位

表位是抗原分子中决定免疫应答特异性的特殊氨基酸结构,是抗原与抗原受体(TCR/BCR)或抗体特异性结合的最小结构与功能单位。蛋白抗原通常含多种/个不同表位。A. B 细胞的 BCR 或抗体直接识别天然 B 细胞表位(构象表位为主)。B. T 细胞表位通常位于蛋白抗原内部,蛋白经抗原提呈细胞(APC)摄取并降解为多个抗原表位肽(线性表位),与自身 MHC 分子结合并被提呈于 APC 表面,供 T 细胞的 TCR 识别。

(1)线性表位和构象表位:线性表位由连续线性排列氨基酸残基构成,也称顺序表位(sequential epitope);构象表位主要由不连续排列但空间上彼此接近形成特定构象的若干氨基酸残基组成,也可由连续排列、空间接近的氨基酸残基构成。

(2)T 细胞表位和 B 细胞表位:T 细胞的 TCR 仅识别由 APC 加工处理为线性表位肽并提呈于 APC 表面的 MHC-线性表位肽复合物,该线性表位称 T 细胞表位。BCR 或抗体通常识别位于抗原分子表面的天然构象表位(也可为线性表位),称 B 细胞表位(表 4-1)。

表 4-1 T 细胞表位与 B 细胞表位

性质	T 细胞表位	B 细胞表位
识别受体	TCR	BCR
MHC 分子提呈	必需	无需
表位性质	蛋白多肽	多肽、多糖、有机化合物
表位大小	8～17 个氨基酸残基	5～15 个氨基酸残基或多糖、核苷酸
表位类型	线性表位	构象表位或线性表位
表位位置	抗原分子任意部位	抗原分子表面

（3）优势表位和弱势表位：天然病原体含多个蛋白抗原，一个蛋白内同时含有多个T、B细胞表位，可同时诱导针对多个表位的多克隆T细胞和抗体。而实际上，不同蛋白或同一蛋白抗原内的不同表位在诱导中和抗体能力上具有优势弱势之分，即只有特定抗原及抗原中的几个特定抗原表位主导性诱导了宿主免疫应答，称为优势抗原（dominant antigen）和优势表位（dominant epitope）；而其余抗原及表位诱导的抗体应答较弱，为弱势抗原及弱势表位。针对优势抗原及表位并具有保护性的特异性抗体能发挥最充分有效的保护功能。因此，筛选和制备基于保护性优势抗原和优势表位的疫苗是疫苗研发的关键。乙型肝炎病毒的保护性优势抗原是HBsAg，以其制备的乙肝重组蛋白疫苗通过诱导高效价抗HBsAg中和抗体，可高效预防健康人群感染乙型肝炎病毒。

三、半抗原-载体效应

动画

对大部分抗原而言，B细胞激活为浆细胞并分泌抗体必需CD4$^+$滤泡辅助T细胞（Tfh细胞）的辅助。天然蛋白抗原同时存在T、B细胞表位，其激活的Tfh细胞辅助激活B细胞，因此具有强免疫原性。有些简单化学小分子及多糖，属半抗原，免疫原性低，须与蛋白质载体偶联才可诱导抗体产生：B细胞特异性识别半抗原后发生初级活化；蛋白质载体含T细胞表位，被B细胞等APC提呈并激活Tfh细胞；激活的Tfh细胞通过表达共刺激分子和细胞因子辅助激活B细胞（图4-2）。

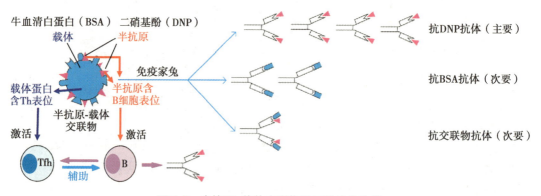

图4-2 半抗原-载体交联物诱导的抗体应答

二硝基酚（DNP）等简单化学小分子属半抗原，单独不能诱导免疫应答；DNP与牛血清白蛋白（BSA）蛋白质载体偶联后，半抗原被B细胞特异性识别只能发生初级活化；BSA载体含T细胞表位，被B细胞等APC提呈并激活Tfh细胞；激活的Tfh细胞通过表达共刺激分子、分泌细胞因子，使半抗原特异性B细胞被充分活化，分泌抗DNP抗体。

四、共同抗原表位与交叉反应

动画

不同抗原中含有的相同或相似的抗原表位，称共同抗原表位（common epitope），含共同抗原表位的不同抗原称为交叉抗原（cross antigen）。某抗原诱生的特异性抗体或活化淋巴细胞，不仅能结合该抗原上的共同表位，还可结合其他抗原中的该共同抗原表位，诱导交叉反应。引起上呼吸道或表皮感染的乙型溶血性链球菌与心肌抗原存在交叉抗原，链球菌诱导的抗体与T细胞可通过交叉反应攻击心肌细胞，导致风湿性心脏瓣膜病。

第二节 | 影响抗原免疫原性的因素

抗原诱导特异性免疫应答的类型及强度受抗原本身性质、宿主遗传因素和抗原-宿主相互作用的影响。

一、抗原分子的理化与结构性质

1. **异物性** 抗原与机体的亲缘关系越远,结构性质差异越大,异物性越强,其免疫原性越强。不同种属物质间的异物性最强,如微生物、动植物蛋白对人是强抗原;同一种属的不同个体之间(同种异体)存在主要组织相容性复合物(MHC)抗原的差异,使人类的同种异体器官移植物具有强免疫原性;发生改变的自身成分,可成为异物(自身抗原);自身成分如晶状体蛋白天然隔绝于免疫系统,胚胎期未与淋巴细胞接触而未建立自身免疫耐受,如因外伤溢出接触淋巴细胞,可诱导强免疫应答导致交感性眼炎。正常细胞发生基因突变转化为肿瘤细胞过程中,突变基因编码产生的新的抗原,对机体也是异物,称肿瘤新生抗原。

2. **化学修饰属性** 抗原的化学性质或化学基团修饰决定了其免疫原性,天然抗原多为大分子蛋白质,免疫原性较强。细菌来源多糖也有弱免疫原性。哺乳动物的细胞核成分如 DNA、组蛋白等在生理情况下无免疫原性,但活化细胞凋亡后释放的核酸发生低甲基化等化学修饰或构象变化从而产生免疫原性,可诱导产生自身抗体。

3. **物理性状与分子结构** 一般情况下抗原的分子量越大,分子结构越复杂,含抗原表位越多,则免疫原性越强。分子量大于 100kD 的为强抗原,小于 10kD 的为弱抗原。虽然胰岛素分子量仅 5kD,但其结构中含复杂的芳香族氨基酸,免疫原性较强。明胶分子量为 100kD,但其由结构简单的直链氨基酸组成,因此免疫原性较弱,将其偶联酪氨酸后免疫原性增强。颗粒性抗原的免疫原性较强,可溶性抗原则较弱,将可溶性抗原吸附在颗粒物质表面,免疫原性增强。

4. **空间构象** 抗原表位的空间构象是影响免疫原性的关键因素。天然可诱导抗体的抗原分子一经变性,导致所含构象表位改变,可失去诱生抗体的能力。抗原大分子中所含抗原表位的化学基团性质、数目、位置和空间构象均显著影响其免疫原性或免疫反应性。如氨苯磺酸、氨苯砷酸和氨苯甲酸在结构上相似,偶联载体结合后可分别诱生特异性抗体;但抗氨苯磺酸抗体仅与氨苯磺酸高度结合,对相似的氨苯砷酸和氨苯甲酸只起弱反应(表 4-2)。氨苯磺酸具有间位、对位和邻位三种基团构象,抗间位氨苯磺酸抗体只识别间位氨苯磺酸,对邻位和对位氨苯磺酸仅呈弱或无反应(表 4-3)。抗右旋、抗左旋和抗消旋酒石酸的抗体仅对相应旋光性的酒石酸起反应。

动画

5. **易接近性**(accessibility) 指抗原表位在空间上被 BCR 所接近的容易程度。相对于蛋白分子内部的抗原表位,位于抗原表面的优势表位氨基酸侧链,在空间上更容易被 BCR(抗体)接近、结合和识别,最容易诱导抗体的产生。抗流感病毒中和保护抗体主要针对病毒表面的血凝素(HA)抗原。

表 4-2 化学基团的性质对抗原表位免疫反应性的影响

半抗原		与针对氨苯磺酸的血清抗体的反应强度
氨苯磺酸	NH_2 —苯环— SO_3H	+++
氨苯砷酸	NH_2 —苯环— AsO_3H	+
氨苯甲酸	NH_2 —苯环— $COOH$	+/−

表 4-3　化学基团的位置对抗原表位免疫反应性的影响

半抗原		与针对间位氨苯磺酸的血清抗体的反应强度
间位氨苯磺酸	(化学结构式：苯环，NH$_2$，SO$_3$H)	+++
对位氨苯磺酸	(化学结构式：苯环，NH$_2$，SO$_3$H)	+/−
邻位氨苯磺酸	(化学结构式：苯环，NH$_2$，SO$_3$H)	++

二、宿主的特性

1. **遗传因素**　遗传因素决定了个体间抗原提呈的差异和 T 细胞应答的差异；多数 B 细胞应答需要 Tfh 细胞辅助，因此也受遗传因素调控。机体对抗原的应答能力首先受 MHC 基因调控。

2. **年龄、性别与健康状态**　青壮年个体对抗原的免疫应答显著强于年幼和年老个体；新生婴儿对多糖类抗原不应答，易引起细菌感染。雌性比雄性动物诱导抗体的能力强，发生由自身抗体介导的自身免疫病的概率相对较高。慢性感染或免疫抑制剂的使用可显著干扰和抑制机体对抗原的应答。

三、抗原进入机体的方式

抗原进入机体的途径、次数、剂量、频率及联合佐剂与否等均影响机体对抗原的免疫应答强度和类型。适当剂量的抗原诱导免疫应答，而过低、过高量抗原可诱导免疫耐受。皮内和皮下途径注射抗原易诱导免疫应答，肌内注射次之，静脉注射和口服易诱导耐受。适当间隔（如 2 周至 1 个月）多次免疫有助于增强免疫应答，而短期内频繁注射抗原可诱导耐受。佐剂可显著改变免疫应答的强度和类型，铝佐剂有助于增强疫苗接种人群诱生 IgG 抗体。

第三节 ｜ 抗原的种类

根据不同分类原则可将抗原分为以下种类。

一、根据诱生抗体时是否需要 Th 细胞参与分类

1. **胸腺依赖性抗原**（thymus dependent antigen，TD Ag）　胸腺依赖性抗原刺激 B 细胞产生抗体时，必须依赖 Th 细胞的辅助，故称 TD 抗原，又称 T 细胞依赖性抗原（表 4-4）。

2. **胸腺非依赖性抗原**（thymus independent antigen，TI Ag）　多糖类大分子抗原刺激机体产生抗体时可无需 Tfh 细胞的辅助，为 TI 抗原。TI 抗原分为 TI-1 抗原和 TI-2 抗原（图 4-3）。TI-1 抗原包括细菌脂多糖（LPS）和细菌来源 DNA 等。LPS 也称 B 细胞有丝分裂原，高浓度 LPS 通过结合 TLR4 受体、非特异性激活多克隆 B 细胞增殖和低亲和力抗体产生；而当未激活 B 细胞低表达 TLR 受体且 TI-1 抗原浓度较低时，TI-1 抗原通过结合特异性 BCR 激活 B 细胞，诱导特异性抗体。感染早期针对 TI-1 抗原诱导的早期抗体，对于抵御胞外病原体十分重要。TI-2 抗原为细菌等来源的多糖和多聚化合物（包括肺炎链球菌荚膜多糖、沙门菌多聚鞭毛等），含高密度重复 B 细胞表位，通过与 BCR 广泛交联激活成熟 B 细胞，诱导产生 IgM 类抗体。婴儿 B 细胞发育不成熟，对 TI-2 抗原不应答。许多常见胞外细菌包被荚膜多糖，可抵御吞噬细胞的吞噬杀伤；机体针对 TI-2 抗原快速产生抗体，可调理吞噬杀菌，并促进抗原提呈。

表 4-4　TD 抗原与 TI 抗原的特性比较

性质	TD 抗原	TI 抗原
结构特点	复杂,含多种表位	多含单一表位
表位组成	B 细胞和 T 细胞表位	重复 B 细胞表位
T 细胞辅助	必需	无需
MHC 限制性	有	无
激活的 B 细胞	B2 细胞	B1 细胞
抗体类型	IgM、IgG、IgA、IgE 等	IgM
免疫记忆	有	无

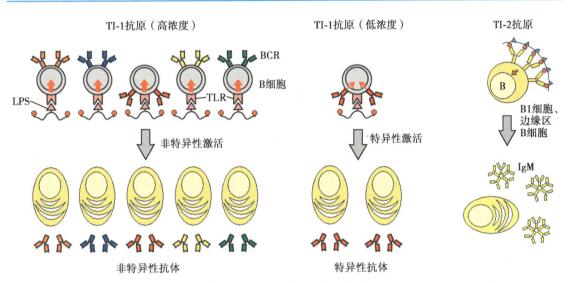

图 4-3　TI-1 抗原和 TI-2 抗原

TI 抗原包含两类:TI-1 抗原如细菌脂多糖(LPS),是 B 细胞有丝分裂原,高浓度 LPS 通过作用于 TLR4 受体非特异性激活多克隆 B 细胞,分泌非特异性低亲和力抗体,在感染早期发挥作用;低浓度 TI-1 抗原通过结合特异性 BCR,诱导特异性抗体产生。TI-2 抗原如细菌荚膜多糖,含高密度重复 B 细胞表位,通过与 BCR 广泛交联激活成熟 B 细胞,诱导产生 IgM 类抗体。

二、根据抗原与机体的亲缘关系分类

1. **异嗜性抗原**　异嗜性抗原(heterophilic antigen)也称 Forssman 抗原,指存在于人、动物及微生物等不同种属之间的共同抗原。某些乙型溶血性链球菌的表面成分与人肾小球基底膜及心肌存在共同抗原,故抗链球菌抗体可与心、肾组织发生交叉反应,导致肾小球肾炎或心肌炎;O14 血清型大肠埃希菌的热稳定抗原与人结肠黏膜有共同抗原,抗大肠埃希菌 IgG 抗体参与溃疡性结肠炎的发生。

2. **异种抗原**　异种抗原(xenogeneic antigen)指来自于不同物种的抗原,如病原微生物、植物蛋白、治疗用动物抗血清及异种器官移植物等,对人均为异种抗原。临床治疗用的马血清(抗毒素),虽可中和毒素,但对人体而言同时为异种抗原,刺激人体产生抗马血清抗体,反复使用可导致超敏反应。

3. **同种异型抗原**　同种异型抗原(allogenic antigen)指同一种属不同个体间所存在的不同抗原,亦称同种抗原或同种异体抗原。如人类 ABO、Rh 血型抗原和人 MHC 抗原(HLA)。HLA 是人群中多态性最高的同种异型抗原,成为个体区别于他人的独特遗传标志,是介导人体间移植排斥反应的主要移植抗原。

4. **自身抗原**　机体对正常的自身组织细胞成分不会产生免疫应答,即自身耐受。但在感染、理化因素、药物等影响下,自身细胞成分发生改变和修饰,或隔离部位自身物质释放,均可产生自身抗原

(autoantigen),诱导自身免疫应答。自身细胞发生基因突变转化为肿瘤细胞的过程中,由突变基因编码的肿瘤细胞特异表达的新生的抗原和表位,称新生抗原(neoantigen)和新生表位(neoepitope)(图4-4)。

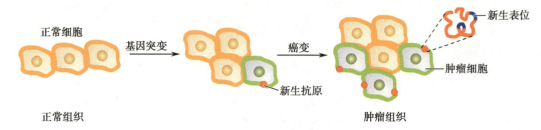

图4-4 肿瘤细胞中的新生抗原

正常组织细胞发生基因突变后转化为肿瘤细胞,由突变基因编码的肿瘤细胞特异表达的新生抗原,称肿瘤新生抗原,其中含有肿瘤新生表位。

三、根据抗原提呈细胞内抗原的来源分类

1. 内源性抗原(endogenous antigen) 指在抗原提呈细胞(APC)内合成的病毒蛋白抗原和肿瘤抗原等,在胞质被加工处理为抗原肽,与MHC I类分子结合成复合物,提呈于APC表面,供CD8[+]T细胞的TCR识别。

2. 外源性抗原(exogenous antigen) 指细菌蛋白等外来抗原,其通过胞吞、胞饮和受体介导内吞进入APC的内体-溶酶体,被降解为抗原肽并与MHC II类分子结合为复合物,提呈于APC表面,供CD4[+]T细胞的TCR识别。

四、根据抗原的化学性质分类

根据抗原来源,抗原可分为移植抗原、肿瘤抗原、自身抗原。可诱导机体发生超敏反应的抗原称为变应原(allergen);而可诱导机体产生免疫耐受的抗原称为耐受原(tolerogen)。根据化学性质,抗原可分为蛋白抗原、核酸抗原、多糖抗原、糖肽抗原和糖脂抗原等(图4-5)。

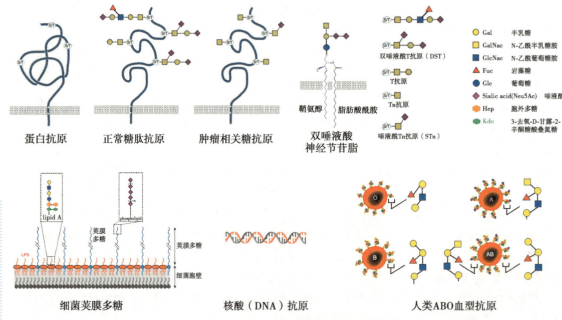

图4-5 按抗原化学性质分类示意图

多种抗原包含糖链。正常蛋白外段常修饰长支糖链;而肿瘤MUC1蛋白的糖链修饰减少并被显著截短,末端多修饰STn。人类血细胞表面的ABO血型抗原也是由不同单糖组合而成的糖肽抗原。

1. **蛋白抗原**　绝大多数抗原为蛋白抗原。

2. **核酸抗原**（nucleic acid Ag）　自身免疫病患者外周血存在大量自身凋亡细胞释放的 dsDNA，dsDNA 抗原的性质与 DNA 序列无关，与其片段长短和低甲基化修饰等相关，其激活 T/B 细胞持续产生特异性抗 dsDNA 抗体，这些抗体与 DNA 形成免疫复合物，沉积于血管、肾小球基底膜，致多器官病理损伤。

3. **多糖抗原**（polysaccharide Ag）　肺炎链球菌和流感嗜血杆菌外层的荚膜多糖（capsular polysaccharides，CPS），含多个重复糖环结构，是诱导保护性中和抗体的关键抗原，其免疫原性较弱。将 CPS 偶联破伤风类毒素（tetanus toxoid，TT）载体蛋白制备的多价 CPS 疫苗，称多糖结合疫苗。该疫苗可在人体诱导高滴度中和抗体，已纳入全球儿童计划接种预防儿童肺炎和流感。

4. **糖肽抗原**（carbohydrate Ag）　肿瘤表面富含肿瘤相关糖抗原（tumor-associated carbohydrate antigens，TACAs），与肿瘤的转移侵袭密切相关。如正常细胞表面黏蛋白 1（mucin 1，MUC1）胞外段富含以 Tn（N-乙酰半乳糖胺，GalNac）为核心的 O 糖链、TF（Gal-GalNac）和 N-乙酰葡萄糖胺（GlcNac）为二级糖链的长支糖链；而肿瘤 MUC1 蛋白的糖链减少并被显著截短，末端多修饰唾液酰 STn（Neu5Ac GalNac）。抗肿瘤抗体通常识别 STn 等糖蛋白。TACAs 是新型肿瘤疫苗抗原的良好候选靶分子。ABO 血型抗原也是糖肽抗原。

5. **糖脂抗原**（glycolipid Ag）　双唾液酸神经节苷脂（GD2）是由 5 个单糖组成的含 N-乙酰神经氨酸的糖脂抗原，在神经母细胞瘤等高度表达。

第四节　抗原在疾病诊治和疫苗研发中的价值

（一）抗原鉴定在解析疾病发生的免疫机制中的意义

自身免疫病全球发病激增、机制尚不明确、诊治手段缺如。自身抗原是诱发疾病的关键。多器官受累的严重自身免疫病如系统性红斑狼疮（systemic lupus erythematosus，SLE）高发于女性，患病率高达（50～70）/10 万。SLE 患者血清检出高水平抗 dsDNA 抗体、抗核抗体等自身抗体，已鉴定的自身抗原包括体细胞 dsDNA、核抗原和其他抗原如心磷脂、补体成分 C1q 等，核抗原包括组蛋白、Sm 抗原、核小体抗原、核糖体 P 蛋白等。大量自身抗原与不断产生的自身抗体形成中等大小的免疫复合物，沉积于组织的毛细血管基底膜，通过激活补体等攻击并损伤多组织器官。正常自体细胞的核酸和核蛋白究竟发生什么改变和修饰，获得了自身免疫原性？这一重要科学问题尚未明晰。免疫细胞过度活化凋亡后释放的片段化 dsDNA、dsDNA 的低甲基化修饰可能是 dsDNA 获得自身免疫原性的机制，提示预防性干预免疫细胞过度活化和 dsDNA 的去甲基化修饰，可能成为预防 SLE 的候选手段。

（二）抗原鉴定在疫苗设计研发中的关键和重要意义

疫苗是人类运用免疫学原理，通过人工主动免疫手段预防疾病发生的最有效手段。天花牛痘减毒活疫苗对全球天花的扑灭、脊髓灰质炎灭活和减毒活疫苗对全球脊髓灰质炎的即将扑灭，均证实疫苗的伟大应用意义。传染性疾病疫苗研发的关键是鉴定病原体致病的优势抗原；而肿瘤疫苗研发的关键前提是鉴定肿瘤特异性抗原。基因重组乙肝预防疫苗的核心成分是具有优势免疫原性的 HBsAg，经初始的提纯人源 HBsAg 蛋白到以基因重组技术人工表达 HBsAg 蛋白，该疫苗具有抗原明确、优势免疫原性和免疫原性极强的特性，三次免疫后可在接种者诱导持久（2～5 年）高效价的抗 HBsAg 特异性 IgG，具有良好的乙肝预防保护功能。

新型冠状病毒（2019-nCoV）肆虐全球期间，全球科学家通过纯化病毒、全基因组测序、鉴定优势抗原，紧急研发并上市了多款预防性新冠疫苗，如灭活疫苗、重组刺突蛋白（Spike，S）疫苗、腺病毒载体活疫苗、脂质纳米颗粒包裹的病毒 S 蛋白 mRNA 疫苗等；同时阐明新冠病毒感染人体依赖于病毒表面 S 蛋白的受体结合区（receptor-binding domain，RBD）与细胞表面血管紧张素转换酶 2（ACE2）相互作用。我国科学家阐明了 RBD-ACE2 的互作位点和 S 蛋白介导细胞感染的结构基础及分子机制，鉴定的 RBD 区域的序列和空间构象特点,为设计以 RBD 为基础的新冠治疗性疫苗、开发治疗性抗体药物奠定了关键基础。

由于个体肿瘤异质性和肿瘤诱生机制的差异,肿瘤特异性抗原的鉴定仍面临重重困难。已鉴定的肿瘤治疗靶抗原多为促进肿瘤无控增殖的肿瘤相关抗原,如表皮生长因子受体(EGFR)、雌激素受体(ER)等,以之为靶点的治疗效果有限。肿瘤特异性抗原的鉴定和免疫原性确定迫在眉睫。

(三) 抗原在疾病临床检测和诊断中的作用和意义

疾病的临床检测与诊断技术依赖于对病原体优势抗原、自身抗原、肿瘤特异性抗原的鉴定。如流感病毒的快速诊断,主要依赖病毒表面关键抗原血凝素、神经氨酸酶的基因扩增或抗体检测。肺结核通过痰细菌培养和痰涂片抗酸染色进行临床检测,耗时且不准确。QFT-G 检测试剂盒利用结核分枝杆菌早期分泌抗原(ESAT-6)和培养滤液蛋白(CFP-10)这两种关键抗原体外刺激人 T 细胞,通过定量检测 γ-干扰素(IFN-γ)水平判断结核感染,但不能区分活动性肺结核、潜伏结核与陈旧性肺结核;同时抗酸染色阳性患者的 IFN-γ 检测阴性率达 10%。结核分枝杆菌基因组高度变异、耐药基因频繁变异、可特异区分活动性结核与潜伏结核的结核特异抗原不明确,使我国肺结核的快速诊断、耐药诊断仍面临挑战。

恶性肿瘤的筛查、鉴定和分型,严重受限于肿瘤特异性抗原的不明确。国际上已鉴定的肿瘤抗原只有黑色素瘤相关抗原 3(MAGEA3)、糖蛋白 100(gp100)和前列腺癌的酸性磷酸酶(PAP)抗原等。甲胎蛋白(AFP)作为原发性肝癌的临床检测标志物,在胃癌、肠癌、胰腺癌、卵巢癌等多肿瘤增高;糖类抗原 19-9(CA19-9)在结直肠癌、胆囊癌、肝癌和胃癌等增高,因此 AFP 和 CA19-9 只能辅助而非特异性诊断肿瘤。

自身免疫病的临床诊断普遍缺乏特异标志物。SLE 患者明确的自身抗原之一是 dsDNA,抗dsDNA 抗体作为标志物对诊断 SLE 有 95% 的特异性,其效价还与 SLE 病情活动呈正相关。而其他自身免疫病的分子诊断标志物仍十分匮乏。

(四) 抗原在研发疾病治疗性药物及临床诊疗策略中的价值

临床上久存或新现的若干疑难杂症如阿尔茨海默病、银屑病、干燥综合征、肌萎缩侧索硬化(渐冻症)、儿童川崎病等,发病不断攀升,临床治疗手段缺乏的根本原因是未能明确关键致病抗原。如儿童川崎病为一种罕见的、不明原因的、累及冠状动脉和心脏的急性全身性血管炎,在新冠疫情后发病激增。患儿多表现为发热性皮肤黏膜红疹,易误诊,根本性治疗手段缺如,致死率达 1%。学者推测其发病与病原体反复感染相关,然而,何种病原体与之相关? 病原体感染改变了哪些自身抗原? 或诱导何种交叉反应? 鉴定川崎病的致病抗原,是解析和诊治川崎病的根本和关键。

本章思维导图

? 思考题

1. 试述抗原的基本特性。
2. 试述 T 细胞抗原表位和 B 细胞抗原表位的特性。
3. 试比较 TD 抗原和 TI 抗原的特点。
4. 简述影响抗原免疫原性的主要因素。
5. 简述优势抗原表位的特性与意义。

本章目标测试

(徐　薇)

第五章 | 抗原的加工处理和提呈

病原微生物中的抗原或机体内突变细胞等产生的抗原等会被体内一类特殊的免疫细胞——抗原提呈细胞所识别,并将抗原信息经过加工处理后传递给 T 细胞和 B 细胞,导致这两类细胞的活化进而诱发机体产生特异性免疫应答,由此产生的免疫效应成分包括特异性 T 细胞和抗体,能够精准地结合相应的抗原,发挥免疫效应功能。因此,抗原提呈细胞及其介导的抗原提呈功能在机体适应性免疫应答中发挥着关键作用。

第一节 │ 抗原提呈细胞

一、抗原提呈细胞的概念和分类

抗原提呈细胞(antigen presenting cell,APC)是指能够将抗原加工为抗原肽并将其与细胞内的一类重要分子——MHC 分子组装为抗原肽-MHC 分子复合物,再将该复合物表达于细胞表面进而被 T 细胞识别的一类细胞,此类细胞在机体的免疫识别、免疫应答与免疫调节中发挥重要作用。

根据与抗原肽组装的 MHC 分子的不同,可对 APC 及其提呈抗原的途径进行分类。通过 MHC Ⅱ类分子途径提呈外源性抗原肽给 CD4$^+$T 细胞的 APC 可分为专职性 APC(professional APC)和非专职性 APC(non professional APC)。专职性 APC 包括树突状细胞、巨噬细胞和 B 细胞,它们组成性表达 MHC Ⅱ类分子、共刺激分子和黏附分子,具有直接摄取、加工和提呈抗原的功能;非专职性 APC 包括内皮细胞、上皮细胞和成纤维细胞等多种细胞,它们通常不表达或低表达 MHC Ⅱ类分子,但在炎症过程中或某些细胞因子的作用下,可被诱导表达 MHC Ⅱ类分子、共刺激分子和黏附分子,加工和提呈抗原。无论是专职性 APC 还是非专职性 APC 均表达 MHC Ⅰ类分子,也具有通过 MHC Ⅰ类分子途径提呈抗原的功能。另有一类被胞内病原体感染而产生病原体抗原或细胞发生突变产生突变蛋白抗原的细胞(又称靶细胞),可通过 MHC Ⅰ类分子途径提呈这些内源性抗原肽给 CD8$^+$T 细胞而被识别和杀伤,此类细胞也可被认为是 APC,此为广义 APC。

专职性 APC 中的树突状细胞是体内功能最强的 APC,可激活初始 T 细胞;巨噬细胞和 B 细胞仅能刺激已活化的效应 T 细胞或记忆 T 细胞,同时本身被 T 细胞激活,发挥更强的作用。

二、专职性抗原提呈细胞

(一)树突状细胞

树突状细胞(dendritic cell,DC)是一类成熟时具有许多树突样突起的,能够识别、摄取和加工抗原并将抗原肽提呈给初始 T 细胞进而诱导 T 细胞活化增殖的功能最强的抗原提呈细胞。DC 是机体适应性免疫应答的始动者,也是连接固有免疫应答和适应性免疫应答的"桥梁"。

根据来源和功能,DC 可分为骨髓共同髓样前体细胞来源的经典 DC(conventional DC,cDC)、共同淋巴样前体细胞来源的浆细胞样 DC(plasmacytoid DC,pDC)和单核细胞来源的 DC(monocyte-derived DC,moDC)。如无特别指出,本章中的 DC 均指 cDC。根据成熟状态,cDC 分为未成熟 cDC 和成熟 cDC,它们在不同组织中有不同名称。部分 DC 具有负向调控免疫应答、维持免疫耐受的作用,称为调节性 DC(regulatory DC)。滤泡树突状细胞(follicular DC,FDC)是一类存在于外周淋巴器官淋巴滤泡生发中心的特殊树突样细胞,可将抗原-抗体复合物和抗原-抗体-补体复合物长期滞留或者浓缩于细胞表面,供 B 细胞识别;但从功能上讲,FDC 不具备抗原提呈能力,不属于树突状细胞。

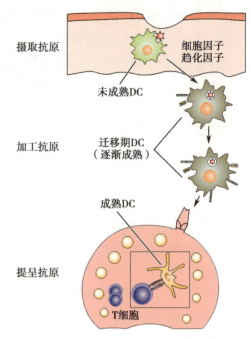

图 5-1 树突状细胞的成熟过程

1. 经典 DC 的成熟过程 从骨髓造血干细胞分化而来的 DC 前体细胞表达多种趋化因子受体,经血液进入各种实体器官和上皮组织,成为未成熟 DC(immature DC)。未成熟 DC 摄取抗原后迁移到外周免疫器官成为成熟 DC(图 5-1)。

(1)未成熟 DC:未成熟 DC 分布于各组织器官,摄取抗原活化后迁移到淋巴结,将抗原肽提呈给 T 细胞。未成熟 DC 的特点是:表达模式识别受体,能有效识别和摄取外源性抗原;具有很强的抗原加工能力;低水平表达 MHC Ⅱ 类分子和共刺激分子、黏附分子,提呈抗原和激发免疫应答的能力较弱。

(2)迁移期 DC:未成熟 DC 在各组织器官中接触和摄取抗原或受到某些炎性刺激(如 LPS、IL-1β、TNF-α 等)后表达特定趋化因子受体(如 CCR7),在趋化因子的作用下发生迁移(migration),由外周组织器官(获取抗原信号)通过输入淋巴管和/或血液循环进入外周淋巴器官。未成熟 DC 在迁移的过程中逐渐成熟。

(3)成熟 DC:迁移到外周淋巴器官的 DC 已是成熟 DC(mature DC),其特点是:表面有许多树突样突起;低表达模式识别受体,识别和摄取抗原的能力弱;加工抗原的能力弱;高水平表达 MHC Ⅱ 类分子和共刺激分子、黏附分子,故能有效提呈抗原和激活 T 细胞,启动适应性免疫应答。

不同组织器官中也有发挥不同作用的成熟 DC。例如黏膜中的 DC 在局部摄取抗原并发育成熟和提呈抗原,诱导黏膜局部的免疫应答;胸腺 DC 摄取自身抗原并发育成熟,提呈抗原给未成熟 T 细胞,诱导 T 细胞的中枢免疫耐受。外周免疫器官中也存在未成熟 DC,可识别和摄取进入淋巴结或脾脏的抗原并发育成熟和提呈抗原,启动适应性免疫应答。

2. DC 的功能 DC 在机体的多种生理和病理过程中发挥关键作用,其主要生物学功能如下。

(1)识别和摄取抗原,参与固有免疫应答:DC 表达多种模式识别受体(如甘露糖受体、Toll 样受体)和 Fc 受体,可识别多种病原微生物或抗原-抗体复合物,通过胞饮作用、吞噬作用、受体介导的内吞作用等方式摄取抗原,进而行使固有免疫应答功能。pDC 活化后可快速产生大量 Ⅰ 型干扰素,参与抗病毒固有免疫应答。

(2)加工和提呈抗原,启动适应性免疫应答:这是 DC 最重要的功能。摄取和加工抗原后,DC 将抗原以抗原肽-MHC 分子复合物的形式表达在细胞膜上,并提呈给 T 细胞,提供初始 T 细胞活化的启动信号(或抗原刺激信号、第一信号)。成熟 DC 还高表达 CD80、CD86 等共刺激分子,为 T 细胞充分活化提供第二信号。DC 产生的细胞因子进一步诱导活化 T 细胞增殖和分化,从而完整启动免疫应答。DC 高表达细胞间黏附分子(ICAM)-1 等黏附分子使之与 T 细胞牢固结合,有利于细胞之间的相互作用。与已活化的或记忆 T 细胞不同,初始 T 细胞的活化更依赖于 DC 刺激信号的存在,因此,DC 是唯一能直接激活初始 T 细胞的专职性 APC。

(3)免疫调节作用:DC 能够分泌多种细胞因子和趋化因子,通过细胞间直接接触的方式或者可溶性因子间接作用的方式,调节其他免疫细胞的功能,例如 DC 分泌大量 IL-12 诱导初始 T 细胞(Th0)分化为 Th1 细胞,产生 Th1 型免疫应答。

(4)诱导与维持免疫耐受:未成熟 DC 参与外周免疫耐受的诱导。胸腺 DC 是胸腺内对未成熟 T

细胞进行阴性选择的重要细胞,通过清除自身反应性 T 细胞克隆,参与中枢免疫耐受的诱导。

(二) 巨噬细胞

来源于骨髓的单核细胞移行到全身组织器官,成为巨噬细胞(macrophage,MΦ)。一般情况下,巨噬细胞不能直接将抗原提呈给初始 T 细胞,而是在感染或损伤局部将抗原提呈给活化 T 细胞或效应 T 细胞,而且其抗原提呈功能明显弱于树突状细胞。此外,巨噬细胞在活化 T 细胞的同时,活化的 T 细胞分泌的 IFN-γ 等细胞因子能正反馈活化和促进巨噬细胞的功能,因此,巨噬细胞提呈抗原的意义是增强其本身的功能,有利于其在细胞免疫中发挥更强大的作用。

(三) B 细胞

B 细胞可通过膜型 Ig(mIg)浓集并内化抗原或经胞饮作用将可溶性蛋白抗原吞入细胞内,在细胞内加工抗原后以抗原肽 -MHC Ⅱ类分子的形式将抗原信息提呈给 CD4$^+$Th 细胞,激活 T 细胞并促进 T 细胞增殖和分泌细胞因子,因此是专职性 APC。同时,活化的 T 细胞表达 CD40L,与 B 细胞的 CD40 受体结合,为 B 细胞活化提供第二信号。B 细胞接受 T 细胞提供的第二信号完全活化,并在 T 细胞产生的细胞因子作用下增殖、分化为浆细胞产生抗体,在体液免疫应答中发挥重要作用,是体液免疫应答中的关键细胞。因此,B 细胞的抗原提呈功能多发生在淋巴结,对于产生抗 T 细胞依赖抗原的抗体具有十分重要的意义。

第二节 ｜ 主要组织相容性抗原

很多免疫分子参与了 APC 对抗原的加工,其中最为关键的是由主要组织相容性复合体(major histocompatibility complex,MHC)编码的 MHC 分子,也称主要组织相容性抗原(major histocompatibility antigen)。MHC 是由一组紧密连锁在一起的基因群组成,人 MHC 称为人类白细胞抗原(human leukocyte antigen,HLA)基因复合体,小鼠 MHC 称为 H-2 基因复合体。

一、人类白细胞抗原基因复合体

1999 年 10 月出版的 Nature 杂志刊登了 HLA 基因组全部序列,HLA 基因复合体位于人第 6 号染色体短臂 6p21.31,全长 3.6Mb,共有 224 个基因座,其中 128 个为有功能基因座,可表达蛋白分子。HLA 基因复合体包括 HLA Ⅰ类、Ⅱ类和Ⅲ类基因区。HLA Ⅰ类基因区由经典Ⅰ类基因座(HLA Ⅰa)即 A、B、C 和非经典Ⅰ类基因座(HLA Ⅰb)即 E、F、G 等组成。Ⅱ类基因区由经典的 DP、DQ、DR 和参与抗原加工提呈的 DM、TAP、PSMB 等基因座组成。Ⅲ类基因区包括补体基因 C2、B、C4 及参与炎症反应的基因 TNF、LTA、LTB 和 HSP 等基因座。

HLA 基因分为两种类型:一是经典的Ⅰ类基因和经典的Ⅱ类基因,它们的产物具有抗原提呈功能,显示极为丰富的多态性,直接参与 T 细胞的激活和分化,参与调控适应性免疫应答;二是免疫功能相关基因,包括传统的Ⅲ类基因,以及新近确认的多种基因,它们或参与调控固有免疫应答,或参与抗原加工,不显示或仅显示有限的多态性。

(一) 经典的 HLA Ⅰ类和Ⅱ类基因

经典的 HLA Ⅰ类基因座集中在远离着丝粒的一端,按序包括 B、C、A 三个座位(图 5-2),产物称为经典的 HLA Ⅰ类分子。Ⅰ类基因仅编码Ⅰ类分子异二聚体中的重链,轻链又名 β2 微球蛋白(β2 microglobulin,β2m),由第 15 号染色体上的基因编码。

经典的 HLA Ⅱ类基因座在复合体中靠近着丝粒一侧,依次由 DP、DQ 和 DR 三个亚区组成。每一亚区又包括 A 和 B 两种功能基因座位(图 5-2),分别编码分子量相近的 HLA Ⅱ类分子的 α 链和 β 链,形成 α/β 异二聚体蛋白(DPα/DPβ、DQα/DQβ 和 DRα/DRβ)。

每个 HLA 基因均含有多个外显子,分别编码 HLA 分子的胞外区、跨膜区和胞质区。外显子与 HLA 分子的对应关系如图 5-3。

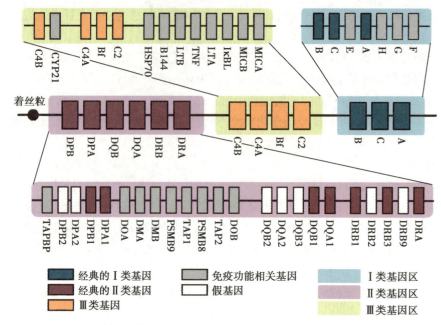

图 5-2　位于人第 6 号染色体短臂的 HLA 基因群座位分布示意图

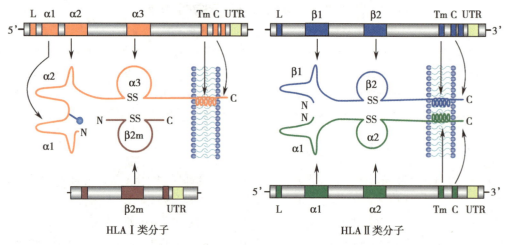

图 5-3　经典 HLA Ⅰ类和Ⅱ类分子及其编码基因的结构

（二）免疫功能相关基因

免疫功能相关基因分布于 HLA 基因复合体的Ⅰ类和Ⅱ类基因区以及Ⅲ类基因区,通常不显示或仅显示有限的多态性。除非经典性Ⅰ类分子以外,基因产物一般不能和抗原肽形成复合物,但它们或参与抗原加工,或在固有免疫应答和免疫调节中发挥作用。

1. 非经典Ⅰ类基因

（1）HLA-E 产物由重链（α链）和轻链（β2m）组成:已检出 353 种等位基因。HLA-E 分子表达于各种组织细胞,在羊膜和滋养层细胞表面高表达。其抗原结合槽具有高度的疏水性,能结合来自 HLA Ⅰa 和 HLA-G 重链基因编码的分子信号肽的肽段,形成复合物。HLA-E 分子是 NK 细胞表面 C 型凝集素受体家族（CD94/NKG2）的专一性配体,由于其与杀伤细胞抑制性受体结合的亲和力明显高于与杀伤细胞活化性受体结合的亲和力,因此具有抑制 NK 细胞对自身细胞杀伤的作用。

（2）HLA-G 编码的重链和 β2m 组成功能分子:HLA-G 分子主要分布于母胎界面绒毛外滋养层细胞,在母胎耐受中发挥功能。

上述基因位于 HLA 系统的Ⅰ类基因区。

2. 抗原加工相关基因

（1）蛋白酶体 β 亚单位（proteasome subunit beta type，PSMB）基因：编码胞质中蛋白酶体的 β 亚单位。

（2）抗原加工相关转运物（transporters associated with antigen processing，TAP）基因：TAP 是内质网膜上的异二聚体分子，由 TAP1 和 TAP2 两个基因编码。

（3）HLA-DM 基因：包括 DMA 和 DMB，其产物参与 APC 对外源性抗原的加工。

（4）HLA-DO 基因：包括 DOA 和 DOB，分别编码 HLA-DO 分子的 α 链和 β 链。HLA-DO 分子是 HLA-DM 行使功能的调节蛋白。

（5）TAP 相关蛋白基因：其产物称 TAP 相关蛋白（TAP associated protein，tapasin）。

上述基因全部位于 HLA 系统的 II 类基因区。

3. 血清补体成分的编码基因　此类基因属经典 HLA III 类基因，所表达的产物为 C4、Bf 和 C2 等补体组分。

4. 炎症相关基因　在 HLA III 类基因区靠 I 类基因一侧，存在多个炎症相关基因，包括肿瘤坏死因子基因家族（TNF、LTA 和 LTB）、MIC 基因家族和热休克蛋白基因家族（HSP70）等。这些基因多数和炎症反应有关。

（三）HLA 基因及其遗传特点

1. HLA 基因及其表达特点

（1）多基因性：MHC 复合体由多个紧密相邻的基因群组成，这就是 MHC 的多基因性（polygeny）。如人类 HLA I 类基因区包含了经典的 HLA I 类基因（HLA-A、B 和 C）和非经典的 HLA I 类基因（HLA-E、F、G 等）。

（2）多态性：多态性（polymorphism）指群体中单个基因座位存在两个以上不同等位基因的现象。如 HLA-B 基因座位上在人群中已经发现 9 877 个 HLA-B 等位基因，但在同一个体中，同一个基因座位（如 HLA-B）仅有两个 HLA-B 等位基因。HLA 基因的多态性即表现人群的个体差异，是同种异体移植中产生免疫排斥反应的主要组织相容性抗原。

HLA 基因复合体是人体多态性最丰富的基因系统。截至 2024 年 3 月，已确定的 HLA 等位基因总数达到 39 886 个，其中等位基因数量最多的座位是 HLA-B（9 877 个）。这表明，非亲缘关系个体间存在两个相同等位基因的概率会很低，因而，进行组织和器官移植时移植物会受到免疫排斥。表 5-1 提供了 HLA 主要座位的等位基因数。

表 5-1　HLA 主要基因座位和已获正式命名的等位基因数（2024 年 3 月）

基因种类	经典 I 类基因			经典 II 类基因							免疫功能相关基因				其他*	合计
基因座位	A	B	C	DRA	DRB1	DRB3	DQA1	DQB1	DPA1	DPB1	E	G	MICA	MICB		
等位基因数	8 288	9 877	8 361	73	3 671	497	773	2 549	678	2 569	353	160	533	247	1 257	39 886

注：* 包括 HFE、TAP1/TAP2 等。

（3）共显性表达：HLA I 类和 II 类等位基因产物的表达具有共显性特点，即同一个基因座位的两个等位基因，一个来自父亲的遗传，另一个来自母亲的遗传，均表达于细胞膜表面。因而，一个个体的细胞通常表达 6 种经典 I 类分子（HLA-A、B、C），而经典的 HLA II 类分子，由于编码 α 和 β 链的 A 和 B 基因位点的基因均共显性表达，因此经典的 HLA II 类分子（HLA-DR、DQ、DP）表达 12 种分子（图 5-4）。

在蛋白质水平，HLA 多态性主要表现在各种等位基因产物在人群中存在个体差异，是临床同种异体移植的主要组织相容性抗原。另外，HLA 不同等位基因产物的抗原结合槽的氨基酸残基组成和序列不同，这与不同个体的疾病易感性有关。为此，针对性地扩增相应的基因片段之后，通过测序或采用可显示等位基因的探针检测确定个体的特定等位基因，可为患者选择合适的组织器官移植供体、分析疾病易感基因并进行人类学研究，具有十分重要的医学意义和社会意义。

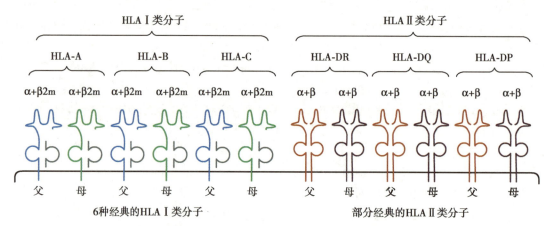

图 5-4　细胞表面呈共显性表达的经典 HLA Ⅰ类和Ⅱ类分子

每一对分子分别由来自父亲和母亲的等位基因产物组成,用不同颜色表示。与Ⅰ类分子呈共价结合的 β2 微球蛋白(灰色)由非 HLA 基因编码。

2. HLA 遗传特点

（1）非随机性分布:人群 HLA 基因多态性是人类与生存环境中病原微生物长期斗争与进化的结果,不同人群、不同种属中各等位基因其实并不以相同的频率出现。如人群中 HLA-DRB1 和 HLA-DQB1 座位的等位基因个数分别是 3 671 和 2 549(见表 5-1),其中 DR 和 DQ 分子两个等位基因 DRB1*09:01 和 DQB1*07:01 在群体中的频率,按随机分配的原则,应该是 0.027%(1/3 671)和 0.039% (1/2 549)。然而,在我国北方汉族人群中它们的频率分别高达 15.6% 和 21.9%。在斯堪的纳维亚白种人中,DRB1 和 DQB1 基因座位上高频率分布的等位基因是 DRB1*05:01 和 DQB1*02:01。说明不同人群(种)的同一个基因座位以不同的等位基因频率呈现。

（2）连锁不平衡:连锁不平衡(linkage disequilibrium)指分属两个或两个以上基因座位的等位基因同时出现在一条染色体上的概率,高于或低于随机出现的频率。例如上面提到的北方汉族人中高频率表达的等位基因 DRB1*09:01 和 DQB1*07:01 同时出现在一条染色体上的概率,理论上应是其频率的乘积,为 3.4%(0.156×0.219=0.034),然而实际两者同时出现的频率是 11.3%,为理论值的 3.3 倍。

（3）单倍型遗传:HLA 基因复合体是由一组紧密连锁的基因群组成。这些连锁在一条染色体上的一系列等位基因很少发生同源染色体间的交换(仅 1% 交换),构成了一个单倍型(haplotype)。每一个体都拥有两条 HLA 单倍型,分别由父亲(ab)和母亲(cd)遗传。因此,任何一个个体与其父亲或母亲至少有一条 HLA 单倍型是相同的,也可以说至少有一半的 HLA 等位基因与父母是相合的。同胞兄弟姐妹的 HLA 单倍型仅存在四种可能性,即 ac、ad、bc 和 bd。然而,同胞兄弟姐妹之间比较 HLA 单倍型则有 3 种可能:①两条 HLA 单倍型完全相同(全相合,概率为 25%);②有一条 HLA 单倍型相同而另一条不同(半相合,概率为 50%);③两条 HLA 单倍型完全不相同(全不合,概率为 25%)。分析 HLA 单倍型遗传,有利于在临床骨髓或造血干细胞移植时选择最佳供者,也可为亲子鉴定提供参考数据。

非随机分布的等位基因和构成连锁不平衡的等位基因组成,因人种和地理族群的不同而出现差异,属长期自然选择的结果。其意义在于,第一,可作为人种种群基因结构的一个特征,追溯和分析人种的迁移和进化规律;第二,连锁不平衡与某种疾病相关联,可为研究该疾病的发病因素提供线索;第三,有利于寻找 HLA 相匹配的移植物供者。

二、HLA 分子

经典的 HLA Ⅰ类分子和Ⅱ类分子在组织分布、结构和功能上各有特点(表 5-2)。

表 5-2　HLA Ⅰ类和Ⅱ类抗原的结构、组织分布和功能特点

HLA 抗原类别	分子结构	肽结合结构域	表达特点	组织分布	功能
Ⅰ类 （A、B、C）	α 链 45kD （β2m 12kD）*	α1+α2	共显性	所有有核细胞表面	提呈内源性抗原肽供 CD8⁺T 细胞的 TCR 结合，启动 CTL 细胞毒作用
Ⅱ类 （DR、DQ、DP）	α 链 29kD β 链 30kD	α1+β1	共显性	APC、活化的 T 细胞	提呈外源性抗原肽供 CD4⁺T 细胞的 TCR 结合，启动辅助性 T 细胞作用

注：*β2m 编码基因在 15 号染色体。

（一）HLA 分子的分布

HLA Ⅰ类分子是由一条 45kD 重链（α链）和一条 12kD 轻链（β2 微球蛋白，β2m）结合而成的异源二聚体，分布于所有有核细胞表面。

HLA Ⅱ类分子是由约 29kD 的 α 链和 30kD 的 β 链通过非共价键相互作用而成的异源二聚体，仅表达于淋巴组织中一些特定的细胞表面，如专职性抗原提呈细胞（包括 B 细胞、巨噬细胞、树突状细胞）、胸腺上皮细胞和活化的 T 细胞等。

（二）HLA 分子的结构及其与抗原肽的相互作用

1. **HLA 分子的结构**（图 5-5）　HLA Ⅰ类分子重链（α链）分为胞质区、跨膜区和胞外段三部分，胞外段有 3 个结构域（α1、α2、α3），远膜端的 2 个结构域 α1 和 α2 构成抗原结合槽。Ⅰ类分子的抗原结合槽两端封闭，接纳的抗原肽长度有限，为 8～10 个氨基酸残基。HLA Ⅱ类分子的 α 和 β 链都包含有胞质段、跨膜段和胞外段，各有两个胞外结构域（分别为 α1、α2；β1、β2），其中 α1 和 β1 共同形成抗原结合槽。Ⅱ类分子的抗原结合槽两端开放，进入槽内的抗原肽长度变化较大，为 13～17 个氨基酸残基。

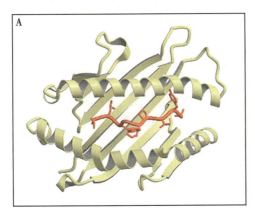
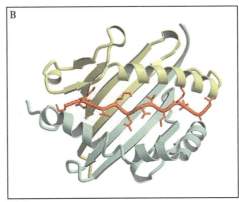

图 5-5　HLA Ⅰ类分子和 HLA Ⅱ类分子抗原结合槽顶面观

2. **HLA 与抗原肽的相互作用**　HLA 分子结合并提呈抗原肽供 TCR 识别。HLA 的抗原结合槽与抗原肽互补结合，其中有两个或两个以上与抗原肽结合的关键部位，称口袋（pocket）。抗原肽中与 HLA 口袋结合的氨基酸位置称为锚定位，该位置的氨基酸称为锚定残基（anchor residue）（图 5-6）。口袋与锚定残基是否吻合决定 HLA 的抗原结合槽与抗原肽结合的牢固程度。以 HLA Ⅰ类分子结合 9 肽抗原为例（图 5-7）：如锚定于 HLA-B27 分子结合槽的 9 肽在 P2（锚定残基 R）和 P9（锚定残基 K），xRxxxxxxK（x 为任意氨基酸残基）为结合 HLA-B27 的多肽的共有基序。

（三）HLA 分子的功能

1. **提呈抗原启动适应性免疫应答**　经典的 HLA Ⅰ类和Ⅱ类分子通过提呈抗原肽而激活 T 细胞，参与适应性免疫应答，这是 HLA 最主要的生物学功能。T 细胞以其 TCR 对抗原肽和自身 HLA 分

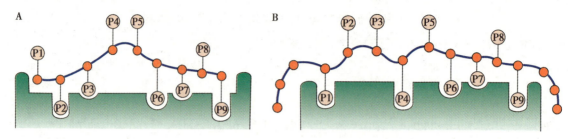

图 5-6　HLA 分子与抗原肽的结合和相应的锚定位
A. HLA Ⅰ 类分子；B. HLA Ⅱ 类分子。

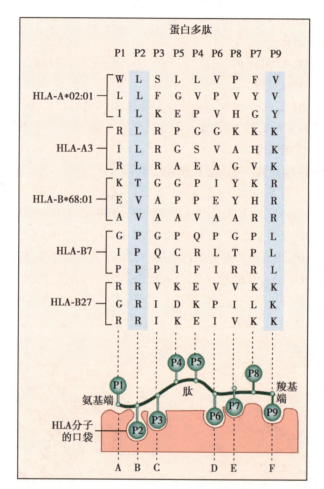

图 5-7　几种不同的 HLA Ⅰ 类分子结合的抗原肽及其锚定位和锚定残基

子进行双重识别，即 T 细胞在识别抗原的同时还要识别自身的 HLA 分子，该现象又称 HLA 限制（见表 5-2）。T 细胞的 TCR 识别的是抗原肽与 HLA 分子结合形成的复合物的立体结构。

2. 参与 T 细胞在胸腺中的选择和分化　胸腺发育中，经过 TCR 基因随机重排形成了多样性TCR 的 T 细胞，阳性选择中 HLA Ⅰ 类分子参与 CD8⁺T 细胞的选择，HLA Ⅱ 类分子参与了对 CD4⁺T 细胞的选择。阴性选择中，高亲和力结合自身抗原肽-MHC 分子复合物的 T 细胞克隆发生凋亡，从而清除自身反应性 T 细胞，建立 T 细胞的中枢免疫耐受。

3. 参与构成种群免疫应答的异质性　由于组成不同种群的个体 HLA 多态性不同，而不同多态性的 HLA 分子提呈的抗原肽往往不同，这些特点一方面使得种群不同个体抗病能力出现差异，另一方面，也在群体水平有助于增强物种的适应能力。

4. 作为调节分子参与固有免疫应答　HLA 中的免疫功能相关基因参与对固有免疫应答的调控，主要表现在以下方面：经典的 Ⅲ 类基因编码补体成分，参与炎症反应和对病原体的杀伤，与免疫性疾病的发生有关;非经典I类基因和MICA基因产物可作为配体分子,以不同的亲和力结合NK细胞的抑制性受体和激活性受体,调节NK细胞杀伤活性;炎症相关基因编码的多种分子如TNF-α等参与启动和调控机体的炎症反应。

三、HLA与临床医学

(一)HLA与移植免疫排斥

HLA系统所显示的多基因性和多态性,意味着两个无亲缘关系个体之间,在所有HLA基因座位上拥有相同等位基因的机会几乎等于零。因此,HLA与移植免疫排斥紧密相关。

长期的临床实践证明,器官移植的成败主要取决于供、受者间的组织相容性,其中HLA等位基因的匹配程度尤为重要。HLA配型涉及对供者和受者分别作HLA分型,受体抗HLA抗体的检测和进行供受者间交叉配型(cross matching)试验。多种基因分型技术的普及、计算机网络的应用、无亲缘关系个体骨髓库和脐带血库的建立,皆提高了HLA相匹配供受者选择的准确性和配型效率。另外,测定血清中抗供者特异性的HLA抗体及其浓度,有助于在移植前排除移植风险或术后监测。

(二)HLA分子的异常表达和临床疾病的关联

所有有核细胞表面表达HLA I类分子,但恶变细胞I类分子的表达往往减弱甚至缺如,以致不能有效地被特异性CD8$^+$CTL识别,造成肿瘤免疫逃逸。另外,原先不表达HLA II类分子的某些细胞,如胰岛素依赖型糖尿病(1型糖尿病)中的胰岛β细胞、乳糜泻中的肠道细胞、萎缩性胃炎中的胃壁细胞等被诱导表达II类分子,可促进Th细胞的活化,引起自身免疫病。

HLA等位基因是决定人体对疾病易感程度的重要基因。带有某些特定HLA等位基因或单倍型的个体易患某一疾病(称为阳性关联),或对该疾病有较强的抵抗力(称为阴性关联),皆称为HLA和疾病关联。典型例子是强直性脊柱炎(AS),患者人群中携带HLA-B27抗原的比例高达58%~97%,而在健康人群中仅为1%~8%,由此认为带有B27等位基因的个体易患AS。又如类风湿关节炎的发病与HLA-DR4密切相关。

与HLA关联的疾病多达500余种,以自身免疫病为主,也包括一些肿瘤和传染性疾病(表5-3)。

表5-3 和HLA呈现强关联的一些自身免疫病

疾病	HLA抗原	风险(OR)	疾病	HLA抗原	风险(OR)
强直性脊柱炎	B27	87.4	系统性红斑狼疮	DR3	5.8
1型糖尿病	DR3/DR4	25.0	多发性硬化症	DR2	4.8
肺出血-肾炎综合征	DR2	15.9	类风湿关节炎	DR4	4.2
寻常天疱疮	DR4	14.4	突眼性甲状腺肿	DR3	3.7
乳糜泻	DR3	10.8	淋巴瘤性甲状腺肿	DR5	3.2
急性前葡萄膜炎	B27	10.0			

(三)HLA基因遗传特性与人类学研究

HLA系统所显示的多基因性和多态性可以成为个体性(individuality)的遗传标志。不同的人种或民族有不同的HLA特征,HLA分析可为人类学研究提供重要依据,在人类学研究中具有重要意义。

第三节 │ 抗原的加工和提呈机制

抗原加工(antigen processing)或称抗原处理,是APC将摄取入胞内的外源性抗原或者胞质内自身产生的内源性抗原降解并加工成一定大小的多肽片段,使抗原肽适合与MHC分子结合,并将抗原肽-MHC分子复合物再转运到细胞表面的过程。抗原提呈(antigen presentation)是表达于

APC 表面的抗原肽-MHC 分子复合物被 T 细胞识别,从而将抗原肽提呈给 T 细胞,诱导 T 细胞活化的过程。T 细胞只能识别 APC 提呈的抗原肽-MHC 分子复合物的空间构象:CD4$^+$T 细胞的 TCR 识别 APC 提呈的抗原肽-MHCⅡ类分子复合物,CD8$^+$T 细胞的 TCR 识别靶细胞提呈的抗原肽-MHCⅠ类分子复合物。

一、APC 提呈抗原的分类

根据来源不同可将被提呈的抗原分为两大类(图 5-8):①来自细胞外的抗原称为外源性抗原(exogenous antigen),例如被吞噬的细胞、细菌或蛋白抗原等;②细胞内合成的抗原称为内源性抗原(endogenous antigen),例如病毒感染细胞内合成的病毒蛋白、肿瘤细胞内合成的肿瘤抗原和某些细胞内的自身抗原等。

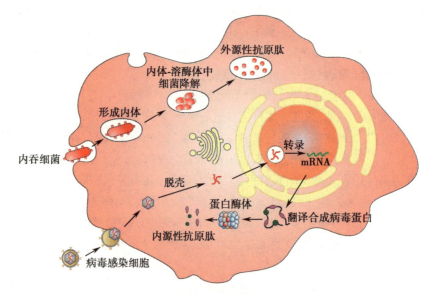

图 5-8 外源性抗原和内源性抗原的产生

二、APC 加工和提呈抗原的途径

根据抗原的性质和来源不同,APC 通过四种途径进行抗原的加工和提呈:MHCⅠ类分子途径(内源性抗原提呈途径或胞质溶胶抗原提呈途径)、MHCⅡ类分子途径(外源性抗原提呈途径或溶酶体抗原提呈途径)、非经典的抗原提呈途径(MHC 分子对抗原的交叉提呈途径)、脂类抗原的 CD1 分子提呈途径。表 5-4 归纳了 MHCⅠ类分子途径和 MHCⅡ类分子途径的差别。

表 5-4 MHC Ⅰ类分子抗原提呈途径和 MHC Ⅱ类分子抗原提呈途径的比较

途径比较	MHCⅠ类分子途径	MHCⅡ类分子途径
抗原来源	内源性抗原	外源性抗原
降解抗原的胞内位置	免疫蛋白酶体	MⅡC、溶酶体
抗原与 MHC 结合部位	内质网	MⅡC
提呈抗原的 MHC	MHCⅠ类分子	MHCⅡ类分子
伴侣分子和抗原肽转运分子	钙联蛋白、钙网蛋白 TAP、tapasin、ERp57 等	Ii 链、HLA-DM 等
加工和提呈抗原的细胞	所有有核细胞	专职性抗原提呈细胞
识别和应答细胞	CD8$^+$T 细胞(CTL)	CD4$^+$T 细胞(Th 细胞)

(一) MHC Ⅰ类分子抗原提呈途径

内源性抗原主要通过 MHC Ⅰ类分子途径加工与提呈(图 5-9)。由于所有有核细胞(也包括前述的专职性 APC)均表达 MHC Ⅰ类分子,因此,所有有核细胞均具有通过 MHC Ⅰ类分子途径加工和提呈抗原的能力。

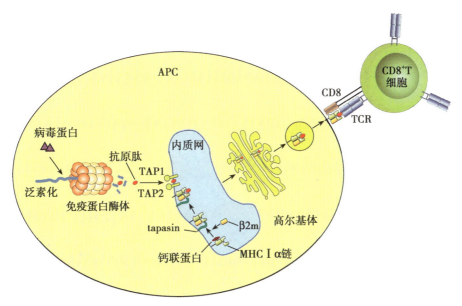

图 5-9　内源性抗原通过 MHC Ⅰ类分子途径加工和提呈

1. 内源性抗原的加工与转运　胞质中的蛋白抗原须首先降解成抗原肽,才能进行转运。细胞内蛋白首先与泛素结合,泛素化蛋白呈线性进入蛋白酶体(proteasome)被降解。干扰素等可诱导细胞产生低分子量多肽(low molecular weight peptide,LMP),LMP 取代蛋白酶体催化亚单位使其酶解蛋白质的模式发生变化而成为免疫蛋白酶体。免疫蛋白酶体能降解内源性抗原,产生 6~30 个氨基酸残基大小的、C 端多为碱性或疏水氨基酸的抗原肽,有利于其转运和与 MHC Ⅰ类分子的抗原肽槽结合,所以免疫蛋白酶体是细胞加工内源性抗原肽的主要场所。

抗原加工相关转运物(transporters associated with antigen processing,TAP)是由两个 6 次跨膜蛋白(TAP1 和 TAP2)组成的异二聚体,在内质网膜上形成孔道,其功能是将抗原肽从胞质转运至内质网腔内与新组装的 MHC Ⅰ类分子结合。胞质中的抗原肽与 TAP 结合,TAP 以 ATP 依赖的方式发生构象改变,开放孔道,主动转运抗原肽进入内质网腔内。TAP 可选择性地转运含 8~16 个氨基酸且 C 端为碱性或疏水氨基酸的抗原肽。TAP 也能将内质网中多余的抗原肽转运回胞质中。

2. MHC Ⅰ类分子的合成与组装　MHC Ⅰ类分子 α 链和 β2m 在内质网中合成。α 链合成后立即与伴侣蛋白(chaperone)结合。伴侣蛋白包括钙联蛋白(calnexin)、钙网蛋白(calreticulin)、氧化还原酶 ERp57 和 TAP 相关蛋白(tapasin),它们参与 α 链的折叠及 α 链与 β2m 组装成完整的 MHC Ⅰ类分子,保护 α 链不被降解。其中 tapasin 介导新合成的 MHC Ⅰ类分子与 TAP 的结合,有利于转入的抗原肽就近与 MHC Ⅰ类分子结合。

3. 抗原肽-MHC Ⅰ类分子复合物的形成与抗原提呈　在伴侣蛋白的参与下,MHC Ⅰ类分子组装为二聚体,其抗原肽结合槽与适合的抗原肽结合,形成复合物。在此过程中,内质网驻留的氨基肽酶(ER resident aminopeptidase,ERAP)进一步修剪转入的抗原肽和内质网中合成的肽段为 8~10 个氨基酸的肽段,使其更适合与抗原肽结合槽结合;羟基氧化还原酶 ERp57 则可催化 MHC Ⅰα2 功能区的二硫键断裂和重建,使抗原肽结合槽更适合结合抗原肽。结合抗原肽的 MHC Ⅰ类分子经高尔基体转运至细胞膜上,提呈给 CD8⁺T 细胞。

动画

（二）MHCⅡ类分子抗原提呈途径

外源性抗原主要通过 MHCⅡ类分子途径加工与提呈（图 5-10）。

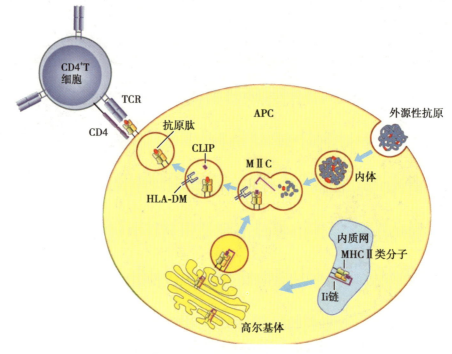

图 5-10　外源性抗原通过 MHCⅡ类分子途径加工和提呈

1. 外源性抗原的摄取与加工　APC 主要通过模式识别受体识别外源性抗原,通过胞饮作用、吞噬作用、受体介导的内吞作用和内化等方式摄取抗原。DC 通过上述方式摄取外源性抗原;单核/巨噬细胞也能通过上述方式摄取外源性抗原,且吞噬和清除病原微生物能力很强;B 细胞主要通过受体介导的内吞作用摄取和浓集外源性抗原,也可经胞饮作用摄取蛋白抗原。

摄取蛋白抗原形成的囊泡与内体（endosome）融合;摄取的细菌等颗粒性抗原在胞内形成吞噬体（phagosome）,吞噬体与溶酶体融合为吞噬溶酶体。内体和吞噬溶酶体又与胞质中含Ⅱ类分子的囊泡融合,形成 MHCⅡ类小室（MHC class Ⅱ compartment,MⅡC）。MⅡC 是富含 MHCⅡ类分子的溶酶体样细胞器。MⅡC 中的多种酶类在酸性环境下活化,将抗原降解为适合于 MHCⅡ类分子结合的、含 10～30 个氨基酸的短肽。因此,MⅡC 和吞噬溶酶体是 APC 加工外源性抗原的主要场所,而 MⅡC 是抗原肽与 MHCⅡ类分子结合的部位。

2. MHCⅡ类分子的合成与转运　在内质网中新合成的 MHCⅡ类分子 α 链与 β 链折叠成二聚体,并与恒定链（invariant chain,Ii,CD74）结合形成（αβIi）₃九聚体。Ii 的主要功能是:①促进 MHCⅡ类分子 α 链与 β 链组装和折叠及二聚体形成;②阻止 MHCⅡ类分子在内质网内与其他内源性多肽结合;③促进 MHCⅡ类分子转运到 MⅡC。（αβIi）₃九聚体由内质网经高尔基体到达 MⅡC,在 MⅡC 腔内 Ii 被特定的酶降解,仅留有称为Ⅱ类分子相关的恒定链多肽（class Ⅱ associated invariant chain peptide,CLIP）的小片段在抗原肽结合槽内防止其他肽段与之结合。

3. 抗原肽-MHCⅡ类分子复合物的组装和抗原肽的提呈　MHCⅡ类分子的抗原肽结合槽两端为开放结构,与之结合的最适抗原肽约含 13～17 个氨基酸。在 MⅡC 中,HLA-DM 分子介导抗原肽结合槽与 CLIP 解离并结合具有更高亲和力的抗原肽,形成稳定的抗原肽-MHCⅡ类分子复合物。然后,复合物被转运至细胞膜表面,供 CD4⁺T 细胞识别,从而将外源性抗原肽提呈给 CD4⁺T 细胞。

此外,部分外源性抗原也可不通过 Ii 依赖性途径与 MHCⅡ类分子结合,部分短肽直接与胞膜表面的空载 MHCⅡ类分子结合后被提呈。一些抗原被内吞入细胞内,在 MⅡC 中被降解为多肽,随后与

NOTES

再循环至胞内的空载 MHC Ⅱ类分子结合,形成稳定的抗原肽-MHC Ⅱ类分子复合物,再转运到细胞膜被提呈。

(三)非经典的抗原提呈途径(MHC 分子对抗原的交叉提呈途径)

抗原的交叉提呈(cross presentation)也称为交叉致敏(cross priming),是指 APC 能将摄取、加工的外源性抗原通过 MHC Ⅰ类分子途径提呈给 CD8⁺T 细胞;或将内源性抗原通过 MHC Ⅱ类分子途径提呈给 CD4⁺T 细胞。抗原的交叉提呈参与机体针对病毒(如疱疹病毒)、细菌(如李斯特菌)感染和大多数肿瘤的免疫应答,在免疫耐受、抗胞内感染和抗肿瘤免疫中发挥作用。

(四)脂类抗原的 CD1 分子提呈途径

脂类抗原(例如分枝杆菌胞壁成分)不能被 MHC 限制性 T 细胞识别。CD1 分子在 APC 细胞表面吞噬体或内体细胞表面的再循环过程中,结合胞外的脂类抗原或结合进入内体的自身脂类抗原,再运至细胞膜表面进行抗原提呈,其中没有明显的抗原加工过程。CD1 有 a～e 五个成员,均属 MHC Ⅰ类样分子,与 β2m 结合成复合物。CD1 也有抗原肽结合槽,可与脂类抗原的乙酰基团结合。CD1 主要将不同脂类抗原提呈给 Th 细胞,介导对病原微生物的适应性免疫应答。CD1d 主要将脂类抗原提呈给 NKT 细胞,参与固有免疫应答。

思考题

1. 专职性 APC 包括哪三类细胞?这三类 APC 摄取、加工和提呈抗原的主要异同点是什么?
2. 什么是 HLA 基因复合体的多基因性和多态性?
3. 比较 HLA Ⅰ类分子和Ⅱ类分子在结构、组织分布和与抗原肽相互作用等方面的特点。
4. 简述 HLA 分子的功能。
5. 内源性抗原和外源性抗原是如何被加工和提呈的?

本章思维导图

本章目标测试

(陈丽华)

第六章 | T 淋巴细胞

抗原提呈细胞摄取抗原后,将其加工、处理、提呈给 T 淋巴细胞(T lymphocyte),活化 T 淋巴细胞发挥适应性细胞免疫应答功能。T 淋巴细胞来源于骨髓,因其发育成熟依赖于胸腺(thymus),故称为胸腺依赖淋巴细胞,简称 T 细胞。成熟 T 细胞定居于外周免疫器官的胸腺依赖区,它们不但介导适应性细胞免疫应答,而且在 TD 抗原诱导的体液免疫应答中亦发挥重要的辅助作用,所以 T 细胞在适应性免疫应答中占据核心地位。T 细胞缺陷既影响机体细胞免疫应答,也影响体液免疫应答,可导致机体对多种病原微生物甚至条件致病微生物的易感性增加、抗肿瘤效应减弱等病理现象。

第一节 | T 细胞的发育与分化

T 细胞来源于骨髓多能造血干细胞(hematopoietic stem cell,HSC)。HSC 在骨髓中分化成多能前体细胞(multiple potential precursor cell,MPP)。MPP 可经血液循环进入胸腺,在胸腺中完成 T 细胞的发育,成为成熟 T 细胞,再随血液循环进入外周免疫器官,主要定居于外周免疫器官和组织的胸腺依赖区,接受抗原刺激发生免疫应答。在这个过程中,T 细胞在胸腺中的发育至关重要。

一、T 细胞在胸腺中的发育

动画

正常机体的成熟 T 细胞既要对多样性的非己抗原发生免疫应答,又要对自身抗原发生免疫耐受。为达到此要求,发育中的 T 细胞在胸腺中,需要经历的核心事件包括:首先要经历 T 细胞受体(T cell receptor,TCR)的基因随机重排,以获得 TCR 表达多样性的 T 细胞;而后经历 T 细胞的阳性选择和阴性选择。阳性选择使 T 细胞获得自身 MHC 限制性;阴性选择使 T 细胞获得自身免疫耐受性(图 6-1)。

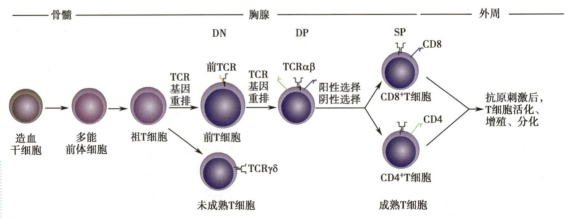

图 6-1 T 细胞的发育与分化

DN,双阴性(CD4$^-$CD8$^-$);DP,双阳性(CD4$^+$CD8$^+$);SP,单阳性(CD4$^+$CD8$^-$ 或 CD4$^-$CD8$^+$)。

(一)T 细胞在胸腺中的发育阶段

在胸腺中,在微环境的影响下,T 细胞的发育经历祖 T 细胞(pro-T 细胞)→前 T 细胞(pre-T 细胞)→未成熟 T 细胞→成熟 T 细胞等阶段,不同阶段 T 细胞具有不同的表型并拥有不同的功能。

依据 CD4 和 CD8 分子的表达,胸腺中的 T 细胞又可分为双阴性细胞(double negative cell,DN 细胞)、双阳性细胞(double positive cell,DP 细胞)和单阳性细胞(single positive cell,SP 细胞)三个阶段。

1. TCR⁻CD4⁻CD8⁻双阴性细胞阶段　pre-T 细胞以前的 T 细胞均为 DN 细胞,其中 pro-T 细胞开始 TCRβ 基因重排;在 IL-7 等细胞因子的诱导下,pre-T 细胞增殖活跃,并表达 CD4 和 CD8,细胞进入 DP 细胞阶段。

2. TCR⁺CD4⁺CD8⁺双阳性细胞阶段　CD4⁺CD8⁺双阳性的 pre-T 细胞停止增殖,开始 TCRα 基因重排,与 β 链组装成 TCR。成功表达 TCR 的 DP 细胞即未成熟 T 细胞,经历阳性选择并进一步分化为 SP 细胞。

3. TCR⁺CD4⁺CD8⁻或 TCR⁺CD4⁻CD8⁺单阳性细胞阶段　SP 细胞经历阴性选择后成为成熟 T 细胞,通过血液循环进入外周免疫器官,接受抗原刺激后,发生活化、增殖、分化,进一步发挥效应。

(二)T 细胞发育过程中的 TCR 基因重排

以 αβTCR 的基因重排为例进行说明。αβTCR 基因重排包括 TCRβ 基因和 TCRα 基因重排。TCRβ 基因群包括 Vβ、Dβ 和 Jβ 三类基因片段,重排时先从 Dβ 和 Jβ 中各选取 1 个片段,重排成 D-J,然后与 Vβ 中的 1 个片段重排成 V-D-J,再与 Cβ 形成完整的 β 链,与被称为 pTα 的链组装成前 TCR,表达于 pre-T 细胞表面。TCRα 基因群包括 Vα 和 Jα 两类基因片段,重排时从 Vα 和 Jα 中各选取 1 个片段,重排成 V-J,再与 Cα 形成完整的 α 链,替换前 TCR 中的 pTα 链,最后与 β 链组装成完整的 TCR,表达于未成熟 T 细胞表面(图 6-2)。每个 T 细胞可以表达多个 TCR 分子,但是一个 T 细胞只表达同一种的 TCR 分子。TCR 的多样性形成机制主要是组合多样性和连接多样性。

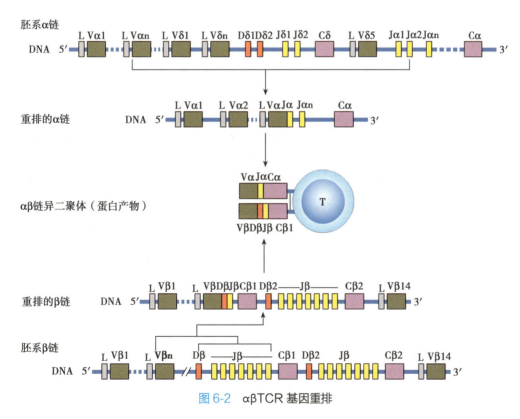

图 6-2　αβTCR 基因重排

(三)T 细胞发育过程中的阳性选择

阳性选择(positive selection):在胸腺皮质中,CD4⁺CD8⁺DP 细胞表达的随机多样特异性的 TCR 与胸腺上皮细胞表面的自身抗原肽-自身 MHC I 类或 II 类分子复合物相互作用,作用结果导致能以适当亲和力结合的 DP 细胞得以存活;不能结合或高亲和力结合的 DP 细胞发生凋亡。

在此过程中,CD4⁺CD8⁺DP 细胞分化为 CD4⁺CD8⁻或 CD4⁻CD8⁺SP 细胞:如果 DP 细胞的 TCR 与

胸腺基质细胞 MHC I 类分子结合,该 T 细胞的 CD8 分子能与 MHC I 类分子结合,而 CD4 分子不与 MHC I 类分子结合,其表达水平下降直至丢失;如果 DP 细胞的 TCR 与 MHC II 类分子结合,该 T 细胞的 CD4 分子能与 MHC II 类分子结合,而 CD8 分子不与 MHC II 类分子结合,其表达水平下降直至丢失。因此,阳性选择的意义是:①将与 MHC I 或 II 类分子适当识别的 TCR 的 T 细胞克隆选择出来;②获得 MHC 的限制性;③T 细胞从 CD4⁺CD8⁺DP 细胞分化为 CD4⁺CD8⁻ 或 CD4⁻CD8⁺SP 细胞(图 6-3)。

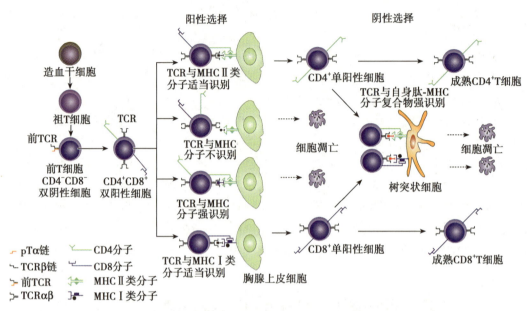

图 6-3　T 细胞发育过程中的阳性选择和阴性选择

(四) T 细胞发育过程中的阴性选择

阴性选择(negative selection):未成熟的自身反应性 T 细胞的"清除"可以发生在皮质的 DP 阶段和髓质的 SP 阶段。在皮质的 DP 阶段,介导阴性选择的细胞是皮质胸腺上皮细胞(也介导阳性选择)。在髓质的 SP 阶段,阴性选择可由树突状细胞、巨噬细胞以及髓质胸腺上皮细胞介导。在皮质区,如果 DP 细胞以高亲和力结合皮质胸腺上皮细胞表面的自身抗原肽 -MHC I 类或 -MHC II 类分子复合物,则发生凋亡,此过程中凋亡的细胞数远远超过阳性选择。在髓质区,SP 细胞与树突状细胞、巨噬细胞、髓质胸腺上皮细胞表面的自身抗原肽 -MHC I 类或 -MHC II 类分子复合物相互作用,高亲和力结合的 SP 细胞发生凋亡;而低亲和力结合的 SP 细胞得以存活,成为成熟 T 细胞并进入外周免疫器官。因此,阴性选择的意义是清除自身反应性 T 细胞,保留多样性的抗原反应性 T 细胞。另外,在阴性选择的过程中,部分亲和力强的 CD4⁺T 细胞可以分化为调节性 T 细胞,防止自身免疫反应,但机制尚不清楚。

经过胸腺发育的 CD4⁺ 或 CD8⁺ 的 SP 细胞,进入胸腺髓质区,成为能特异性识别抗原肽 -MHC II 或 -MHC I 类分子复合物、具有自身 MHC 限制性以及自身免疫耐受性的成熟 T 细胞(见图 6-3)。成熟 T 细胞迁出胸腺,进入外周免疫器官和组织,接受抗原刺激,发生活化、增殖、分化,形成效应 T 细胞和产生效应分子,进而发挥相应的效应,以清除抗原。

二、T 细胞在外周免疫器官中的增殖和分化

从胸腺进入外周免疫器官、尚未接触外来抗原的成熟 T 细胞称为初始 T 细胞,主要定居于外周免疫器官的胸腺依赖区。T 细胞的迁徙和定居与它在胸腺发育中获得相应的淋巴细胞归巢受体(如 L- 选择素等黏附分子和 CCR7 等趋化因子受体)有关。T 细胞在外周免疫器官与抗原接触后,最终分化为具有不同功能的效应 T 细胞、调节性 T 细胞或记忆 T 细胞。

第二节 | T细胞表面的重要膜分子及其作用

T细胞表面具有许多重要的膜分子,它们参与T细胞抗原识别、活化、增殖、分化,以及效应功能的发挥。其中,一些膜分子还是区分T细胞及T细胞亚群的重要标志。

一、TCR-CD3复合物

1. **TCR-CD3复合物的结构和功能** TCR是由α、β或γ、δ两条肽链构成的异二聚体,其主要功能是识别抗原。TCR属于跨膜蛋白,其每条肽链由胞膜外区、跨膜区和胞质区构成。TCR的胞膜外区的远膜端为可变(V)区,近膜端为恒定(C)区。TCR的每条肽链各含1个V区和1个C区。V区中含有3个互补决定区(CDR1、CDR2和CDR3),是TCR识别抗原的功能区。

TCR并不能直接识别抗原表位,只能特异性识别APC或靶细胞表面由MHC分子提呈的抗原肽,即抗原肽-MHC分子复合物(pMHC)。因此,TCR识别pMHC时具有双重特异性,即既要识别抗原肽,也要识别自身MHC分子的多态性部分,称为MHC限制性(MHC restriction)。一旦TCR识别了由MHC分子提呈的抗原肽,接下来就是将信号从T细胞表面(识别发生的位置)传递到T细胞细胞核,使得T细胞从静息状态切换到激活状态,细胞核中基因表达被改变。αβTCR具有完美的细胞外结构域,可以与pMHC结合,但α和β链的胞质区尾部只有大约三个氨基酸,太短而无法发出信号。为此,T细胞表面的TCR与CD3形成复合物(图6-4),TCR识别pMHC后产生的活化信号由CD3转导至T细胞内。

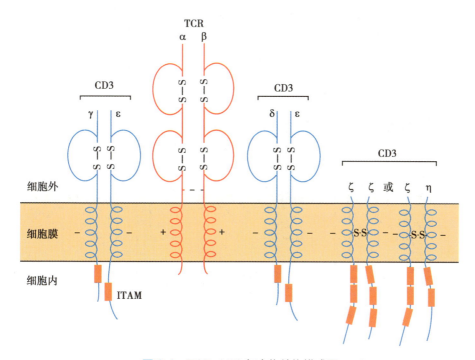

图6-4 TCR-CD3复合物结构模式图

TCRα和β链(或γ和δ链)胞膜外区结构与Ig类似,远膜端为可变区,近膜端为恒定区,胞质区较短。CD3为一复合物,由γ、δ、ε、ζ和η五种六条肽链构成三个二聚体,均为跨膜蛋白,CD3各链胞质区均含有ITAM,负责将TCR识别pMHC后产生的活化信号转导至T细胞内。

2. **CD3的结构和功能** CD3分子是由五种肽链构成的复合物。五种肽链分别是γ、δ、ε、ζ和η链,每条肽链均为跨膜蛋白,五种、六条肽链构成三个二聚体。CD3分子具有足够长的胞质尾部,可以转导信号。γ、δ、ε、ζ和η肽链的胞质区均含有免疫受体酪氨酸激活基序(immunoreceptor tyrosine-

based activation motif, ITAM)。ITAM 可募集一定数量的激酶, 使得活化信号被级联发送到细胞核。因此, CD3 分子的主要功能是转导 TCR 识别 pMHC 后所产生的活化信号。

二、CD4 和 CD8

成熟 T 细胞根据其表达 CD4 或 CD8 可分为 CD4+T 细胞或 CD8+T 细胞。CD4 和 CD8 的主要功能是辅助 TCR 识别 pMHC 和参与 T 细胞活化信号的转导, 因此又称为 TCR 的共受体(co-receptor)。

CD4 是单链跨膜蛋白, 胞膜外区具有 4 个 Ig 样结构域, 其中远膜端的 2 个结构域能够与 MHC II 类分子 β2 结构域结合。CD8 是由 α 和 β 肽链组成的双链跨膜蛋白, 膜外区各含 1 个 Ig 样结构域, 能够与 MHC I 类分子重链的 α3 结构域结合。

CD4 和 CD8 分别与 MHC II 类和 MHC I 类分子的结合, 可增强 T 细胞与 APC 或靶细胞之间的相互作用并辅助 TCR 识别 pMHC。另外, CD4 和 CD8 的胞质区可结合一些激酶, 可催化 CD3 胞质区 ITAM 中酪氨酸的磷酸化, 参与 TCR 识别 pMHC 所产生的活化信号的转导过程。

CD4 还是人类免疫缺陷病毒(HIV)的受体。HIV 的 gp120 蛋白结合 CD4 是 HIV 侵入并感染 CD4+T 细胞的重要机制。

三、共刺激分子

共刺激分子(co-stimulatory molecule)是为 T(或 B)细胞完全活化提供共刺激信号的细胞表面分子及其配体。

初始 T 细胞的完全活化需要两种活化信号的协同作用。第一信号(或称抗原刺激信号)由 TCR 识别 APC 提呈的 pMHC 而产生, 经 CD3 转导, CD4 或 CD8 起辅助作用。第一信号使 T 细胞初步活化, 代表适应性免疫应答严格的特异性。第二信号(或称共刺激信号)则由 APC 或靶细胞表面的共刺激分子与 T 细胞表面相应的共刺激分子相互作用而产生。第二信号使 T 细胞完全活化, 只有完全活化的 T 细胞才能进一步分泌细胞因子和表达细胞因子受体, 在细胞因子的作用下分化和增殖(图 6-5)。没有第二信号, T 细胞因不能活化而发生克隆失能(clonal anergy)。

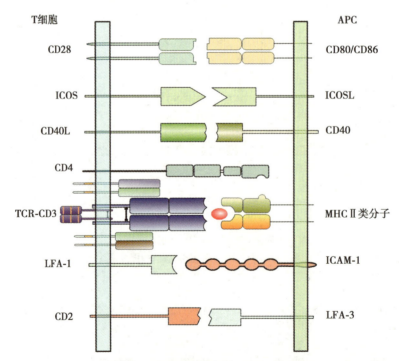

图 6-5　T 细胞与 APC 之间的共刺激分子

T 细胞表面的 TCR 在识别 APC 提呈的 pMHC 时, 抗原刺激信号可通过 CD3 传入细胞内, 为 T 细胞的活化提供第一信号; APC 与 T 细胞表面共刺激分子的相互作用为 T 细胞的活化提供第二信号。

T细胞表面的共刺激分子主要包括:CD28家族成员(如CD28和ICOS)、ICAM-1和CD2等。CD28家族的配体为CD80(B7-1)、CD86(B7-2)和ICOSL。此外,共刺激分子还有CD40L和LFA-1等。

1. CD28　　CD28表达于大部分T细胞表面,包括静息的和活化的T细胞。CD28的配体是CD80和CD86,主要表达于专职性APC。CD28胞质区有ITAM结构,与其配体结合后,传递刺激信号,在T细胞活化中发挥重要作用:刺激T细胞合成IL-2等细胞因子,促进T细胞的增殖和分化;诱导T细胞表达抗细胞凋亡蛋白,防止细胞凋亡。

2. ICOS　　诱导性共刺激分子(inducible co-stimulator,ICOS,CD278)表达于活化T细胞,配体为ICOSL(CD275)。初始T细胞的活化主要依赖CD28提供共刺激信号,而ICOS则在CD28之后起作用,调节活化T细胞产生多种细胞因子,并促进T细胞增殖。

3. CD40L　　CD40配体(CD40L,CD154)主要表达于活化的CD4$^+$T细胞,而CD40表达于APC。CD40L与CD40的结合所产生的效应包括以下两方面:一方面,促进APC活化,促进CD80、CD86表达和细胞因子(例如IL-12)分泌;另一方面,也促进T细胞的活化。此外,在TD抗原诱导的免疫应答中,CD40L与B细胞表面的CD40结合,可促进B细胞的活化、增殖、分化,完成体液免疫应答。

4. 4-1BB　　4-1BB(CD137)又名TNFRSF9,属于肿瘤坏死因子受体超家族(TNF receptor super-family,TNFRSF)成员。4-1BB可以在活化的T细胞和NK细胞、DC、巨噬细胞等非T细胞上表达;其配体4-1BBL主要表达于活化的专职性APC,包括DC、B细胞及巨噬细胞。4-1BB与其配体结合,可诱导T细胞表达抗细胞凋亡蛋白,减少T细胞凋亡。此外,4-1BB还可与CD28协同作用,促进活化T细胞产生细胞因子。

四、共抑制分子

除共刺激分子外,有些表面分子可以提供免疫抑制信号,称为共抑制分子或免疫检查点分子。T细胞表面的共抑制分子主要有CTLA-4、PD-1、LAG-3等,其配体分别为CD80、CD86,PD-L1、PD-L2,MHCⅡ类分子、纤维蛋白原样蛋白1(fibrinogen-like protein 1,FGL1)。

1. CTLA-4　　CTLA-4(CD152)是重要的共抑制分子,表达于活化的CD4$^+$和CD8$^+$T细胞,其配体亦是CD80和CD86,但CTLA-4与配体结合的亲和力显著高于CD28。通常T细胞活化并发挥效应后才表达CTLA-4,与CD28竞争性结合CD80和CD86,所以其作用是下调或终止T细胞活化。

2. PD-1　　程序性死亡蛋白-1(programmed death protein-1,PD-1,CD279)是重要的共抑制分子,表达于活化T细胞,配体为PD-L1(CD274)和PD-L2(CD273)。PD-1与配体结合后,可抑制T细胞的增殖以及IL-2和IFN-γ等细胞因子的产生,即下调T细胞活化。

3. LAG-3　　LAG-3(CD223)全称为淋巴细胞活化基因3(lymphocyte activation gene-3)。LAG-3表达于活化的T细胞、NK细胞、B细胞;其配体主要为MHCⅡ类分子和FGL1。LAG-3的功能与PD-1类似,LAG-3对T细胞的增殖及持久记忆具有负调控作用。

以免疫检查点分子(包括CTLA-4和PD-1等)为基础的免疫检查点抑制疗法(ICI疗法)已经在临床上应用于多种肿瘤的治疗。

五、黏附分子、丝裂原受体及其他表面分子

T细胞表面还表达多种黏附分子,介导T细胞与APC或靶细胞间的黏附。如淋巴细胞功能相关抗原-1(LFA-1),可与APC表面的ICAM-1结合,从而加强T细胞与APC之间的相互作用。

T细胞表面还表达多种丝裂原(mitogen)受体,如人T细胞表面的植物血凝素(PHA)受体、小鼠T细胞表面的刀豆蛋白A(ConA)受体等,丝裂原与T细胞表面表达的相应丝裂原受体结合,可非特异性直接诱导静息T细胞活化和增殖。

T细胞活化后可表达多种与其效应功能有关的分子,包括与其活化、增殖和分化密切相关的细胞因子受体,例如T细胞活化后可表达IL-2R,与其分泌的IL-2结合,以自分泌的方式进一步促进T细

胞的活化、增殖和分化;另外,活化的 T 细胞还表达可诱导细胞凋亡的分子,如 FasL(CD95L),通过 Fas/FasL 途径,诱导表达 Fas 的细胞凋亡。

第三节 ｜ T 细胞的分类和功能

T 细胞具有高度的异质性,按照不同的分类方法,T 细胞可分为若干亚群,各亚群之间相互调节,协同发挥其免疫学功能。

一、根据所处的活化阶段分类

1. **初始 T 细胞**　初始 T 细胞(naïve T cell)是指从未接受过外来抗原刺激的成熟 T 细胞,处于细胞周期的 G_0 期,存活期短,参与淋巴细胞再循环,主要功能是识别抗原。初始 T 细胞在外周免疫器官内接受 DC 提呈的 pMHC 刺激而活化,并最终分化为效应 T 细胞和/或记忆 T 细胞。

2. **效应 T 细胞**　效应 T 细胞(effector T cell,Teff)是行使免疫效应的主要细胞,存活期短。T 细胞接受抗原刺激,发生活化、增殖、分化,形成效应性 CD4$^+$T 细胞和 CD8$^+$T 细胞,前者主要有各种辅助性 T 细胞(helper T cell,Th 细胞)亚群,通过不同机制发挥效应;后者主要是细胞毒性 T 细胞(cytotoxic T lymphocyte,CTL),特异性杀伤靶细胞。效应 T 细胞主要是向外周炎症部位或某些器官组织迁移,发挥相应效应,而不再参加淋巴细胞再循环。

3. **记忆 T 细胞**　记忆 T 细胞(memory T cell,Tm)可由效应 T 细胞分化而来,也可由初始 T 细胞接受抗原刺激后直接分化而来。Tm 参与淋巴细胞再循环,存活期长,可达数年。再次接受相同抗原刺激后可迅速活化,并分化为效应 T 细胞,介导再次免疫应答。记忆 T 细胞可长期驻留在组织中,称为组织驻留记忆 T 细胞(tissue-resident memory T cell,T_{RM})。

二、根据 TCR 类型分类

1. **αβT 细胞**　αβT 细胞即通常所称的 T 细胞,占脾脏、淋巴结和循环 T 细胞的 95% 以上。如未特指,本书所述的各类 T 细胞均为 αβT 细胞。

2. **γδT 细胞**　γδT 细胞也在胸腺中分化成熟,迁移到外周后主要分布于皮肤和黏膜组织,参与固有免疫应答。

αβT 细胞与 γδT 细胞的特征及功能的比较列于表 6-1。

表 6-1　αβT 细胞与 γδT 细胞的比较

特征		αβT 细胞	γδT 细胞
TCR 多样性		多	少
分布	外周血	60%～70%	5%～15%
	组织	外周淋巴组织	皮肤表皮和黏膜上皮
识别抗原表位		8～17 个氨基酸组成的肽	HSP、脂类、多糖
提呈抗原的分子		经典 MHC 分子	MHC I 类样分子
MHC 限制		有	无
执行辅助功能的细胞		Th 细胞	无
执行杀伤功能的细胞		CTL	γδT 细胞

三、根据 CD 分子的表达分亚群

根据表达 CD4 或 CD8,T 细胞分为 CD4$^+$T 细胞和 CD8$^+$T 细胞。

1. **CD4$^+$T 细胞**　CD4$^+$T 细胞的 TCR 识别 13～17 个氨基酸残基的抗原肽与 MHC II 类分子形成的复合物活化后,可分化为 Th 细胞或调节性 T 细胞(regulatory T cell,Treg)。

2. **CD8⁺T 细胞** CD8⁺T 细胞的 TCR-CD3 复合物识别由 8～10 个氨基酸残基组成的抗原肽,受自身 MHCⅠ类分子的限制,活化后,分化为 CTL,具有细胞毒作用,可特异性杀伤靶细胞。

四、根据功能特征分亚群

根据功能的不同,T 细胞可分为 Th 细胞、CTL 和 Treg。这些细胞实际上是初始 CD4⁺T 细胞或初始 CD8⁺T 细胞活化后分化成的效应细胞。

此外,还有两类特殊的 T 细胞亚群,一类是 NKT 细胞,即自然杀伤 T 细胞(natural killer T cell)。此类细胞既表达 NK 细胞表面标志,又表达 T 细胞表面标志 TCRαβ-CD3 复合物。NKT 细胞参与体液免疫和细胞免疫应答,发挥抗感染和抗肿瘤作用。另一类是 γδT 细胞,此类 T 细胞的 TCR 由 γ 链和 δ 链组成,即表达 TCRγδ-CD3 复合物。γδT 细胞属于固有免疫细胞,大多数 γδT 细胞为 CD4⁻CD8⁻ 细胞,但有少数可表达 CD4 或 CD8 分子。γδT 细胞参与免疫调节和免疫应答,在免疫监视、抗肿瘤和炎症控制等方面发挥着重要作用。

(一)辅助性 T 细胞

Th 细胞均表达 CD4 分子,接受外来抗原刺激后,初始 Th 细胞分化为 Th0 细胞。受抗原的性质和细胞因子种类等因素的影响,Th0 细胞可向不同功能亚群分化(图 6-6)。

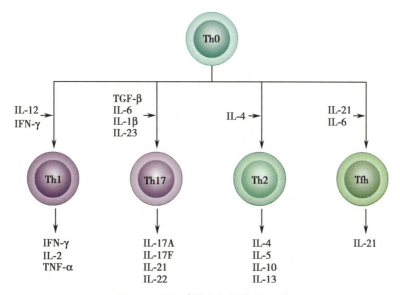

图 6-6 CD4⁺效应 T 细胞的分化

胞内病原体、肿瘤抗原以及 IL-12、IFN-γ 诱导 Th0 细胞向 Th1 细胞分化,其中 IL-12 主要由 APC 产生;普通细菌、可溶性抗原以及 IL-4 诱导 Th0 细胞向 Th2 细胞分化;TGF-β、IL-6、IL-1β、IL-23 诱导 Th0 细胞分化为 Th17 细胞;IL-21 和 IL-6 诱导 Th0 细胞分化为 Tfh 细胞。

1. **Th1 细胞** Th1 细胞主要分泌 Th1 型细胞因子,包括 IFN-γ、TNF-α 等。它们能促进 Th1 细胞的进一步增殖,进而发挥细胞免疫的效应。Th1 细胞的主要效应是通过分泌的细胞因子增强细胞介导的抗感染免疫,特别是抗胞内病原体的感染。例如,IFN-γ 能够活化巨噬细胞,增强其杀伤已吞噬的病原体的能力。IL-2、IFN-γ 和 IL-12 可增强 NK 细胞的杀伤能力。IL-2 和 IFN-γ 协同刺激 CTL 的增殖和分化。TNF-α 除直接诱导靶细胞凋亡外,还能促进炎症反应。另外,Th1 细胞也是迟发型超敏反应中的效应 T 细胞,故也称为迟发型超敏反应 T 细胞(T_DTH)。Th1 细胞还参与许多自身免疫病的发生和发展,如类风湿关节炎和多发性硬化症等。

2. **Th2 细胞** Th2 细胞主要分泌 Th2 型细胞因子,包括 IL-4、IL-5、IL-10 及 IL-13 等。它们能促进 Th2 细胞的增殖,进而辅助 B 细胞活化,发挥体液免疫的作用,同时抑制 Th1 细胞增殖。Th2 细胞的主要效应是辅助 B 细胞活化,其分泌的细胞因子也可促进 B 细胞的增殖、分化和抗体的生成。Th2

细胞在超敏反应及抗寄生虫感染中也发挥重要作用:IL-4 和 IL-5 可诱导 IgE 生成和嗜酸性粒细胞活化。

3. Th17 细胞　Th17 细胞通过分泌 IL-17(Th17 细胞的特征性细胞因子)、TNF-α 等多种细胞因子参与固有免疫和某些炎症的发生,在免疫病理损伤,特别是自身免疫病的发生和发展中起重要作用。

4. Tfh 细胞　滤泡辅助 T 细胞(follicular helper T cell,Tfh 细胞)是一种存在于外周免疫器官淋巴滤泡的 CD4⁺T 细胞,在 B 细胞分化为浆细胞、产生抗体和抗体类别转换中发挥重要作用,是辅助 B 细胞应答的关键细胞。

(二) 细胞毒性 T 细胞

CTL 表达 CD8 分子,而同样有细胞毒作用的 γδT 细胞和 NKT 细胞不属于 CTL。CTL 的主要功能是特异性识别内源性抗原肽 -MHC I 类分子复合物,进而杀伤靶细胞(胞内寄生病原体感染的细胞或肿瘤细胞)。CTL 在杀伤靶细胞的过程中自身不受伤害,可连续杀伤多个靶细胞。

(三) 调节性 T 细胞

通常所称的 Treg 是 CD4⁺CD25⁺Foxp3⁺ 的 T 细胞。Foxp3(forkhead box p3)是一种转录因子,不仅是 Treg 的重要标志,也参与 Treg 的分化和功能。Foxp3 缺陷会使得 Treg 减少或缺如,从而导致人、小鼠发生严重自身免疫病。Treg 主要对免疫应答进行负性调控。根据来源 Treg 主要可分为两类。

1. 自然调节性 T 细胞(natural Treg,nTreg)　nTreg 直接从胸腺分化而来,约占外周血 CD4⁺T 细胞的 5%～10%。

2. 诱导性调节性 T 细胞(inducible Treg,iTreg)　iTreg 或称适应性调节性 T 细胞(adaptive Treg),由初始 CD4⁺T 细胞在外周经抗原及其他因素(如 TGF-β 和 IL-2)诱导产生。1 型 Treg(type 1 Treg,Tr1)是 iTreg 的一个主要亚群,主要分泌 IL-10 及 TGF-β,主要抑制炎症性自身免疫反应和由 Th1 介导的淋巴细胞增殖及移植排斥反应。此外,Tr1 可通过分泌 IL-10 在防治超敏反应性疾病(如哮喘)中起作用。

3. 其他调节性 T 细胞　在 CD8⁺T 细胞中也存在一群 CD8⁺调节性 T 细胞(CD8⁺Treg),对自身反应性 CD4⁺T 细胞具有抑制活性,并可抑制移植物排斥反应。

本章思维导图

本章目标测试

思考题

1. T 细胞表面有哪些重要分子? 其功能是什么?

2. T 细胞有哪些亚群? 各自的功能是什么?

3. T 细胞在胸腺发生阳性选择和阴性选择的意义是什么?

(邓为民)

第七章 | T 淋巴细胞介导的细胞免疫应答

当病原体突破固有免疫防御时,机体的适应性免疫应答将发挥重要的抗感染作用,人体对大多数病原体的防御需要比固有免疫更为强大的适应性免疫应答的参与。根据参与的细胞种类及其效应机制不同,适应性免疫应答分为 T 淋巴细胞介导的细胞免疫应答(cellular immune response)和 B 淋巴细胞介导的体液免疫应答。成熟初始 T 细胞定居于外周淋巴器官的 T 细胞区,通过 TCR 特异性识别抗原提呈细胞或靶细胞表面的抗原肽-MHC 分子复合物(pMHC),在共刺激信号以及细胞因子共同作用下活化、增殖,进而分化为具有特定功能的效应 T 细胞。与 B 淋巴细胞通过细胞外体液微环境发挥作用不同,效应 T 细胞通过淋巴细胞再循环到达感染部位后,通过效应 T 细胞自身或对其他免疫细胞的作用来完成对抗原的清除和对免疫应答的调节。不同的 CD4⁺T 细胞亚群通过释放细胞因子及相互作用起到下列作用,包括活化巨噬细胞和其他免疫细胞来吞噬和清除抗原、辅助 B 细胞介导体液免疫应答、抑制免疫活化等功能;CD8⁺CTL 杀伤病原体感染细胞或肿瘤细胞。应答后,人体可保留少数记忆 T 细胞,如再次遇相同抗原能启动迅速和有效的免疫应答。

第一节 | T 细胞对抗原的识别

在胸腺中发育成熟的初始 T 细胞(naïve T cell)随血流迁出胸腺,定向归巢至外周淋巴器官或组织的特定区域定居,并可在血液、淋巴液及淋巴器官和组织间进行淋巴细胞再循环。DC 是初始 T 细胞活化中最重要的 APC,组织内的 DC 在感染部位摄取处理抗原并发生活化,之后迁移到局部淋巴组织的 T 细胞区,分化为具有较强抗原提呈能力的成熟 DC,成熟 DC 将抗原提呈给初始 T 细胞。T 细胞的 TCR 与 APC 提呈的 pMHC 复合物特异结合的过程称为抗原识别(antigen recognition)。抗原识别后,初始 T 细胞将停止迁移并停留在外周淋巴器官或淋巴组织的 T 细胞区,经历增殖和分化,产生效应 T 细胞和记忆 T 细胞,然后迁移到相应的感染或炎症部位。没有遇到特定抗原的初始 T 细胞可离开淋巴组织并重新进入血流,参与再循环。CD4⁺T 细胞的 TCR 识别 MHC Ⅱ类分子提呈的外源性抗原肽,CD8⁺T 细胞的 TCR 识别 MHC Ⅰ类分子提呈的内源性抗原肽。MHC Ⅰ类和Ⅱ类分子在提呈某些病原体或肿瘤的抗原肽时可存在交叉现象。

(一)T 细胞识别抗原的特点

T 细胞的 TCR 不能识别单独的抗原肽,其识别过程遵循 MHC 限制性,即 TCR 识别的是抗原肽与 MHC 分子结合形成的复合物,因而具有双重识别的特点。成熟 T 细胞能够识别自身的 pMHC,这一自身 MHC 限制性是 T 细胞在胸腺发育过程中经历的阳性选择所决定的。TCR 的 α 链和 β 链可变区均包含 CDR1、CDR2 和 CDR3,其对 pMHC 的识别具有空间识别特点。

(二)T 细胞识别抗原的过程和机制

1. T 细胞与抗原提呈细胞的非特异性结合 APC 在局部摄取抗原后,其加工和提呈抗原并进入外周免疫器官或淋巴组织,与定居于胸腺依赖区的初始 T 细胞相遇,两者通过表面的黏附分子发生短暂的可逆性结合,分别通过 T 细胞表面的 LFA-1(CD11a/CD18)和 CD2 与 APC 表面的 ICAM-1(CD54)和 LFA-3(CD58)相互作用,使 T 细胞与 APC 得以互相靠拢,以便 TCR 对 APC 表面的各种 pMHC 进行识别(图 7-1)。未能特异性识别 pMHC 的 T 细胞与 APC 分离,仍定居于胸腺依赖区或进入淋巴细胞再循环;能特异性识别 pMHC 的 T 细胞则进入特异性结合阶段。

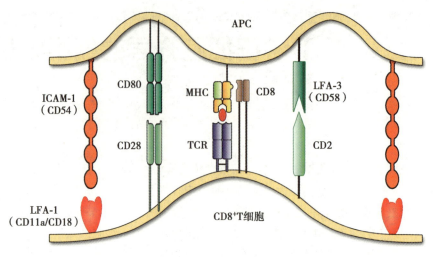

图 7-1 APC 与 T 细胞的相互作用

APC 表面的 ICAM-1（CD54）和 LFA-3（CD58）与 T 细胞表面的 LFA-1（CD11a/CD18）和 CD2 相互作用，使两者互相靠拢，以便 TCR 对 APC 表面的各种 pMHC 进行识别。

动画

2. T 细胞与 APC 的特异结合 TCR 特异性识别相应的 pMHC 后，其表面 LFA-1 构象改变，增强与 ICAM-1 结合的亲和力，从而稳定并延长 T 细胞与 APC 结合的时间。T 细胞与 APC 的结合面形成一种称为免疫突触（immunological synapse）的特殊结构。免疫突触的形成是一种主动的过程（图 7-2）。形成初期，TCR-pMHC 复合物分散在周围，然后向中央移动，最终形成以一组中央为 TCR-pMHC 复合物、外围为 CD80/CD86-CD28 等共刺激分子对、最外围为 LFA-1（CD11a/CD18）-ICAM-1（CD54）等黏附分子对的多分子聚合体。免疫突触不仅进一步增强 T 细胞与 APC 的结合，还引发细胞膜相关分子的一系列重要变化，促进 T 细胞信号转导分子的相互作用、信号通路的激活及细胞骨架系统和细胞器结构和功能的变化，从而参与 T 细胞的活化和生物学效应。

T 细胞表面 CD4 和 CD8 是 TCR 的共受体（co-receptor），在 T 细胞与 APC 特异性结合后，CD4 或 CD8 可分别识别和结合 APC（或靶细胞）表面的 MHC Ⅱ 类分子或 MHC Ⅰ 类分子，增强 TCR 与 pMHC 复合物结合的亲和力和 TCR 信号的转导。

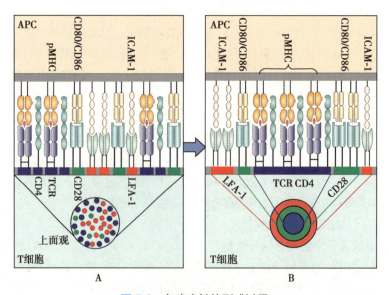

图 7-2 免疫突触的形成过程

A. 形成初期：APC 与 T 细胞多种表面分子相互接触，TCR-pMHC 复合物分散在周围。B. 形成晚期：中央为 TCR-pMHC、外围为 CD80/CD86-CD28 等共刺激分子对、最外围为 LFA-1（CD11a/CD18）-ICAM-1（CD54）等黏附分子对的多分子聚合体。

第二节 │ T 细胞的活化、增殖和分化

T 细胞特异性识别 APC 提呈的抗原肽后,获得激活信号。初始 T 细胞的有效激活还需要同一 APC 提供的共刺激信号,共刺激信号促进 T 细胞的存活和增殖。上述抗原信号和共刺激信号称为 T 细胞活化的双信号。后续,在细胞因子进一步的作用下,T 细胞分化为不同的效应 T 细胞亚群。

一、T 细胞的活化信号

(一)T 细胞活化的第一信号

T 细胞活化的第一信号是 T 细胞的 TCR-CD3 复合物识别 APC 上的 pMHC,提供抗原肽刺激信号。APC 通过 MHC 分子将抗原肽提呈给 T 细胞,TCR-CD3 复合物中的 TCR 特异性识别 MHC 分子槽与抗原肽形成的空间构象,随后通过 CD3 分子的胞内段传递信号。共受体(CD4 或 CD8)胞质段结合的蛋白酪氨酸激酶可使 CD3 胞质区免疫受体酪氨酸激活基序(ITAM)中的酪氨酸磷酸化,启动激酶活化的信号转导分子级联反应,最终通过激活转录因子引起多种膜分子和细胞活化相关分子基因的转录,使得 T 细胞初步活化。

动画

(二)T 细胞活化的第二信号

T 细胞活化的第二信号是共刺激分子信号。其主要由 T 细胞表面的 CD28 分子与 APC 表面 B7 分子(CD80/CD86)相互作用,导致 T 细胞完全活化。CD28 是 T 细胞上最重要的共刺激分子,其主要作用是促进 IL-2 基因转录和稳定 IL-2 mRNA,从而有效促进 IL-2 合成。IL-2 通过与 T 细胞上 IL-2 受体结合,促进 T 细胞的存活和增殖。

T 细胞与 APC 细胞表面存在多对共刺激分子和共抑制分子。共刺激分子传递激活信号,如前述提到的 CD28 和 CD80/CD86。另外还有 T 细胞表面的 4-1BB(CD137)和 APC 表面的 4-1BBL、T 细胞表面的 ICOS(CD278)和 APC 表面的 ICOSL(CD275)、T 细胞表面的 CD40L(CD154)和 APC 表面的 CD40、T 细胞表面的 OX40(CD134)和 APC 表面的 OX40L(CD252)等。如果缺乏共刺激信号,第一信号非但不能有效激活特异性 T 细胞,反而导致 T 细胞失能(anergy)(图 7-3)。

共抑制分子则传递抑制信号。与 CD28 高度同源的 CTLA-4(CD152)是重要的共抑制分子,其配体也是 CD80 和 CD86。CTLA-4(CD152)在 T 细胞活化后诱导性表达,其与 CD80 和 CD86 的亲和力比 CD28 与 CD80 和 CD86 的亲和力更强,可竞争抑制 CD28 的作用并启动抑制性信号,从而有效调节 T 细胞的适度免疫应答。另外,共抑制分子还包括 T 细胞表面的 PD-1(CD279)和 APC 表面的 PD-L1(CD274)等。共刺激分子和共抑制分子使免疫应答的不同阶段有序进行,实现了免疫应答的有效启动、适度效应和适时终止。

正常组织细胞一般不表达共刺激分子,因此可以阻止自身反应性 T 细胞克隆对组织细胞的损伤。感染时,在微生物产物和细胞因子刺激下,可诱导 APC 表达共刺激分子,从而使识别微生物抗原特异性的 T 细胞活化,在准确的时间和地点进行 T 细胞应答。另外,在某些肿瘤细胞表面会高表达 PD-L1(CD274),与 CD8⁺T 细胞表面的 PD-1(CD279)接触时抑制 CTL 激活,进而发生肿瘤的免疫逃逸。因此,抑制这两个分子,如使用抗 PD-1 抗体、抗 PD-L1 抗体可以激活免疫系统杀伤肿瘤细胞。

(三)T 细胞活化中细胞因子的作用

初始 T 细胞在激活后主要产生 IL-2,并诱导 IL-2 受体 α 链(又称 CD25)的合成。CD25 表达上调后与 IL-2 的结合进一步活化 T 细胞,并促进其发生增殖。并且 IL-2 对于 Treg 的维持必不可少。其他细胞因子,如 IL-4、IL-6、IL-10、IL-12、IL-15 和 IFN-γ 等参与 T 细胞进一步分化为不同的功能亚群。如果没有这些细胞因子,活化 T 细胞不能增殖和分化,将导致 T 细胞活化后凋亡。

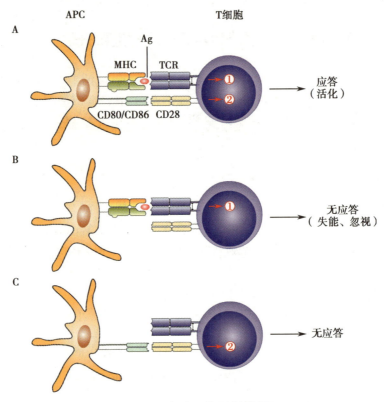

图 7-3　T 细胞双信号激活过程

A.T 细胞的 TCR 识别 APC 上的 pMHC 复合物,提供 T 细胞活化的第一信号；T 细胞表面的 CD28 分子与 APC 表面 B7 分子(CD80/CD86)相互作用,提供 T 细胞活化的第二信号(共刺激信号),双信号导致 T 细胞完全活化。B.缺乏共刺激信号,只有第一信号,导致 T 细胞失能。C.缺乏第一信号,只有共刺激信号,导致 T 细胞无应答。

二、T 细胞活化的信号转导

TCR 及其共受体接受抗原刺激信号后,通过一系列信号转导过程,将细胞外的抗原信号逐渐传入细胞核内,最终启动有关基因的表达,导致 T 细胞识别抗原后发生活化和增殖。信号转导涉及第一信号、第二信号和细胞因子受体的信号转导等。此处主要介绍抗原信号(第一信号)的转导过程。首先,共受体 CD4 或 CD8 分子胞内段附着的蛋白酪氨酸激酶(protein tyrosine kinase,PTK)Lck 发生多聚化而互相活化,催化 CD3 分子胞内段的 ITAM。ITAM 由 18 个氨基酸组成,其中含有 2 个 YxxL/I(即酪氨酸 -2 个任意氨基酸 - 亮氨酸/异亮氨酸)保守序列。ITAM 的酪氨酸残基(Y)被磷酸化后再结合 ZAP-70(胞质中 PTK),使 ZAP-70 激活,下游的信号转导途径主要有 PLC-γ 活化途径和 Ras-MAP 激酶活化途径(图 7-4)。经过一系列信号转导分子的级联反应,最终导致转录因子(NFAT、NF-κB、AP-1 等)的活化并进入核内调节相关靶基因的转录。通过 CD28 的共刺激信号(第二信号)可增强抗原刺激后的 TCR 下游信号转导。

在 T 细胞活化早期(约 30 分钟),第一信号诱导转录因子、膜相关的共刺激分子和黏附分子基因表达；T 细胞活化后 4 小时,多种细胞因子及其受体基因的转录水平明显升高；12 小时左右表达 T 细胞自分泌生长因子 IL-2 等。IL-2 与 IL-2R 结合对 T 细胞的增殖和分化是必需的。

三、CD4+T 细胞和 CD8+T 细胞活化的异同

CD4+T 细胞和 CD8+T 细胞的活化存在异同。CD4+T 细胞的活化如前所述,需要双信号激活初始 CD4+T 细胞活化。与初始 CD4+T 细胞不同,CD8+T 细胞活化需要更多的共刺激信号。CD8+T 细胞的活化主要有 Th 细胞依赖和非依赖两种方式。

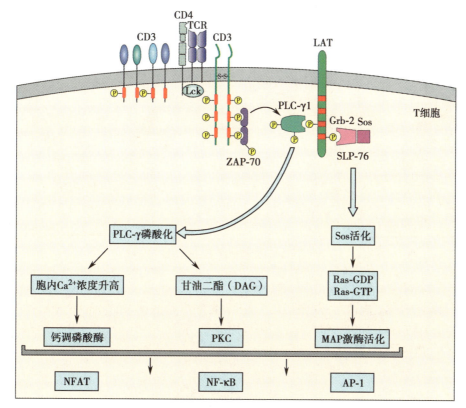

图 7-4　TCR 复合物及其共受体活化信号的胞内转导

CD4 胞内段 Lck 使 CD3 分子胞内段的 ITAM 发生磷酸化，ITAM 再结合 ZAP-70 使其激活，之后主要通过 PLC-γ 活化途径和 Ras-MAP 激酶活化途径，最终导致转录因子（NFAT、NF-κB、AP-1 等）的活化并进入核内调节相关靶基因的转录。

第一种方式是 Th 细胞依赖性的（图 7-5）。大多数 CD8⁺T 细胞的活化需要 CD4⁺T 细胞。当靶细胞低表达共刺激分子时，不能有效激活初始 CD8⁺T 细胞。胞内产生的病毒抗原和肿瘤抗原，以及脱落的移植供者同种异体 MHC 抗原以可溶性抗原的形式被 DC 摄取，DC 进行抗原的交叉提呈。CD4⁺T 细胞识别 DC 上的 pMHCⅡ复合物，CD8⁺T 细胞识别 DC 上的 pMHCⅠ复合物。CD4⁺T 细胞表达的 CD40L 与 DC 的 CD40 结合后激活 DC，进而上调 DC 上的共刺激分子，如 B7（CD80/CD86）等的表达，这些共刺激分子促进 CD8⁺T 细胞活化成为细胞毒性 T 细胞前体细胞。

第二种方式为 Th 细胞非依赖性的。在某些病毒感染时，DC 充分活化，其表面高表达共刺激分子 B7（CD80/CD86）等，双信号使初始 CD8⁺T 细胞活化。

四、抗原特异性 T 细胞的分化

CD4⁺T 细胞活化后表达 IL-2R，接受其自身产生的 IL-2 刺激可增殖和分化为 Th0 细胞。Th0 细胞进一步在不同细胞因子的作用下分化为不同的效应细胞功能亚群。活化的 CD8⁺T 细胞分化为能杀死靶细胞的细胞毒性 T 细胞。随后，效应细胞离开外周免疫器官或组织，通过淋巴细胞再循环到达特异性抗原聚集部位，发挥生物学效应。

1. CD4⁺T 细胞的分化　Th0 细胞在局部微环境中受不同细胞因子的调控向不同方向分化（图 7-6），病原体的类型、APC 的种类以及细胞因子等因素决定了 CD4⁺T 细胞的极化方向，分化后功能分化亚群具有不同功能。如图 7-6 所示，不同的细胞因子可诱导 Th0 细胞分别向 Th1、Th2、Th17、Tfh 细胞和 Treg 分化。各功能分化亚群的关键转录因子不同，Th1 细胞的关键转录因子为 T-bet；Th2 细胞的关键转录因子为 GATA3；Th17 细胞的关键转录因子为 RORγt；Tfh 细胞的关键转录因子为 Bcl-6；Treg 的关键转录因子为 Foxp3。

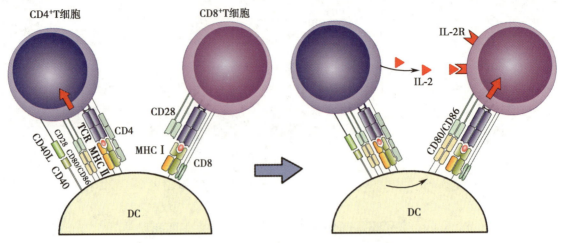

图 7-5　CD4⁺T 细胞辅助 CD8⁺T 细胞分化

当靶细胞低表达共刺激分子时,不能有效激活初始 CD8⁺T 细胞。这时 DC 进行抗原的交叉提呈,CD4⁺T 细胞识别 DC 上的 pMHCⅡ复合物,CD8⁺T 细胞识别 DC 上的 pMHCⅠ复合物。CD4⁺T 细胞表达的 CD40L 与 DC 的 CD40 结合后激活 DC,进而上调 DC 上的共刺激分子,如 B7(CD80/CD86)等的表达,这些共刺激分子促使 CD8⁺T 细胞活化成为细胞毒性 T 细胞前体细胞。同时,CD4⁺T 细胞产生 IL-2 等细胞因子,作用于 CD8⁺T 细胞促进其活化。

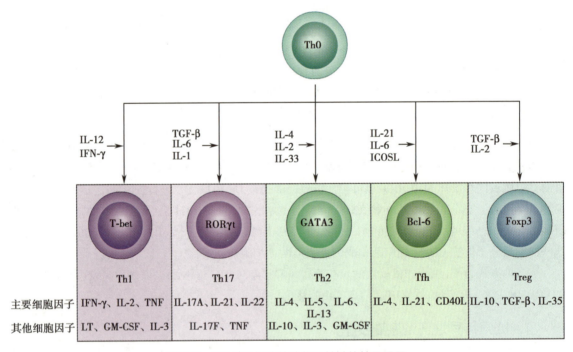

图 7-6　CD4⁺T 细胞的分化及关键的转录因子

IL-12 和 IFN-γ 等可诱导 Th0 细胞向 Th1 细胞分化,Th1 细胞的关键转录因子为 T-bet;IL-4 等可诱导 Th0 细胞向 Th2 细胞分化,Th2 细胞的关键转录因子为 GATA3;IL-1、IL-6 和 TGF-β 可诱导 Th0 细胞向 Th17 细胞分化,Th17 细胞的关键转录因子为 RORγt;IL-21 和 IL-6 等可诱导 Th0 细胞向 Tfh 细胞分化(小鼠 Tfh 分化需要 IL-6,但人 Tfh 分化不需要 IL-6),Tfh 细胞的关键转录因子为 Bcl-6;TGF-β 和 IL-2 可诱导 Th0 细胞向 Treg 分化,Treg 的关键转录因子为 Foxp3。

2. CD8⁺T 细胞的分化　在前述 Th 细胞依赖性活化 CD8⁺T 细胞后成为 CTL 前体细胞,活化的 Th 细胞释放细胞因子 IL-2 等作用于 CTL 前体细胞,在抗原肽-MHCⅠ类分子的特异性活化信号作用下,CTL 前体细胞增殖分化为效应 T 细胞,即细胞毒性 T 细胞(cytotoxic T lymphocyte,CTL)。CTL 能对靶细胞发挥特异性细胞毒作用。

在 Th 细胞非依赖性活化 CD8⁺T 细胞后,活化的 CD8⁺T 细胞高表达 IL-2R,同时合成分泌 IL-2,在 IL-2 的作用下活化的 CD8⁺T 细胞进一步分化为 CTL。活化的 CD8⁺T 细胞也可作用于与其相互作用的 APC,刺激其产生 IL-12 和 IL-18。IL-12 和 IL-18 又可协同作用于相邻 CD8⁺T 细胞,诱导其充分活化。

第三节 | T 细胞的免疫效应和转归

活化、分化后的 T 细胞成为效应 T 细胞,从淋巴结的 T 细胞区迁移至 B 细胞区,或者从淋巴组织迁移到非淋巴组织和炎症组织,其效应功能由其产生的一系列效应分子决定。其中 CD4⁺ 效应 T 细胞主要通过产生细胞因子和膜相关蛋白发挥作用;CTL 主要通过释放储存在细胞颗粒中的细胞毒素发挥细胞毒作用。不同的效应 T 细胞亚群在抗感染、抗肿瘤和免疫调节中发挥功能。细胞免疫效应在迟发型超敏反应和移植排斥的病理过程中发挥重要作用,还可以直接作用或通过调节 B 细胞功能等间接效应参与某些自身免疫病的发生和发展。

发挥免疫效应后,大部分效应 T 细胞发生凋亡被清除,少量效应 T 细胞则成为长寿命的免疫记忆 T 细胞。

一、重要 T 细胞亚群的免疫效应

辅助性 T 细胞、细胞毒性 T 细胞和调节性 T 细胞等亚群具有不同的特点和效应,它们产生的细胞因子和其他效应分子、介导免疫应答类型、免疫效应及参与病理应答的总结见表 7-1。

表 7-1　不同效应 T 细胞亚群的特点

T 细胞亚群	产生的细胞因子和其他效应分子	介导免疫应答类型	免疫效应	参与病理应答举例
Th1 细胞	IFN-γ、LT-α、TNF-α、IL-2、IL-3、GM-CSF	参与和辅助细胞免疫	清除胞内感染病原微生物	Ⅳ型超敏反应、多发性硬化症、类风湿关节炎等
Th2 细胞	IL-4、IL-5、IL-10、IL-13、GM-CSF、CD40L	辅助体液免疫	清除蠕虫等	哮喘等超敏反应性疾病
Th17 细胞	IL-17、IL-22	参与固有免疫	抗细菌、真菌	类风湿关节炎、银屑病、炎性肠病等
Tfh 细胞	IL-4、IL-21、CD40L、IFN-γ	辅助体液免疫	辅助 B 细胞生发中心形成,清除病原体	系统性红斑狼疮等自身免疫性损伤和疾病
CTL	IFN-γ、TNF-α、LT-α、穿孔素、颗粒酶、FasL	参与细胞免疫	杀伤病毒感染细胞和肿瘤细胞	肿瘤免疫逃逸
Treg	IL-10、TGF-β、IL-35	负性免疫调控	维持免疫应答适度性、防止自身免疫病	Ⅳ型超敏反应、移植排斥反应

(一) 辅助性 T 细胞

1. Th1 细胞　Th1 细胞表达 CD40L、产生 IFN-γ、LT、TNF-α、IL-2、IL-3、GM-CSF 发挥效应。Th1 细胞介导的细胞免疫效应在宿主抗胞内病原体(如病毒、胞内感染细菌和原虫)感染中发挥重要作用。另外其分泌的 TNF-α 具有杀伤肿瘤作用。

Th1 细胞抗胞内病原体感染的作用通过其活化和募集巨噬细胞、淋巴细胞、中性粒细胞等来实现(图 7-7)。

(1) 对单核/巨噬细胞的作用:Th1 细胞通过表达 CD40L 等膜分子和分泌 IFN-γ 等活化巨噬细胞,促进巨噬细胞杀伤胞内细菌;Th1 细胞表达 FasL 和 LT-β 杀死感染的巨噬细胞;Th1 细胞产生 IL-3 和 GM-CSF,促进单核细胞生成;Th1 细胞产生 TNF-α、LT-α 和 CCL2 等,促进单核细胞穿越血管和趋化巨噬细胞到局部组织。

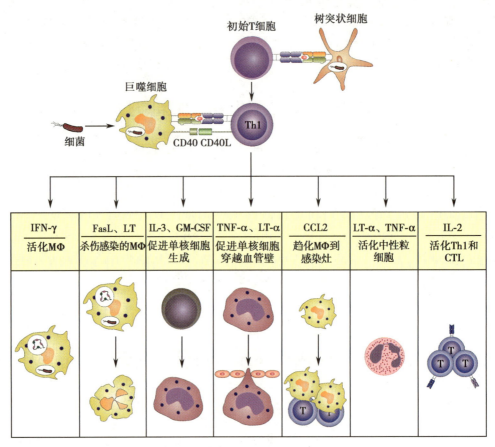

图 7-7　Th1 细胞介导的免疫应答

Th1 细胞通过表达 CD40L 等膜分子和分泌 IFN-γ 等活化巨噬细胞,促进巨噬细胞杀伤胞内细菌;
Th1 细胞表达 FasL 和 LT-β 杀死感染的巨噬细胞;Th1 细胞产生 IL-3 和 GM-CSF,促进单核细胞
生成;Th1 细胞产生 TNF-α、LT-α 和 CCL2 等,促进单核细胞穿越血管和趋化巨噬细胞到局部组
织;Th1 细胞产生 LT-α 和 TNF-α 活化中性粒细胞,促进其杀伤病原体;Th1 细胞产生 IL-2 等促
进 Th1 细胞、CTL 等细胞的活化和增殖,放大免疫效应。

（2）对淋巴细胞的作用:Th1 细胞产生 IL-2 等促进 Th1 细胞、CTL 等细胞的活化和增殖,放大免
疫效应;Th1 细胞分泌 IFN-γ 促进 B 细胞产生具有调理作用的抗体,从而增强巨噬细胞对病原体的
吞噬。

（3）对中性粒细胞的作用:Th1 细胞产生 LT-α 和 TNF-α 活化中性粒细胞,促进其杀伤病原体。

但 Th1 细胞的慢性持续性活化会形成包含胞内病原体的肉芽肿,如在结核分枝杆菌感染时发生。
Th1 细胞释放的细胞因子募集和活化单核/巨噬细胞和淋巴细胞,这些细胞浸润过多造成炎症反应,
被称为单个核细胞浸润为主的炎症反应或迟发型炎症反应。Th1 细胞的缺失会导致感染扩散甚至
死亡。

2. Th2 细胞　Th2 细胞通过表达 CD40L,分泌 IL-4、IL-5、IL-10、IL-13、GM-CSF 等细胞因子发挥
效应。其可辅助体液免疫应答,在宿主寄生虫感染(机体的寄生性蠕虫)中发挥作用。

（1）辅助体液免疫应答:Th2 细胞通过直接接触辅助 B 细胞活化,在淋巴滤泡外协助和促进 B 细
胞增殖、分化为浆细胞,分泌的 IL-4 和 IL-13 促进产生抗体的类别转换(图 7-8)。

（2）抗寄生虫感染:Th2 细胞分泌的 IL-4、IL-13 可以诱导黏膜上皮细胞的修复、促进杯状细胞黏
液产生、刺激黏膜下平滑肌细胞的收缩,以促进寄生虫的清除;Th2 细胞分泌的 IL-5 招募和活化嗜酸
性粒细胞,分泌介质和介导 ADCC 效应杀死寄生虫,分泌 IL-4 和 IL-13 招募 M2 型巨噬细胞促进组织
修复和重建(图 7-8)。

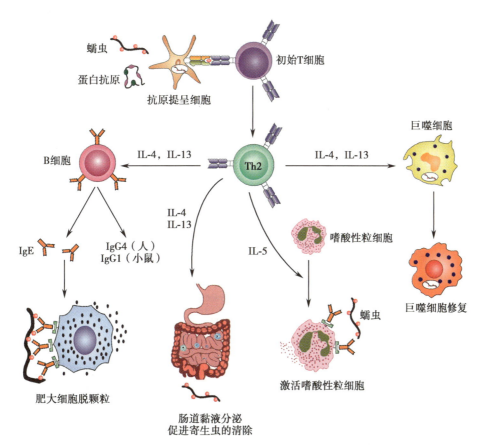

图7-8　Th2细胞介导的免疫应答

Th2细胞分泌的IL-4和IL-13促进B细胞增殖、分化为浆细胞,发生抗体的类别转换,产生的IgE可引起肥大细胞脱颗粒;Th2细胞分泌的IL-4、IL-13可以诱导肠道黏膜黏液产生、促进寄生虫的清除;Th2细胞分泌的IL-5招募和活化嗜酸性粒细胞杀死寄生虫,IL-4和IL-13招募巨噬细胞促进组织修复和重建。

但Th2细胞参与过敏反应的发生,Th2细胞分泌的IL-4和IL-5促进B细胞增殖、分化为浆细胞,并诱导IgE抗体的生成,IgE进而引起肥大细胞、嗜碱性粒细胞的脱颗粒;分泌的IL-5等细胞因子可激活嗜酸性粒细胞,使其也参与过敏性炎症反应。

3. Th17细胞　Th17细胞通过分泌IL-17、IL-22等细胞因子发挥效应。其生物学功能是诱导中性粒细胞为主的炎症反应,吞噬和杀伤胞外细菌和真菌等病原,以及维持消化道等上皮免疫屏障的完整性,在固有免疫应答中发挥重要作用。

(1)增强黏膜屏障功能:Th17细胞分泌的IL-17和IL-22可刺激局部组织细胞产生防御素等抗菌肽,直接杀伤黏附于上皮细胞的病原体或抑制其生长;Th17细胞分泌的IL-22促进上皮细胞的更新,干扰细菌和真菌的定植,从而提高上皮组织的免疫屏障功能和促进免疫屏障修复功能。

(2)增加炎性效应细胞:Th17细胞分泌的IL-17活化基质细胞和髓系细胞产生G-CSF,促使骨髓产生更多的中性粒细胞;IL-17活化基质细胞和上皮细胞产生趋化因子,招募中性粒细胞到达感染部位;Th17细胞产生的CCL20可招募更多的Th17细胞到达感染部位。

但Th17细胞过度活化加重炎症和参与多种自身免疫病(如类风湿关节炎、银屑病等)的疾病进程。

4. Tfh细胞　Tfh细胞分泌的IL-21和表达的CD40L等作用于B细胞,在生发中心发育、浆细胞形成和抗体类别转换过程中发挥关键作用。

(1)促进B细胞活化和抗体类别转换:Tfh细胞分泌的IL-21促进活化的B细胞分化为浆细胞;通过表达CD40L,分泌IL-21、IL-4或IFN-γ,参与抗体的类别转换。CD40/CD40L信号缺陷使抗体类别转换发生障碍,导致高IgM综合征。

（2）调节记忆 B 细胞:Tfh 细胞还可促进记忆 B 细胞长期生存和保持免疫应答的能力。

但 Tfh 细胞功能异常增强导致机体在清除外来抗原的同时诱导自身反应性抗体的产生,从而引发抗体介导的自身免疫病,如系统性红斑狼疮;而 Tfh 细胞功能异常引起生发中心形成的缺陷,可导致以抗体应答低下为特征的免疫缺陷病。

（二）细胞毒性 T 细胞

所有病毒和部分细菌可在被感染细胞的胞质中繁殖,它们在进入细胞前可被抗体清除,但一旦进入细胞,则主要由 CTL 来发挥免疫防御作用。CTL 可高效、特异性地杀伤感染胞内寄生病原体(病毒和某些胞内寄生菌)的细胞、肿瘤细胞等靶细胞,而不损害正常细胞。CTL 的效应过程包括识别与结合靶细胞、胞内细胞器重新定向、颗粒胞吐和靶细胞崩解。CTL 也能产生细胞因子调节免疫应答。

1. CTL 杀伤靶细胞的过程

（1）效-靶细胞结合:CD8[+]T 细胞在外周免疫器官或组织内活化、增殖、分化为效应 CTL,在趋化因子作用下离开淋巴组织向感染灶或肿瘤部位集聚。CTL 高表达黏附分子(如 LFA-1、CD2 等),可有效结合表达相应配体(如 ICAM-1、LFA-3 等)的靶细胞。TCR 识别靶细胞提呈的 pMHC I 复合物后形成免疫突触,使 CTL 分泌的效应分子在局部形成很高的浓度,从而选择性杀伤所接触的靶细胞,而不影响邻近的正常细胞。

（2）CTL 的致死性攻击:CTL 识别靶细胞表面 pMHC I 复合物后,TCR 和共受体向效-靶细胞接触部位聚集,导致 CTL 内细胞骨架系统(肌动蛋白、微管等)、高尔基体及胞质颗粒等向效-靶细胞接触部位重新排列和分布,从而保证 CTL 胞质颗粒中的效应分子以高度极化的方式从颗粒中释放,有效作用于所接触的靶细胞。效应分子对靶细胞进行致死性攻击。这样的机制使 CTL 只在一个接触点攻击靶细胞。CTL 脱离靶细胞后,寻找下一个目标,可以逐个杀死单个感染细胞,不会发生大规模组织损伤。靶细胞在多种杀伤机制的作用下裂解和凋亡。

2. CTL 杀伤靶细胞的机制 CTL 主要通过下列两条途径杀伤靶细胞(图 7-9)。

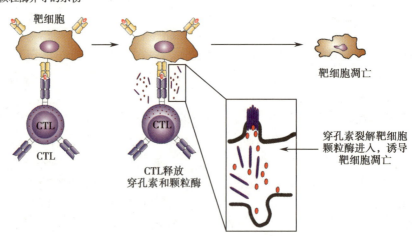

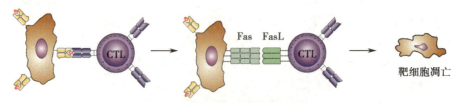

图 7-9 **CTL 的杀伤机制**

A.CTL 胞质颗粒的穿孔素插入靶细胞膜,其形成的孔道让颗粒酶等细胞毒蛋白迅速进入细胞诱导靶细胞凋亡。B. 效应 CTL 表达 FasL 与靶细胞表面的 Fas 结合,诱导靶细胞凋亡。

（1）穿孔素/颗粒酶途径：穿孔素（perforin）和颗粒酶（granzyme）均贮存于胞质颗粒中。穿孔素结构类似于补体C9，单体可插入靶细胞膜，在钙离子存在的情况下，多个穿孔素聚合成内径约为16nm的孔道。穿孔素通过CTL接触靶细胞的部位（免疫突触）插入靶细胞膜，其形成的孔道让颗粒酶等细胞毒蛋白迅速进入细胞。颗粒酶是一类丝氨酸蛋白酶，可通过穿孔素在靶细胞膜所形成的孔道进入靶细胞，通过激活凋亡相关的酶系统而诱导靶细胞凋亡。

（2）死亡受体途径：效应CTL可表达膜型FasL、产生可溶性FasL（sFasL），或分泌TNF-α等分子。这些效应分子可分别与靶细胞表面的Fas和TNF受体结合，通过激活胞内胱天蛋白酶参与的信号转导途径，诱导靶细胞凋亡。

（三）调节性T细胞

调节性T细胞（Treg）通过多种机制抑制过度免疫应答和及时终止免疫应答，从而在清除抗原的同时保持机体的免疫平衡状态，并预防自身免疫病的发生。Treg根据不同的发育起源和功能分为不同的亚群。自然调节性Treg（nTreg）在胸腺中发育。诱导性调节性Treg（iTreg）在外周淋巴器官或组织中从Th0细胞分化而来，是$CD4^+CD25^+Foxp3^+$的调节性T细胞。iTreg高表达CTLA-4和CD25，分泌抑制性细胞因子IL-10、TGF-β和IL-35。Treg在预防自身免疫应答中起着核心作用，其数量减少或功能缺陷，容易导致各种自身免疫病，如系统性红斑狼疮、炎性肠病等。Treg增多与肿瘤免疫逃逸有关。

Treg可通过以下多种机制发挥负向免疫调控作用（图7-10）。

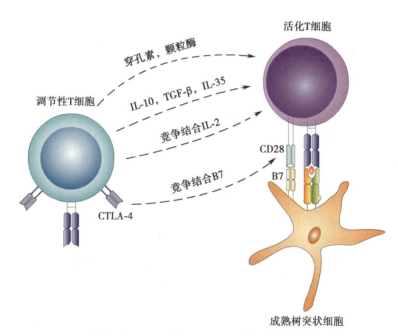

图 7-10　Treg 发挥负向免疫调控的多种机制
Treg 释放穿孔素和颗粒酶，使 T 细胞凋亡；Treg 分泌 IL-10、TGF-β 和 IL-35，抑制 T 细胞；Treg 竞争性掠夺 IL-2，抑制 T 细胞；Treg 表达 CTLA-4，抑制 DC 和 T 细胞。

1. **直接杀伤**　Treg 通过与细胞直接接触，释放穿孔素、颗粒酶，使 APC 或效应 T 细胞凋亡。

2. **分泌细胞因子**　分泌 IL-10、TGF-β 和 IL-35 等抑制性细胞因子，抑制 T 细胞的增殖和效应功能，以及抑制其他免疫细胞。

3. **竞争结合 IL-2**　Treg 高表达 IL-2 的高亲和力受体，竞争性掠夺邻近活化 T 细胞生存所需的IL-2，导致活化 T 细胞的增殖抑制和凋亡。

4. **表达 CTLA-4**　Treg 表达 CTLA-4，竞争结合 DC 上的 B7（CD80/CD86）分子，抑制 T 细胞的激活；抑制 DC 成熟和削弱 DC 抗原提呈功能。

二、活化 T 细胞的转归

通常情况下,机体对特定抗原的免疫应答和免疫效应不会持久进行。一旦抗原被清除,免疫系统须恢复平衡。因此效应细胞也需要被抑制或清除,仅存少数可长期存活的记忆细胞维持免疫记忆,在相同抗原再次入侵机体时快速高效地发挥其保护性免疫应答功能。但如果长期持续性暴露于抗原或慢性炎症的刺激,会导致 T 细胞的耗竭。

(一) 效应 T 细胞的死亡

1. 活化诱导的细胞死亡 活化诱导的细胞死亡(activation induced cell death, AICD)指免疫细胞活化并发挥免疫效应后诱导的一种自发的细胞凋亡。活化 T 细胞表达 Fas 增加,与多种细胞表达的 FasL 结合,启动活化 T 细胞的凋亡信号,诱导细胞凋亡。凋亡的 T 细胞被巨噬细胞清除。AICD 对于机体清除可能由抗原交叉反应而产生的自身反应性 T 细胞克隆,从防止自身免疫病和维持自身免疫耐受来说是至关重要的。

2. 被动性细胞死亡 活化的淋巴细胞高表达各种受体,需要细胞因子、抗原和共刺激分子的刺激才能维持生存。当免疫应答导致感染被消除后,由于这些刺激因素的减少导致"受体饥饿",通过线粒体途径诱导细胞凋亡,可以使免疫细胞在完成清除病原体的任务后得以自我限制。

(二) 记忆 T 细胞的生成

免疫记忆是适应性免疫应答的重要特征之一,表现为免疫系统对曾接触的抗原能启动更为迅速和有效的免疫应答。记忆 T 细胞(memory T cell, Tm)是对特异性抗原有记忆能力的长寿 T 细胞。记忆 T 细胞会持续表达部分激活 T 细胞的表面标志,如 CD44、CD45 RO。记忆 T 细胞还表达抗凋亡分子 Bcl-2。

与初始 T 细胞相比,相对较低浓度的抗原和较低的共刺激信号就可以激活 Tm。Tm 可通过细胞因子 IL-7 和 IL-15,以不依赖抗原的方式,维持细胞的稳态和自我更新。保护性记忆由迁移至外周炎症组织的 Tm 承担,发挥快速的效应功能;反应性记忆由定居在外周淋巴器官的 T 细胞区的 Tm 发挥作用,当抗原刺激时重新分化为效应细胞再起作用。

(三) T 细胞的耗竭

长期暴露于持续性抗原或慢性炎症,激活的 T 细胞逐渐失去效应功能成为耗竭 T 细胞。T 细胞耗竭(T cell exhaustion)常见于慢性感染和肿瘤环境,表现为 T 细胞功能和活性显著下降,记忆 T 细胞特征也开始缺失。耗竭 T 细胞有别于效应 T 细胞和记忆 T 细胞,以多种共抑制分子(如 PD-1、CTLA-4、TIM-3 和 LAG-3)表达升高为特征。T 细胞功能耗竭,成为失能的 T 细胞,是免疫逃逸的重要机制。将 PD-1 阻断与基于细胞的免疫治疗(如 CAR-T 细胞)相结合,可以提高逆转 T 细胞耗竭效应,提高肿瘤患者治疗效果。

本章思维导图

本章目标测试

思考题
1. 简述免疫突触的形成过程。
2. 试述 T 细胞活化的双信号及其生物学意义。
3. 试述不同效应 T 细胞亚群及其功能。
4. 简述 CTL 的效应过程和杀伤靶细胞的机制。
5. 简述活化 T 细胞的转归。

(陈广洁)

第八章 | B 淋巴细胞

B 淋巴细胞（B lymphocyte）简称 B 细胞，主要来源于哺乳动物骨髓（bone marrow）或鸟类法氏囊（bursa of Fabricius）。发育成熟的 B 细胞主要定居于外周免疫器官的淋巴滤泡内，约占外周血淋巴细胞总数的 20%。成熟 B 细胞表达丰富多样的 B 细胞受体（B cell receptor，BCR），可以应对病原体感染，介导体液免疫应答。B 细胞活化后不仅能产生抗体介导体液免疫应答，还具有抗原提呈功能，并参与免疫调节。

第一节 | B 细胞的功能分子

B 细胞识别抗原行使体液免疫功能依赖于其表达的多种重要功能分子。B 细胞通过其表面的 BCR 特异性识别抗原，B 细胞表面的其他重要膜分子与 BCR 共同作用促进 B 细胞活化、增殖，最终分泌抗体发挥免疫效应。

一、抗体

抗体（antibody，Ab）是 B 细胞在受到抗原刺激后，活化并分化为浆细胞后产生并分泌的一类球蛋白，能与抗原特异性结合，是体液免疫应答的重要效应分子。1968 年和 1972 年世界卫生组织和国际免疫学会联合会的专业委员会先后决定，将具有抗体活性或化学结构与抗体相似的球蛋白统一命名为免疫球蛋白（immunoglobulin，Ig）。

（一）抗体的结构

1. 抗体的基本结构 20 世纪 50 年代末由 Edelman G. M. 与 Porter R. R. 共同阐明了抗体的结构特征。不同抗体都含有 Ig 单体，称为抗体的基本结构。Ig 单体是由两条完全相同的相对分子质量较大的重链和两条完全相同的分子质量较小的轻链组成，重链和轻链通过二硫键连接，呈 Y 形结构。每条肽链分别由 2～5 个约含 110 个氨基酸、结构相似但功能不同的结构域（又称功能区）组成。Ig 结构域的二级结构是由几股多肽链折叠形成的两个反向平行的 β 片层经一个链内二硫键连接稳定的"β 桶状"结构（图 8-1）。除抗体外，多种免疫分子含有与 Ig 结构域相似的结构，比如 CD3、CD4、CD8 等，这些分子共同组成免疫球蛋白超家族（immunoglobulin superfamily，IgSF）。

（1）重链和轻链：重链（heavy chain，H 链）分子量约为 50～75kD，由 450～550 个氨基酸残基组成。根据免疫原性不同，可将重链分为 5 类（class）：μ 链、γ 链、α 链、δ 链和 ε 链。根据组成抗体分子的重链不同，抗体相应分为 IgM、IgG、IgA、IgD 和 IgE 五类。不同类的抗体分子具有不同的特征和功能。即使是同一类抗体，铰链区氨基酸组成和重链二硫键的数目、位置也不同，据此可将其分为不同的亚类（subclass）。如人 IgG 可分为 IgG1～IgG4，IgA 可分为 IgA1 和 IgA2；IgM、IgD 和 IgE 尚未发现有亚类。

轻链（light chain，L 链）分子量约为 25kD，由约 214 个氨基酸残基构成。根据免疫原性不同，轻链分为 κ 链和 λ 链，据此可将抗体分为两型（type），即 κ 型和 λ 型。根据 λ 链恒定区个别氨基酸的差异，又可分为 λ1、λ2、λ3 和 λ4 四个亚型（subtype）。一个完整抗体分子中两条轻链的型别总是相同的，但同一个体内可存在分别带有 κ 链或 λ 链的抗体分子。五类抗体中每类抗体的轻链可由 κ 链或 λ 链组成，两型轻链的功能没有差异。不同种属的个体内两型轻链的比例不同，正常人血清免疫球蛋白 κ：λ 约为 2：1，小鼠则为 20：1。κ：λ 比例的异常可能反映免疫系统的异常，例如人类免疫球蛋白 λ 链过多，提示可能有产生 λ 链的 B 淋巴细胞肿瘤。

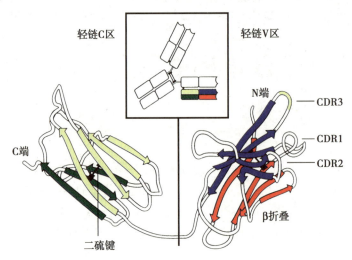

图 8-1 抗体分子的二级结构

抗体的二级结构是由几股多肽链折叠而成的两个反向平行的 β 片层，图中轻链的 C_L 两个 β 片层分别为 4 股和 3 股，V_L 为 5 股和 4 股。两个 β 片层通过链内二硫键垂直连接形成"三明治"状的"β 桶状"结构。

（2）可变区和恒定区：通过分析不同抗体分子重链和轻链的氨基酸序列，发现重链和轻链靠近 N 端约 110 个氨基酸的序列差异很大，其他部分的氨基酸序列则相对恒定。据此，将重链和轻链分为可变区（variable region，V 区）和恒定区（constant region，C 区）。

1）可变区：重链和轻链的 V 区分别称为 V_H 和 V_L，占重链和轻链的 1/4 和 1/2。V_H 和 V_L 各有 3 个区域的氨基酸组成和排列顺序高度可变，称为高变区（hypervariable region，HVR）；该区域形成与抗原表位互补的空间构象，又称为互补决定区（complementarity determining region，CDR），分别用 CDR1（HVR1）、CDR2（HVR2）和 CDR3（HVR3）表示，一般 CDR3 变化程度更高（图 8-1）。V_H 和 V_L 共 6 个 CDR 共同组成抗体的抗原结合部位（antigen binding site），决定着抗体的特异性，负责特异性识别及结合抗原，发挥中和毒素、阻断病原入侵等免疫防御功能。CDR 区氨基酸的多样性是抗体与数量庞大的不同抗原特异性结合的分子基础。V 区中 CDR 之外的区域，其氨基酸组成和排列顺序相对变化不大，称为骨架区（framework region，FR）。V_H 或 V_L 各有 4 个骨架区，分别用 FR1、FR2、FR3 和 FR4 表示（图 8-2）。FR 的主要作用是稳定 CDR 的空间构型，以利于抗体 CDR 与抗原表位之间发生精细的特异性结合。

2）恒定区：重链和轻链的 C 区分别称为 C_H 和 C_L，占重链和轻链的 3/4 和 1/2。不同型（κ 或 λ）抗体的 C_L 长度基本一致，但不同类抗体的 C_H 长度不一，IgG、IgA 和 IgD 重链 C 区有 C_H1、C_H2 和 C_H3 三个结构域，IgM 和 IgE 重链 C 区有 C_H1、C_H2、C_H3 和 C_H4 四个结构域。同一种属的个体，所产生的针对不同抗原的同一类别抗体，尽管其 V 区各异，但其 C 区氨基酸组成和排列顺序比较恒定，免疫原性相同。C 区不与抗原结合，但 C_H2 和 C_H3 结构域内存在补体结合位点，可以通过经典途径激活补体。此外，不同类别抗体的 C 区末端可以与相应细胞上的受体结合，介导不同的生物学活性。

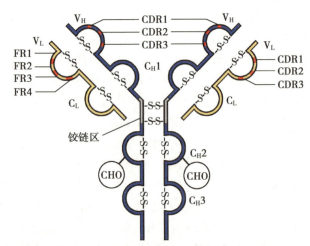

图 8-2 抗体分子 V 区和 C 区结构示意图

抗体分子重链和轻链折叠形成的环形结构域，CDR 为互补决定区，FR 为骨架区。

（3）铰链区：铰链区（hinge region）位于C_H1与C_H2之间，含有丰富的脯氨酸，易伸展弯曲，能改变Y形两个臂之间的距离，有利于两臂同时结合两个相同的抗原表位。铰链区易被木瓜蛋白酶、胃蛋白酶等水解，产生不同的水解片段。不同类或亚类的抗体铰链区不尽相同，例如IgG1、IgG2、IgG4和IgA的铰链区较短，而IgG3和IgD的铰链区较长。IgM和IgE无铰链区。

2. 抗体的辅助成分　除上述基本结构外，某些类别的抗体还含有其他辅助成分，如J链和分泌片。

（1）J链：J链（joining chain）由124个氨基酸组成，是富含半胱氨酸的酸性糖蛋白（图8-3），分子量约15kD，由浆细胞合成，主要功能是将单体抗体分子连接为二聚体或多聚体。分泌型IgA为二聚体，由2个IgA单体通过J链连接形成；IgM为五聚体，由5个IgM单体通过二硫键与J链连接形成。IgG、IgD、IgE和血清IgA为单体，无J链。

（2）分泌片：分泌片（secretory piece，SP）又称分泌成分（secretory component，SC）（图8-3），是分泌型IgA（secretory IgA，SIgA）分子上的辅助成分。SP是多聚免疫球蛋白受体（poly Ig receptor，pIgR）的胞外段，由黏膜上皮细胞合成并通过酶解和胞吐方式分泌至细胞外。SP为分子量约75kD的含糖肽链，结合于IgA二聚体上，使其成为SIgA。SP具有保护SIgA的铰链区免受蛋白水解酶降解的作用，并介导SIgA二聚体从黏膜下通过黏膜上皮细胞转运到黏膜表面。

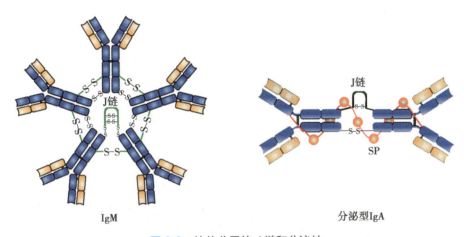

图8-3　抗体分子的J链和分泌片

分泌型IgA（SIgA）二聚体和IgM五聚体均由J链将其单体抗体分子连接为二聚体或五聚体。分泌片（SP，图中橙色球组成的肽链）为一含糖肽链，是多聚免疫球蛋白受体（pIgR）的胞外段，其作用是辅助SIgA由黏膜固有层，经黏膜上皮细胞转运、分泌到黏膜表面，并保护SIgA铰链区免受蛋白水解酶降解。

3. 抗体的水解片段　在一定条件下，抗体分子肽链的某些部分易被蛋白酶水解为各种片段（图8-4）。木瓜蛋白酶（papain）和胃蛋白酶（pepsin）是最常用的两种蛋白水解酶，可用于研究抗体的结构和功能，或分离和纯化特定的抗体多肽片段。

（1）木瓜蛋白酶水解片段：木瓜蛋白酶从铰链区的近N端，将抗体水解为2个完全相同的抗原结合片段（fragment of antigen binding，Fab）和1个可结晶片段（fragment crystallizable，Fc）。Fab由一条完整轻链V_L、C_L和一条重链的V_H、C_H1结构域组成，只与单个抗原表位结合（单价）。Fc由一对C_H2和C_H3结构域组成，无抗原结合活性，是抗体与效应分子或细胞表面Fc受体相互作用的部位。

（2）胃蛋白酶水解片段：胃蛋白酶在铰链区的近C端将抗体水解为1个F(ab')$_2$片段和一些小片段pFc'。F(ab')$_2$由2个Fab及铰链区组成，因此为双价，可同时结合两个抗原表位。由于F(ab')$_2$片段保留了结合抗原的生物学活性，又避免了Fc段免疫原性可能引起的副作用，因此被广泛用作生物制品制备，如白喉抗毒素、破伤风抗毒素经胃蛋白酶水解后精制提纯的制品。pFc'最终被降解，无生物学作用。

（二）抗体的多样性和免疫原性

1. 抗体的多样性　自然界中抗原种类繁多，每种抗原分子结构复杂，常含有多种不同的抗原表

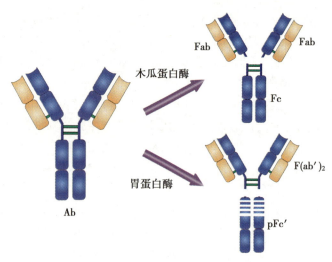

图 8-4　抗体分子的水解片段示意图

木瓜蛋白酶作用于铰链区二硫键所连接的两条重链近 N 端,将抗体裂解为 2 个完全相同的 Fab 段和 1 个 Fc 段。胃蛋白酶作用于铰链区二硫键所连接的两条重链近 C 端,将抗体水解为 1 个大片段 F(ab')₂和多个小片段 pFc'。

位。这些抗原刺激机体产生的抗体总数是巨大的,包括针对各抗原表位的特异性抗体,以及针对同一抗原表位的不同类型的抗体。尽管所有的抗体均由 V 区和 C 区组成,但不同抗原甚至同一抗原刺激 B 细胞所产生的抗体在特异性以及类型等方面均不尽相同,呈现出明显的多样性。

2. 抗体的免疫原性　抗体既可与相应的抗原发生特异性结合,其本身又具有免疫原性,能激发机体对其产生特异性免疫应答。根据抗原表位,抗体的免疫原性可分为:同种型、同种异型和独特型(图 8-5)。

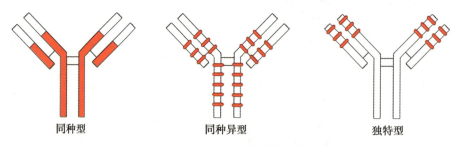

同种型　　　　　同种异型　　　　　独特型

图 8-5　抗体分子的同种型、同种异型和独特型示意图

抗体分子存在三种不同的血清型:同种型,指同一种属所有个体抗体分子共有的抗原特异性标志,其表位存在于抗体的 C 区;同种异型,指同一种属不同个体间抗体分子所具有的不同的抗原特异性标志,其表位广泛存在于抗体的 C 区;独特型,指每个抗体分子所特有的、存在于 V 区的抗原特异性标志。图中红色区域代表抗体分子中三种血清型抗原表位所在部位。

(1)同种型:不同种属来源的抗体分子对异种动物来说具有免疫原性,可刺激异种动物(或人)产生针对该抗体的免疫应答。这种存在于同种抗体分子中的抗原表位即为同种型(isotype),是同一种属所有个体抗体分子共有的抗原特异性标志,为种属型标志,主要存在于抗体的 C 区以及 V 区的框架区。例如:所有人的 IgM 均具有相同的同种型抗原表位,因此,若以某人的 IgM 免疫大鼠,可获得种属特异性大鼠抗人类 IgM C 区同种型抗原表位的抗体。

(2)同种异型:同一种属不同个体来源的抗体分子也具有免疫原性,来自某个体的抗体可刺激其他个体产生特异性免疫应答。这种存在于同一种属不同个体抗体中的抗原表位为同种异型(allotype),是同一种属不同个体间抗体分子所具有的不同抗原特异性标志,为个体型标志,存在于抗体的 C 区。

（3）独特型：即使是同一个体来源的抗体分子，其免疫原性也不尽相同，称为独特型（idiotype，Id）。独特型是每个抗体分子所特有的抗原特异性标志，是由存在于 V 区中高变区的特定的抗原表位，即独特位（idiotope）决定的（见图 8-5）。独特型在异种、同种异体甚至同一个体内均可刺激产生相应抗体，即抗独特型抗体（anti-idiotype antibody，AId）。

二、B 细胞受体复合物

B 细胞表面最重要的分子是 BCR 复合物。BCR 复合物由识别和结合抗原的 BCR 和传递抗原刺激信号的 Igα/Igβ（CD79a/CD79b）异二聚体组成（图 8-6）。

1. BCR　BCR 是表达在 B 细胞膜表面的膜型 Ig（membrane Ig，mIg），是 B 细胞的特异性标志，也是 B 细胞特异性识别、结合并摄取抗原的分子基础。成熟 B 细胞同时表达 mIgM 和 mIgD。mIg 以单体形式存在，通过 V 区特异性结合抗原，但由于其胞质区很短，不能直接将抗原刺激的信号传递到 B 细胞内，需要其他分子的辅助来完成 BCR 结合抗原后信号的传递。在抗原刺激下，B 细胞活化、增殖，最终分化为浆细胞，浆细胞不表达 mIg。

2. Igα/Igβ（CD79a/CD79b）　CD79a 和 CD79b 胞外段均包含 Ig 结构域，属于免疫球蛋白超家族，有胞外区、跨膜区和相对较长的胞质区。CD79a 和 CD79b 在胞外区的近胞膜处借二硫键相连，构成二聚体。CD79a/CD79b 和 mIg 的跨膜区均有极性氨基酸，借静电吸引而组成稳定的 BCR 复合物。CD79a/CD79b 胞质区有一段含酪氨酸的保守序列，称为免疫受体酪氨酸激活基序（immunoreceptor tyrosine-based activation motif，ITAM），当其中的酪氨酸被磷酸化后可以通过募集下游信号分子，转导抗原与 BCR 结合所产生的活化信号。

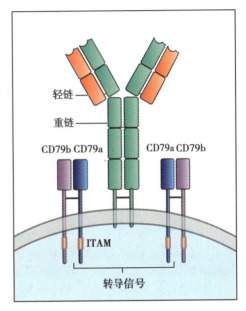

图 8-6　BCR 复合物结构模式图

BCR 与 CD79a/CD79b 二聚体相联，组成 BCR 复合物。mIg 识别抗原后产生的第一信号由 CD79a/CD79b 胞质区的 ITAM 向细胞内传递。

三、B 细胞共受体复合体

B 细胞表面能够与 BCR 共同结合抗原并增强抗原活化信号的受体，称为共受体（co-receptor）。B 细胞共受体由 CD19、CD21 及 CD81 非共价相联组成（图 8-7），CD21 与 CD19 彼此关联，CD81 稳定 CD21 和 CD19 结构。当 BCR 结合抗原后，CD21（即 CR2）与包被在抗原上的补体裂解产物 C3d（或 C3dg）结合，带动 CD19 一起转移至 BCR 周围；活化的 BCR 促进 CD19 胞内段磷酸化，进而招募下游信号分子传递活化信号。B 细胞共受体与 BCR 共同结合抗原可以显著增强 BCR 传递的抗原信号，显著提高 B 细胞对抗原刺激的敏感性。

此外，CD19 也是 B 细胞的特征性表面标记，可作为 B 细胞白血病免疫治疗的靶点，可以单独存在。CD21 也是 EB 病毒受体，与

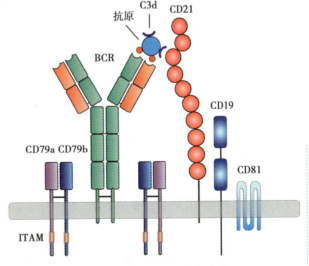

图 8-7　B 细胞共受体复合体

B 细胞共受体复合体由 CD19、CD21 及 CD81 非共价相联组成。

EB 病毒选择性感染 B 细胞有关。

四、共刺激分子

抗原与 BCR 结合,所产生的信号经由 CD79a/CD79b 和 CD19 转导至细胞内,此即为 B 细胞活化的第一信号。但仅有第一信号不足以使 B 细胞活化,还需要第二信号(共刺激信号)。第二信号主要由 Th 细胞和 B 细胞表面的共刺激分子(co-stimulatory molecule)间的相互作用产生。在共刺激信号的作用下,B 细胞活化增殖产生适应性体液免疫应答。而作为 APC,B 细胞可以通过共刺激分子促进 T 细胞的增殖。

1. CD40　CD40 属于肿瘤坏死因子受体超家族(tumor necrosis factor receptor superfamily, TNFRSF),组成性地表达于成熟 B 细胞。CD40 的配体 CD40L(即 CD154)表达于活化 T 细胞。CD40 与 CD40L 的结合是 B 细胞活化的最重要的第二信号,对 B 细胞分化成熟和抗体产生发挥重要的作用。

2. CD80 和 CD86　CD80(B7-1)和 CD86(B7-2)在静息 B 细胞不表达或低表达,在活化 B 细胞表达增强,它与 T 细胞表面的 CD28 或 CTLA-4 相互作用,向 T 细胞传递共刺激信号。CD28 提供 T 细胞活化的最重要的第二信号,CTLA-4 向 T 细胞提供抑制信号。

五、其他表面分子

1. 黏附分子　Th 细胞对 B 细胞的辅助以及 B 细胞向 T 细胞提呈抗原均需要细胞间的接触,黏附分子在此过程中发挥重要作用。表达于 B 细胞的黏附分子有 ICAM-1(CD54)、LFA-1(CD11a/CD18)等,这些黏附分子也具有共刺激作用。

2. CD20　表达于除浆细胞外的各发育阶段的 B 细胞,可调节钙离子跨膜流动,从而调控 B 细胞的增殖和分化,常被作为 B 细胞淋巴瘤治疗性单抗识别的靶分子。

3. CD22　特异性表达于 B 细胞,其胞内段含有免疫受体酪氨酸抑制基序(immunoreceptor tyrosine-based inhibition motif,ITIM),可以向胞内传递抑制信号,是 B 细胞的抑制性受体,能负调节 CD19/CD21/CD81 共受体信号。

4. CD32　有 a、b 两个亚型,其中 CD32b 即 FcγRⅡB,通过结合抗原-抗体复合物与 BCR 交联,负反馈调节 B 细胞活化及抗体的分泌。

5. MHC　B 细胞表达 MHCⅠ类和Ⅱ类分子。B 细胞是专职性抗原提呈细胞,可借助 BCR 高效摄取可溶性抗原,并经外源性抗原提呈途径向 Th 细胞提呈抗原肽-MHCⅡ类分子复合物。B 细胞活化后 MHCⅡ类分子的表达增加。此外,Th2 细胞分泌的细胞因子也能促进 B 细胞 MHCⅡ类分子的表达,增强 B 细胞提呈抗原的作用。

6. 细胞因子受体　活化的 B 细胞表达多种细胞因子受体,如 IL-4、IL-5、IL-6 的受体等。B 细胞受到相应细胞因子刺激后,细胞因子受体传递信号,促进 B 细胞的活化、增殖和分化。

7. 丝裂原受体　B 细胞表达丝裂原受体,被丝裂原刺激后克隆扩增。人 B 细胞丝裂原包括葡萄球菌 A 蛋白(staphylococcal protein A,SPA)和商陆丝裂原(pokeweed mitogen,PWM)。革兰氏阴性菌细胞壁的脂多糖(lipopolysaccharide,LPS)是小鼠 B 细胞丝裂原。

第二节 ┃ B 细胞的发育和分化

哺乳动物的 B 细胞大多数来源于骨髓多能造血干细胞,在骨髓里经历祖 B 细胞、前 B 细胞、未成熟 B 细胞等主要发育阶段后进入外周免疫器官或组织,分化为成熟 B 细胞,最终在抗原刺激下活化、增殖分化为产生抗体的浆细胞和记忆 B 细胞,行使体液免疫功能。

一、骨髓微环境与 B 细胞的发育和分化

骨髓为 B 细胞的发育提供必需的微环境。骨髓基质细胞(stromal cell)表达黏附分子,与发育早期 B 细胞表面的黏附分子受体结合,为 B 细胞发育提供必需信号。同时,基质细胞分泌细胞因子,促

进 B 细胞发育成熟,其中基质细胞产生的 IL-7 及干细胞因子(stem cell factor,SCF)等均在 B 细胞发育中发挥关键作用。

在骨髓微环境中 B 细胞完成基因重排和阴性选择两件大事:通过基因重排,B 细胞表达功能性 BCR,获得接受抗原信号的能力;通过阴性选择(negative selection),B 细胞获得自身免疫耐受。

二、Ig 基因重排

编码 Ig 的基因群在胚系阶段是分隔存在的,必须经过基因重排(gene rearrangement)才能表达数量巨大、能识别特异性抗原的 BCR 和抗体。通过基因重排表达功能性 BCR 是 B 细胞在骨髓发育中的第一个关键事件,只有基因重排成功并表达功能性 BCR 的未成熟 B 细胞才能存活(称为阳性选择)。同时,基因重排也是机体形成多样性 B 细胞库的基础。BCR 和 TCR 基因结构及重排机制十分相似。

1. **BCR 编码基因** 人 Ig 的编码基因分别位于不同染色体,其中重链基因位于第 14 号染色体长臂,由多个编码可变区的 V 基因片段(variable gene segment of heavy chain,V_H)、D 基因片段(diversity gene segment of heavy chain,D_H)和 J 基因片段(joining gene segment of heavy chain,J_H)以及编码恒定区的 C 基因片段(constant gene segment of heavy chain,C_H)组成。重链 C 基因片段有 9 个,分别编码 μ 链、γ 链、α 链、δ 链和 ε 链的 C 区。人 Ig 轻链 κ 基因和 λ 基因分别定位于第 2 号染色体短臂和第 22 号染色体长臂,由多个编码 V 区的 V、J 基因片段和编码 C 区的基因片段组成;$C_κ$ 基因片段数只有 1 个,$C_λ$ 基因片段数有 4 个(图 8-8)。

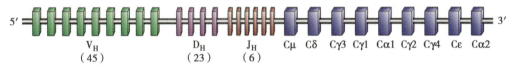

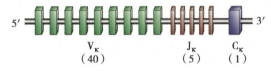

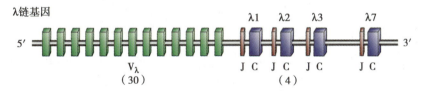

图 8-8 人 Ig 重链和轻链的胚系基因结构示意图

人 BCR 重链(H 链)和轻链(L 链)均由可变区基因和恒定区基因片段组成。其中 H 链可变区基因由 V 基因片段(V_H)、D 基因片段(D_H)和 J 基因片段(J_H)组成;而 L 链可变区基因由 $V_κ$ 和 $J_κ$ 或者 $V_λ$ 和 $J_λ$ 基因片段组成(注:图中括号内为基因片段数)。

2. **BCR 基因重排** Ig 胚系基因中分隔排列的 V、D、J 或 V、J 基因片段只有通过基因重排形成 V-D-J(重链)或 V-J(轻链)连接后,再与 C 基因片段连接,才能编码完整的 Ig 多肽链,进一步加工组装成有功能的 V 基因。Ig V 区基因重排由一系列重组酶完成,主要包括由重组激活基因(recombination activating gene,RAG)编码的 RAG 重组酶(recombinase)和末端脱氧核苷酸转移酶(terminal deoxynucleotidyl transferase,TdT)。RAG 识别位于 V(D)J 基因片段两端的保守序列并切割后,TdT 与 DNA 修复酶协作,通过 DNA 连接、修复等过程将随机选择的 1 个 V 片段、1 个 D 片段(轻链无 D 片段)和 1 个 J 片段重排在一起,形成 V(D)J 连接,成为编码 V 区的外显子;并通过转录及 RNA 剪接与 C 区连接,最终表达为有功能的 BCR(图 8-9)。

动画

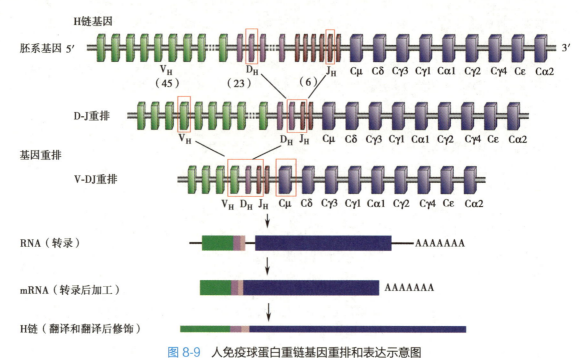

图 8-9　人免疫球蛋白重链基因重排和表达示意图

重链胚系基因经过重排先形成 D-J 连接,然后发生 V-DJ 连接,编码功能性 V 区基因。

　　Ig 胚系基因重排的发生具有明显的程序化。当骨髓多能造血干细胞分化为祖 B 细胞时首先启动 Ig 重链的重排,先 D-J 重排,再 V-DJ 重排,一旦重链重排成功,标志着祖 B 细胞分化为前 B 细胞;随后启动轻链重排;一旦轻链重排完成,并与重链成功配对,则标志着前 B 细胞分化为未成熟 B 细胞,细胞表面可表达完整的 mIgM。经过 Ig 胚系基因重排,B 细胞的 DNA 序列与其他体细胞有很大不同,这是存在于 B 细胞和 T 细胞中独特的生物学现象。

　　3. 等位排斥和同种型排斥　基因重排过程中一条染色体上的重链(或轻链)基因重排成功后,抑制另一条同源染色体上重链(或轻链)基因的重排,称为等位排斥(allelic exclusion)。轻链重排过程中,κ 轻链基因重排成功后抑制 λ 轻链基因的重排,即只有在 κ 基因重排失败后才会启动 λ 基因重排,称为同种型排斥(isotype exclusion)。因此,一个 B 细胞克隆只表达一种 BCR,产生一种抗体,且每种抗体具有完全相同的两条轻链和完全相同的两条重链,保证了 B 细胞介导的特异性体液免疫应答。

三、B 细胞在骨髓发育过程中的阴性选择

动画

　　当未成熟 B 细胞表面的 mIgM 与骨髓中的多价自身抗原高亲和力结合,未成熟 B 细胞将重新激活 RAG 启动新的基因重排,改变 BCR 特异性,这一过程称为受体编辑(receptor editing)。如果受体编辑后仍不能排除自身反应性 BCR,则导致细胞凋亡,即克隆清除(clonal deletion)。在某些情况下,未成熟 B 细胞与自身抗原低亲和力结合可引起 mIgM 表达的下调,这类细胞虽然可以进入外周免疫器官,但对抗原刺激不产生应答,称为失能(anergy)。上述过程即阴性选择。通过阴性选择,B 细胞形成了对自身抗原的中枢免疫耐受,到达外周淋巴组织后仅被外来抗原激活,产生体液免疫应答。

四、B 细胞的发育阶段

动画

　　根据细胞表面标志及 Ig 基因表达特点,B 细胞的发育过程分为如下阶段(图 8-10)。

　　1. 祖 B(pro B)细胞　淋巴系干细胞发育为祖 B 细胞,开始重链基因重排。首先形成 D-J 基因(早期 pro B),然后 V 基因与 DJ 基因重排,形成 V-D-J 基因(晚期 pro B)。同时,pro B 细胞开始表达 CD79a/CD79b 异源二聚体。CD79a/CD79b 是 BCR 复合物的组成部分,主要介导抗原刺激后的信号传递。

　　2. 前 B(pre B)细胞　重排成功的 V_H 基因通过转录、剪接,表达 μ 链,并与替代轻链(surrogate light chain)共同表达在细胞膜上,形成前 B 细胞受体(pre BCR),进入 pre B 阶段,称为大 pre B 细胞。

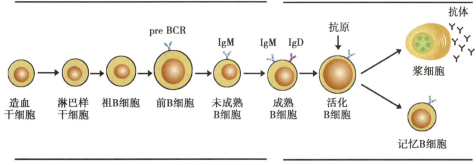

图 8-10　B 细胞的发育阶段

B 细胞在骨髓中经历祖 B 细胞、前 B 细胞、未成熟 B 细胞,获得功能性 BCR 和中枢耐受,进而在外周淋巴器官完全成熟,并分化为浆细胞和记忆 B 细胞。

在此阶段,pre BCR 通过 CD79a/CD79b 传递信号抑制另一条重链基因的重排(等位基因排斥),并促进 B 细胞的增殖,进一步发育成为小 pre B 细胞。小 pre B 细胞开始发生轻链基因 V-J 重排,但依然不能表达功能性 BCR。

3. 未成熟 B(immature B)细胞　重排成功的轻链与 μ 链组装,在细胞膜上表达完整的 BCR(mIgM),成为未成熟 B 细胞。此阶段若受抗原刺激,则引发受体编辑或克隆清除(阴性选择),形成中枢免疫耐受。

4. 成熟 B(mature B)细胞　经历阴性选择后,未成熟 B 细胞进入外周免疫器官继续发育,其重链基因通过转录、RNA 拼接,表达 δ 链,与轻链组装后表达 mIgD,成为成熟 B 细胞,又称初始 B 细胞(naïve B cell)。成熟 B 细胞同时表达 mIgM 和 mIgD,其可变区完全相同。

成熟 B 细胞在外周免疫器官中接受抗原刺激后活化、增殖,进一步分化成熟为浆细胞和记忆 B 细胞。

五、BCR 及抗体多样性产生的机制

B 细胞在骨髓中通过基因重排形成了数量庞大的、可以针对各种抗原的不同 Ig。个体中所有的抗原特异性不同 Ig 的总和,称为 Ig 库(Ig repertoire)或抗体/BCR 库(antibody/BCR repertoire)。BCR 及抗体多样性产生的机制主要包括组合多样性、连接多样性、受体编辑和体细胞高频突变。TCR 同样具有庞大的多样性,以类似的机制产生多样性。

1. 组合多样性　组合多样性(combinatorial diversity)指在免疫球蛋白 V、(D)、J 基因片段重排时,分别在众多 V、(D)、J 基因片段中仅取用 1 个,众多的基因重排组合产生了众多 V 区基因片段的组合。以人类 Ig 重链 V 区为例,其排列组合的种类可达 45(VH)×23(DH)×6(JH)=6 210 种之多。以此类推,Vκ 和 Vλ 的 V、J 基因片段的组合种类分别达 200 种和 120 种。理论上 Ig V 区基因片段的组合加上轻重链组合后的多样性约为 $1.9×10^6$。

2. 连接多样性　V-(D)-J 基因片段进行连接时会发生插入、替换或缺失核苷酸的情况,从而产生新的序列,称为连接多样性(junctional diversity)。通过在连接 DNA 断端插入、替换或缺失核苷酸,导致密码子错位或移位,增加多样性。此外,TdT 以模板非依赖形式在连接片段随机插入一段核苷酸(N 序列),显著增加了 BCR 和 Ig 的多样性。

3. 受体编辑　受体编辑(receptor editing)指一些完成基因重排并成功表达 BCR(mIgM)的 B 细胞识别自身抗原后未被克隆清除,而是发生 RAG 基因重新活化,导致轻链 VJ 再次重排,合成新的轻链,替代自身反应性轻链,从而使 BCR 获得新的特异性。若受体编辑不成功,则该细胞凋亡。受体编辑使 BCR 的多样性进一步增加。

4. 体细胞高频突变　成熟的 B 细胞进入外周淋巴器官生发中心接受抗原刺激后,其编码 V 区 CDR 部位的基因序列发生碱基的高频率点突变,称为体细胞高频突变(somatic hypermutation)。体

细胞高频突变不仅能增加抗体的多样性,而且可导致抗体的亲和力成熟。而 TCR 没有体细胞高频突变。

第三节 | B 细胞的分类与功能

按照不同的分类方法,B 细胞可分为多个亚群,不同亚群具有各自独特的生理功能。

一、根据活化阶段分类

1. 初始 B 细胞　初始 B 细胞是指从未接受过抗原刺激的 B 细胞。初始 B 细胞能够接受抗原刺激并活化,分化成为记忆 B 细胞或浆细胞。

2. 记忆 B 细胞　初始 B 细胞接受初次抗原刺激后在生发中心分化成为记忆 B 细胞。记忆 B 细胞比初始 B 细胞具有更长的存活周期。记忆 B 细胞能响应相同抗原的再次刺激,产生更迅速、更高效、更特异的体液免疫。

3. 效应 B 细胞　效应 B 细胞又称浆细胞(plasma cell),由经抗原激活的初始 B 细胞或记忆 B 细胞分化而成。浆细胞是抗体的主要来源,它通过分泌抗体介导体液免疫的发生。

二、根据发育途径分类

根据发育途径的不同,B 细胞分为 B1 细胞和 B2 细胞。

1. B1 细胞　B1 细胞最初由胎肝中的造血干细胞发育而来,约占 B 细胞总数的 5%~10%,主要定居于腹膜腔、胸膜腔和肠道黏膜固有层中。小鼠 B1 细胞表面标志为 CD5 分子,人 B1 细胞表达 CD20 和 CD27。B1 细胞具有自我更新(self-renewal)能力,发挥类似固有免疫细胞的功能,在免疫应答的早期发挥作用,尤其在腹膜腔等部位能对微生物感染迅速反应,产生 IgM 抗体,构成了机体免疫的第一道防线。

B1 细胞表达的 Ig 可变区相对保守,主要针对碳水化合物(如细菌多糖等)产生较强的应答,无需 Th 细胞的辅助,不发生抗体类别转换,只能产生 IgM 类抗体。B1 细胞表达的低亲和力 IgM 能与多种不同的抗原表位结合,表现为多反应性(polyreactivity)。在无明显外源抗原刺激的情况下,B1 细胞能自发分泌针对微生物脂多糖和某些自身抗原的 IgM,即天然抗体(natural antibody),与自身免疫病的发生有关。慢性淋巴细胞白血病(chronic lymphocytic leukemia)中的 B 细胞均表达 CD5,一般认为其来源于 B1 细胞。

2. B2 细胞　由骨髓多能干细胞分化而来的 B 细胞称为 B2 细胞。B2 细胞完成在骨髓中的发育后进入外周淋巴器官,根据其定位不同,分为滤泡 B 细胞(follicular B,FOB)和边缘区 B 细胞(marginal zone B,MZB)。FOB 细胞定位于外周淋巴器官的滤泡区,是 B 细胞的主要亚群,约占外周淋巴细胞的 20%。在抗原刺激和 Th 细胞的辅助下,FOB 细胞最终分化成浆细胞或记忆 B 细胞,产生抗体,行使体液免疫功能。

MZB 细胞定位于脾脏边缘窦区,约占脾脏 B 细胞总数的 5%。MZB 细胞表达 mIgM 和高水平的 CD21,可以迅速应对血液中的微生物,并快速分化成短寿命的浆细胞。与 B1 细胞相似,MZB 细胞只能产生较少多样性的 IgM 抗体,可以对多糖类抗原反应产生天然抗体。

本章思维导图

本章目标测试

? 思考题

1. 试述 B 细胞的胚系基因结构及其基因重排机制。
2. 试述 B 细胞的主要表面分子及其与功能的关系。
3. 试述 B 细胞的不同分类标准和该分类下 B 细胞的亚群组成。
4. 试述抗体的结构及抗体的免疫原性。

(马春红)

第九章 | B 淋巴细胞和抗体介导的体液免疫应答

进入机体的病原体及其抗原成分诱导抗原特异性 B 细胞活化、增殖并最终分化为浆细胞,分泌特异性抗体进入体液。抗体通过中和作用、调理作用和对补体的活化作用等阻止机体内病原体的吸附、感染,因此体液免疫应答在机体的防御中发挥关键的作用。

第一节 | B 细胞对 TD 抗原的免疫应答

对人体来说,绝大多数抗原都是胸腺依赖性抗原(TD 抗原),B 细胞对 TD 抗原的应答需要 CD4⁺Th 细胞的辅助。

一、B 细胞对 TD 抗原的识别

(一)抗原的捕获和向 B 细胞的传递

外周淋巴组织(脾脏、淋巴结、黏膜淋巴组织)是 B 细胞居留和接触抗原的部位,B 细胞自身能捕获抗原,但效率较低,主要是由巨噬细胞、滤泡树突状细胞(follicular dendritic cell,FDC)捕获颗粒性抗原之后传递给 B 细胞,树突状细胞(DC)也可以向 B 细胞提供捕获的完整抗原。来自组织部位的大多数抗原通过引流淋巴管被运输至淋巴结,进入淋巴结的被膜下窦。较小的抗原(通常小于70kD),通过被膜下窦和下方滤泡之间延伸的导管进入 B 细胞区,或通过被膜下窦底部的缝隙直接扩散到滤泡中。较大的颗粒性抗原通过淋巴液流入淋巴结,或通过血流进入脾脏,其中大部分结合补体片段 C3d(或 C3dg),被 FDC 或巨噬细胞表面的补体受体 CR1 和 CR2 捕获,滞留在淋巴滤泡内,传递给初始 B 细胞。

(二)BCR 对抗原的识别

BCR 是 B 细胞特异性识别抗原的受体。BCR 对抗原的识别与 TCR 识别抗原不同:BCR 对抗原的识别不需 APC 的加工和提呈,无 MHC 限制性。提供给 B 细胞识别的 TD 抗原一般具有完整的天然构象。

二、B 细胞活化需要的信号

与 T 细胞相似,B 细胞活化也需要双信号:特异性抗原提供第一信号启动 B 细胞活化,而共刺激分子提供的第二信号促使 B 细胞完全活化。

(一)B 细胞活化的第一信号

1. BCR 复合体对抗原信号的传递 BCR 与抗原表位特异性结合后,提供 B 细胞活化的第一信号。由于 BCR 重链胞质区短,自身不能传递信号,需经 BCR 复合物中的 CD79a/CD79b 将信号转导入 B 细胞内。与 CD3 类似,CD79a/CD79b 胞质区存在 ITAM。BCR 结合抗原表位后触发 Blk 等 Src 家族酪氨酸激酶被激活,并使 CD79a/CD79b 胞质区的 ITAM 磷酸化。随后 Syk 等酪氨酸激酶被募集、活化,启动信号转导的级联反应。活化信号经过蛋白激酶 C(PKC)、丝裂原激活蛋白激酶(MAPK)及钙调蛋白等信号通路继续转导并最终激活 NF-κB 和 NFAT 等转录因子,启动与 B 细胞活化、增殖、分化相关基因的表达(图 9-1)。

0901

动画

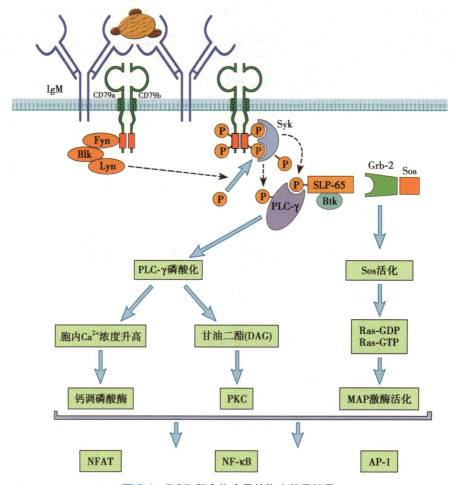

图 9-1 BCR 复合物介导的胞内信号转导

抗原被 BCR 识别后,与 CD79a/CD79b 胞内区相联的 Blk 等 Src 家族酪氨酸激酶活化,使 CD79a/CD79b 胞内段的 ITAM 酪氨酸残基被磷酸化,即募集并活化 Syk,进而启动细胞内信号转导的级联反应。

2. BCR 共受体对信号的增强 补体活化的裂解片段 C3d 等可以与抗原结合。被具有调理作用的补体片段如 C3d 标记过的抗原,可以理解为抗原被固有免疫系统打上"危险"标签,将会被 BCR 更有效识别。成熟 B 细胞表面的 CD19/CD21/CD81 以非共价键组成 BCR 共受体复合物。CD21 自身不传递信号,但能识别与 BCR 捕获抗原结合的 C3d,并通过交联 CD19 向胞内传递信号。CD19 的胞质区有多个保守的酪氨酸残基,能募集 Lyn、Fyn 等多个含有 SH2 结构域的信号分子。CD81 为 4 次跨膜分子,其主要作用可能是连结 CD19 和 CD21,稳定 CD19/CD21/CD81 复合物。补体受体作为 BCR 共受体,其转导的信号加强了由 BCR 复合物转导的信号,明显降低了抗原激活 B 细胞的阈值,从而显著提高 B 细胞对抗原刺激的敏感性(图 9-2)。研究表明,共受体可增强 B 细胞活化信号 1 000 倍以上。

(二) B 细胞活化的第二信号

滤泡中初始 B 细胞的 BCR 识别被巨噬细胞等传递的抗原(B 细胞表位),为 B 细胞活化提供第一信号。树突状细胞提呈的抗原肽(T 细胞表位)与 MHC Ⅱ 类分子形成的复合物(peptide MHC Ⅱ complex,pMHC Ⅱ),在 T 细胞区激活初始 CD4[+]Th 细胞。活化的 T 细胞向滤泡迁移成为滤泡辅助 T 细胞(Tfh 细胞),与活化的 B 细胞靠近,并在滤泡边缘相互作用。B 细胞内化 BCR 所结合的抗原,并对抗原进行加工,形成抗原-MHC Ⅱ类分子复合物,提呈给抗原特异性 Tfh 细胞识别(与树突状细胞激活初始 T 细胞的抗原表位相同),Tfh 细胞为 B 细胞活化提供第二信号。

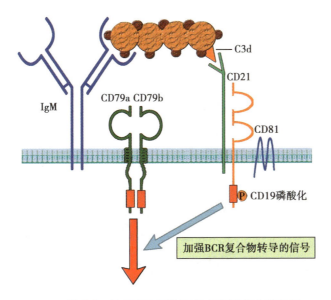

图 9-2　B 细胞共受体在 B 细胞活化中的作用

BCR 识别抗原后经 CD79a/CD79b 转导 B 细胞活化的第一信号。同时，抗原可经补体片段 C3d 与补体受体 CD21 连接，进一步促进 CD19/CD21/CD81 复合物中的 CD19 磷酸化，加强 B 细胞的活化信号。

　　B 细胞活化的第二信号又称共刺激信号，由 Tfh 细胞与 B 细胞表面多对共刺激分子相互作用产生，其中最重要的是 CD40/CD40L。CD40 组成性表达在 B 细胞、单核细胞和 DC 表面；CD40L 则表达在活化的 Tfh 细胞表面。CD40L 与 CD40 相互作用，向 B 细胞传递活化的第二信号。在对 TD 抗原进行免疫应答的过程中，与 T 细胞类似，如果只有第一信号没有第二信号，B 细胞不仅不能活化，反而会进入失能的状态。

（三）T 细胞辅助 B 细胞活化的机制

　　蛋白抗原对特异性 B 细胞和 T 细胞的同时激活，诱导它们相互接近。抗原反应性 T 细胞和 B 细胞的频率大约是 $1/10^6$ 至 $1/10^5$，B 细胞和 T 细胞必须找到彼此并相互作用，这在一定程度上是通过抗原识别后细胞调节运动来实现的。辅助性 T 细胞下调趋化因子受体 CCR7，增加 CXCR5 的表达，从而离开 T 细胞区域向滤泡迁移，以响应滤泡中的 FDC 和其他细胞分泌的 CXCL13。抗原被 BCR 识别后触发反应，B 细胞降低 CXCR5 表达，增加 CCR7 的表达，由于 T 细胞已存在高浓度的 CCR7、配体 CCL19 和 CCL21，使得活化的 B 细胞向 T 细胞区迁移。这些变化的最终结果是抗原特异性的 T 细胞和 B 细胞相互吸引，触发 T 细胞依赖性的 B 细胞活化过程。

　　T、B 细胞间的作用是双向的：一方面 B 细胞可作为 APC 加工、提呈 pMHCⅡ复合物活化 Th 细胞，诱导 Tfh 细胞表达多种膜型分子和细胞因子。另一方面活化的 T 细胞表达 CD40L，为 B 细胞提供活化的第二信号，CD40/CD40L 结合可诱导静止期 B 细胞进入细胞增殖周期；活化 T 细胞分泌的细胞因子诱导 B 细胞进一步增殖和分化。T 和 B 细胞经 TCR 和 pMHCⅡ复合物特异性结合后，多个黏附分子对形成免疫突触（immunological synapse）（图 9-3），促使 T、B 细胞结合更牢固，并使 Tfh 细胞分泌的细胞因子局限在突触部位，高效协助 B 细胞进一步增殖、产生抗体类别转换及亲和力成熟，以及分化为浆细胞产生抗体或分化为记忆 B 细胞。

　　活化 B 细胞表达多种细胞因子受体，在 Tfh 细胞分泌的细胞因子（如 IL-4、IL-5、IL-21）作用下大量增殖。细胞因子诱导的 B 细胞增殖是 B 细胞形成生发中心和继续分化的基础。

三、B 细胞的增殖和分化

　　经双信号刺激完全活化的 B 细胞具备增殖和继续分化的能力。活化的 B 细胞在外周淋巴器官的 T、B 细胞区交界处形成初级聚合灶（primary focus），B 细胞可直接在初级聚合灶中分化为浆母细胞

动画

分泌抗体,也可迁移至淋巴滤泡形成生发中心,并经历体细胞高频突变、Ig 亲和力成熟和类别转换,分化为浆细胞或记忆 B 细胞。

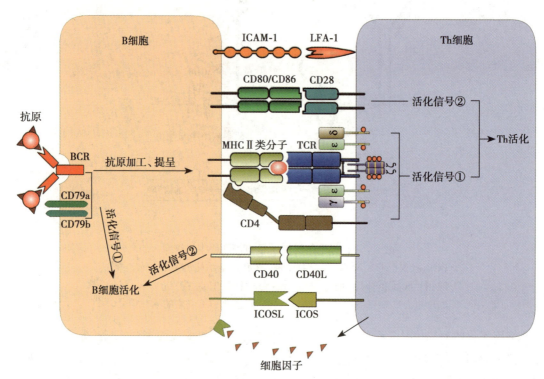

图 9-3 B 细胞与 Th 细胞的相互作用

BCR 识别并结合抗原,抗原-抗体复合物内化,抗原被加工成抗原肽后与 MHC Ⅱ类分子形成复合物,提呈给 T 细胞的 TCR,产生 T 细胞活化的第一信号。B 细胞识别抗原后表达 CD80/CD86 分子,与 T 细胞表面的 CD28 结合提供 T 细胞活化的第二信号。活化的 Tfh 细胞表达 CD40L,与 B 细胞表面组成性表达的 CD40 结合,产生 B 细胞活化的第二信号。活化的 Tfh 细胞分泌 IL-4、IL-21 等多种细胞因子,诱导活化 B 细胞的分化和抗体的产生。

(一) B 细胞的滤泡外增殖和分化

在 B 细胞和 T 细胞初次接触活化 2～3 天后,B 细胞下调 CCR7 的表达,离开 T、B 细胞交界区,向滤泡间区、边缘窦(脾脏)或 T 细胞区与髓质交界处(淋巴结)迁移。在这些区域内,B 细胞经过进一步增殖和分化,形成初级聚合灶,一般在感染初次免疫应答 5 天后形成。部分 B 细胞在滤泡外初级聚合灶中分化成为浆母细胞(plasmablast)并分泌抗体,介导早期的体液免疫应答,抗体进入血液循环中限制感染的传播。在这些聚合灶中产生的少量抗体可能有助于形成免疫复合物(包含抗原、抗体,可能还有补体),这些复合物被淋巴滤泡中的 FDC 捕获,然后 FDC 释放趋化因子,将少数活化的 B 细胞从滤泡外聚合灶吸引到滤泡中,启动生发中心反应。同时也有助于 Th 细胞分化为 Tfh 细胞并向淋巴滤泡中迁移,这也是生发中心形成所必需的。

(二) B 细胞在生发中心的增殖和分化

动画

1. 生发中心的结构 具有生发中心的淋巴滤泡称为次级淋巴滤泡。生发中心(germinal center)主要由活化 B 细胞快速分裂增殖所形成。生发中心反应一般发生在 B 细胞反应后约 4～7 天,其中分裂能力强、扩增速度快的 B 细胞被称为中心母细胞(centroblast),紧密集聚,在光镜下透光度低,形成暗区(dark zone)。中心母细胞分裂增殖产生的子代细胞称为中心细胞(centrocyte),其分裂速度减慢或停止且体积较小,细胞较为松散,在光镜下透光度高,形成明区(light zone),也是 B 细胞与 FDC、Tfh 细胞相互作用的区域(图 9-4)。在明区,中心细胞在 FDC 和 Tfh 细胞协同作用下继续分化,经过亲和力选择,只有表达高亲和力 mIg 的 B 细胞才能继续分化发育,不能结合 FDC 表面的抗原进而无法将抗原提呈给 Tfh 细胞继而获取第二信号的 B 细胞在明区发生凋亡。在这里,B 细胞最终分化成浆细胞产生抗体,或分化成记忆 B 细胞。

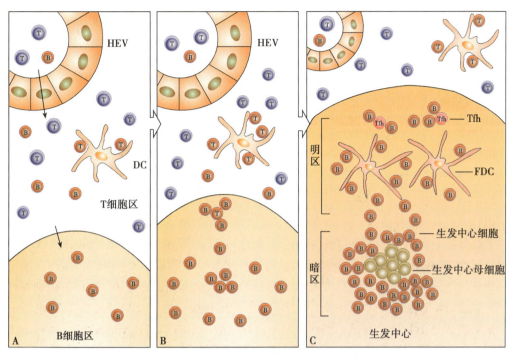

图 9-4　B 细胞的活化及生发中心的形成

T、B 细胞经高内皮微静脉(HEV)进入外周淋巴器官的 T 细胞区和 B 细胞区,相互作用的 T、B 细胞进入 B 细胞区,分裂增殖形成生发中心。生发中心暗区为中心母细胞紧密聚集形成,明区为生发中心 B 细胞与 FDC、Tfh 细胞相互作用区域。

2. FDC 的作用　在上述过程中,B 细胞需要和 FDC、Tfh 细胞相互作用。FDC 仅在淋巴滤泡中发现,不表达 MHC Ⅱ类分子,并且其不来源于骨髓中的祖细胞。FDC 表达补体受体(CR1、CR2 和CR3)和 Fc 受体,这些分子参与捕获和提供抗原,帮助完成生发中心 B 细胞的选择过程。

3. Tfh 细胞的作用　在抗原刺激 4～7 天后,抗原特异性的活化 B 细胞诱导部分活化的 T 细胞分化为 Tfh 细胞,Tfh 细胞表达高水平的趋化因子受体 CXCR5,被 CXCR5 的配体 CXCL13 吸引到淋巴滤泡中,在生发中心的形成和功能中发挥关键作用。除了 CXCR5,Tfh 细胞还表达 ICOS、PD-1、IL-21和转录因子 Bcl-6。Tfh 细胞产生的关键细胞因子 IL-21,是生发中心发育所必需的,并有助于生发中心反应中浆细胞的产生。Tfh 细胞分泌的 IL-21 也促进生发中心 B 细胞的选择事件和活化的 B 细胞分化为浆细胞。除了 IL-21,Tfh 细胞还分泌其他细胞因子,包括 IFN-γ 或 IL-4,以及可能低水平的 IL-17,所有这些细胞因子都可能参与类别转换。

四、抗体的产生

在生发中心,B 细胞在 FDC 和 Tfh 细胞协同作用下经历一系列关键的事件,包括体细胞高频突变、抗体亲和力成熟和类别转换。

(一) 体细胞高频突变

中心母细胞的轻链和重链 V 基因可发生体细胞高频突变(somatic hypermutation)。体细胞高频突变需要抗原诱导和 Tfh 细胞的辅助,在 Ig 基因可变区引入点突变,是一个修饰重链和轻链可变区的过程,每一代细胞每 1 000 个碱基对产生 1 个突变,几乎是体细胞自发突变率的 100 万倍,这样能增加 BCR 的多样性。

(二) 抗体亲和力成熟

生发中心 B 细胞可以经历反复的突变和选择,如果它们能得到亲和力选择,就会从亮区到暗区来回迁移,这种循环可以进行多次,使得 B 细胞的 BCR 与识别抗原的亲和力不断增强,即抗体的亲和力成熟。

经历体细胞高频突变后的 B 细胞命运分为以下三种:经过有限体细胞高频突变和保持相对低亲和力的 B 细胞退出明区暗区之间的循环,分化为记忆 B 细胞;具有中等亲和力 BCR 的细胞再进入暗区进行增殖和体细胞突变,然后进入明区;经过多轮选择后,具有高亲和力 BCR 的 B 细胞离开生发中心,成为浆母细胞。

在初次应答时,大量抗原可激活具有不同亲和力 BCR 的 B 细胞克隆,而这些 B 细胞克隆大多产生低亲和力抗体。当大量抗原被清除,或再次免疫应答仅有少量抗原出现时,表达高亲和力 BCR 的 B 细胞克隆会优先结合抗原并得到扩增,此为抗体亲和力成熟(affinity maturation),最终产生高亲和力抗体。

(三) 抗体的类别转换

IgM 是免疫应答中首先分泌的抗体,但随着 B 细胞受抗原刺激、T 细胞辅助而活化及增殖,其重链 V 区基因从连接 Cμ 转换为连接 Cγ、Cα 或 Cε,因而分泌的抗体类别转换为 IgG、IgA 或 IgE,抗体重链的 V 区保持不变。这种可变区相同而恒定区发生转换的过程称为抗体的类别转换(class switch)或同种型转换(isotype switch)。类别转换的遗传学基础是每个重链 C 区基因的 5′ 端内含子中含有一段称为转换区(switch region,S 区)的序列,不同的转换区之间可发生重排。抗体的类别转换在抗原诱导下发生,Th 细胞分泌的细胞因子可直接调节抗体转换的类别(图 9-5)。如黏膜组织中的浆细胞类别转换后分泌 IgA,这有赖于黏膜组织中多种细胞产生的 TGF-β;Tfh 细胞分泌的 IL-21 驱动从 IgM 到 IgG 的类别转换,IL-4 和 IL-13 驱动 IgE 的类别转换。

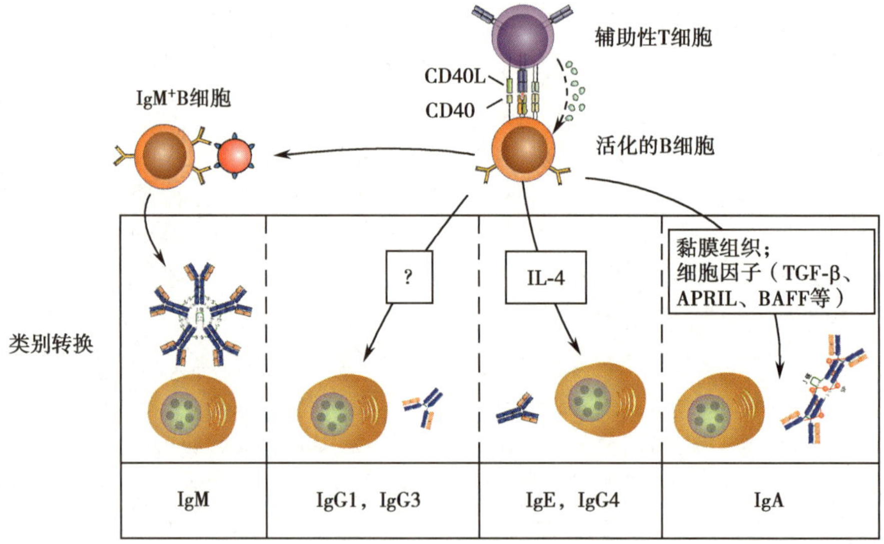

图 9-5 抗体重链类别转换

被辅助性 T 细胞信号(CD40L,细胞因子)激活的 B 细胞经历向不同 Ig 同种型的转换(类别转换),产生的不同类别抗体介导不同的效应功能。

抗体的类别转换是机体产生不同类别抗体并发挥不同功能的基础。类别转换和体细胞高频突变所需的关键酶是活化诱导的胞苷脱氨酶(activation-induced cytidine deaminase,AID),AID 能够作用于抗体可变区基因,从单链 DNA 模板胞嘧啶中去除一个氨基,将胞嘧啶(C)残基转化为脱氨基尿嘧啶(U)残基,介导双链 DNA 断裂和激活 DNA 损伤应答机制,损伤可通过碱基切除修复途径或错配修复途径进行修复,产生碱基突变以及 DNA 片段的缺失或插入。AID 在活化 B 细胞中的表达主要由来自 Tfh 细胞的 CD40 信号诱导,CD40/CD40L 信号缺陷会导致抗体类别转换障碍,使患者出现高 IgM 综合征。

经过生发中心的上述关键事件,浆细胞作为 B 细胞分化的终末细胞,能分泌大量特异性抗体,其胞质中富含粗面内质网,有利于抗体合成和分泌。初次免疫应答的抗体产生部位在淋巴结髓质区、脾脏的红髓或滤泡外应答的局部。再次免疫应答时浆细胞进入骨髓产生抗体,大多数浆细胞存活时间较短(几天到几周),少数浆细胞成为长寿命浆细胞,在骨髓中长期存活达几年甚至几十年,持续产生抗体。

(四)记忆 B 细胞的产生

生发中心中存活下来的 B 细胞,除分化成浆细胞外还有部分分化为记忆 B 细胞(memory B cell,Bm),而大部分 Bm 离开生发中心,既可以是组织驻留细胞,也可以迁出次级淋巴器官进入循环。驻留的记忆 B 细胞见于脾边缘区、黏膜上皮或外周免疫淋巴器官中的生发中心旁边。Bm 不产生抗体,但再次与同一抗原相遇时可迅速活化,迁移到骨髓分化为浆细胞产生大量抗原特异性抗体,介导再次免疫应答。Bm 可长时间存在,再次应答的能力可持续数月或数年,使机体在相当长的时间内对相同病原体具有迅速免疫应答的能力,也是疫苗接种的免疫学原理和基础。

第二节 │ B 细胞对 TI 抗原的免疫应答

胸腺非依赖性抗原(TI 抗原)如细菌多糖、多聚蛋白质及脂多糖等,能直接激活初始 B 细胞而无需 Th 细胞的辅助。对 TI 抗原的抗体反应主要由边缘区 B 细胞和 B1 细胞亚群来执行。根据激活 B 细胞方式的不同,TI 抗原又可分为 TI-1 抗原和 TI-2 抗原两类。由于无需 Th 细胞的克隆扩增,故 B 细胞对 TI 抗原的免疫应答发生迅速,早于对 TD 抗原的应答,在机体防御胞外病原体感染中发挥作用。根据细胞因子环境的不同,这些 B 细胞甚至可以进行类别转换,但不参与生发中心的反应。

(一)B 细胞对 TI-1 抗原的应答

TI-1 抗原除能与 BCR 结合外,还能通过其丝裂原成分与 B 细胞上的丝裂原受体结合,引起 B 细胞的增殖和分化,因此 TI-1 抗原又常被称为 B 细胞丝裂原,如 LPS。成熟和不成熟的 B 细胞均可被 TI-1 抗原激活,诱导产生低亲和力的 IgM。高浓度 TI-1 抗原经丝裂原受体与 B 细胞结合能诱导多克隆 B 细胞增殖和分化,低浓度 TI-1 抗原则能激活抗原特异性 B 细胞。但 TI-1 抗原单独作用不足以诱导抗体类别转换、抗体亲和力成熟及记忆 B 细胞形成。

动画

(二)B 细胞对 TI-2 抗原的应答

TI-2 抗原多为细菌胞壁与荚膜多糖,具有多个重复的表位。TI-2 抗原仅能激活成熟的 B 细胞。对 TI-2 抗原发生应答的主要是 B1 细胞。由于人体内 B1 细胞至 5 岁左右才能完全发育成熟,故婴幼儿易感染含 TI-2 抗原的病原体。TI-2 抗原通过其多个重复的抗原表位引起 B1 细胞的 mIg 广泛交联,进而激活 B1 细胞。

B 细胞对 TI-2 抗原的应答具有重要的生理意义。大多数胞外菌有胞壁多糖,能抵抗吞噬细胞的吞噬消化。B 细胞针对此类 TI-2 抗原所产生的抗体,可发挥调理作用,促进吞噬细胞对病原体的吞噬,并且有利于巨噬细胞将抗原提呈给 T 细胞。

B 细胞对 TD 抗原和 TI 抗原应答有多方面的不同,见表 9-1。

表 9-1 TD 抗原和 TI 抗原的体液免疫应答区别

免疫应答区别	TD 抗原	TI 抗原
化学性质	蛋白质	多聚物如多糖、糖脂、核酸等
产生抗体的特点		
抗体类别转换	有;IgG,IgE,IgA	低水平的 IgG 和 IgA
亲和力成熟	有	无
再次应答(记忆 B 细胞)	有	很少

第三节 ｜ 体液免疫应答产生抗体的一般规律

抗原进入机体后诱导 B 细胞活化并产生特异性抗体,抗原初次刺激机体所引发的应答称为初次应答(primary response);初次应答中所形成的记忆细胞再次接触相同抗原刺激后产生迅速、高效、持久的应答,即再次应答(secondary response)。初次应答和再次应答产生抗体的时相和特征存在明显的区别。

(一) 初次应答

在初次应答中,B 细胞产生的抗体量少、亲和力低,其产生过程可依次分为以下四个阶段。

1. 潜伏期(lag phase) 指由机体初次接受抗原刺激到血清特异抗体可被检出之间的阶段。一般持续到接触病原体 96 小时以后至数周,时间长短取决于抗原的性质和剂量、抗原进入机体的途径、所用佐剂类型及宿主的状态等因素。

2. 对数期(log phase) 此期血清抗体量呈指数增长,抗原剂量和抗原性质是决定抗体量增长速度的重要因素。

3. 平台期(plateau phase) 此期血清中抗体浓度基本维持在一个相对稳定的较高水平。到达平台期所需的时间和平台的高度及其维持时间,依抗原不同而异,有的平台期只有数天,有的可长至数周。

4. 下降期(decline phase) 由于抗体被降解或与抗原结合而被清除,血清中抗体浓度逐渐下降,时间长短和抗原的性质等因素有关。

(二) 再次应答

同一抗原再次接触机体,由于初次应答后免疫记忆细胞的存在,机体可迅速产生高效、特异的再次应答。与初次应答比较,再次应答时抗体的产生过程有如下特征:①潜伏期短,大约为初次应答潜伏期的一半;②血清抗体浓度增加快,快速到达平台期,抗体滴度高(有时可比初次应答高 10 倍以上);③抗体维持时间长;④诱发再次应答所需抗原剂量小;⑤再次应答主要产生高亲和力的 IgG 类抗体,而初次应答中产生低亲和力的 IgM 相对较多(图 9-6)。

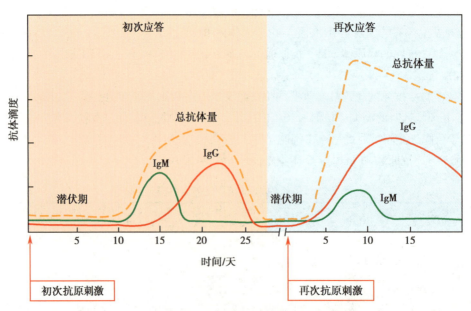

图 9-6　初次及再次免疫应答抗体产生的一般规律

初次免疫应答潜伏期长,先产生 IgM,再产生低亲和力的 IgG,抗体维持时间短;再次免疫应答潜伏期短,以高亲和力 IgG 为主,抗体维持时间较长。

再次应答的强度主要取决于两次抗原刺激的间隔长短:间隔短则应答弱,因为初次应答后存留的抗体可与再次刺激的抗原结合,形成抗原-抗体复合物而被迅速清除;间隔太长则反应也弱,因为记忆细胞有一定的寿命。再次应答的效应可持续存在数月或数年,在很多情况下机体一旦被病原体感染后,可在相当长时间内具备防御该病原体的免疫力。

第四节 │ 体液免疫应答的效应

B 淋巴细胞介导的特异性体液免疫应答,最终由浆细胞所分泌的抗体执行其重要的免疫效应。

一、抗体的生理病理作用

早在 1890 年,德国学者 von Behring E. 及其同事 Shibasaburo K. 发现,被灭活的白喉或破伤风杆菌免疫过的动物血清具有中和毒素的作用,将免疫血清过继转移给其他正常动物会使它们产生针对白喉或破伤风杆菌的免疫力。还发现这种抗毒素(antitoxin)的作用是特异性的,即抗破伤风毒素的血清对白喉没有作用,反之亦然。抗体作为抗原特异性体液免疫应答的产物,具有非常重要的生理病理作用,包括中和作用、激活补体、调理吞噬等。但并非所有抗体引发的反应都对机体有利,在一些病理条件下如自身免疫病中,机体会产生针对自身组织的抗体。当抗体与自身抗原结合后,会激活机体的补体系统和效应细胞参与反应,造成自身组织损伤。

抗体的生物学功能与其结构密切相关。抗体分子的 V 区和 C 区的氨基酸组成及顺序的不同,决定了它们功能上的差异;许多不同的抗体分子在 V 区和 C 区结构变化的规律性,又使得抗体的 V 区和 C 区在功能上有各自的共性(图 9-7)。

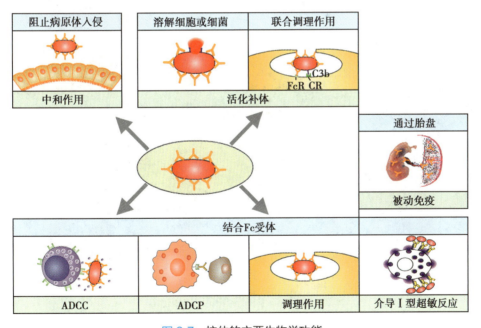

图 9-7　抗体的主要生物学功能

抗体可变区(V 区)和恒定区(C 区)的功能各异:V 区主要功能是特异性结合抗原,从而阻断病原入侵,可发挥中和作用;C 区则在 V 区与特异性抗原结合后,通过激活补体及与吞噬细胞表面 Fc 受体结合,发挥抗体依赖的细胞介导的细胞吞噬作用(ADCP)、产生 ADCC 效应、介导超敏反应和通过胎盘等。

(一) 抗体 V 区的功能

识别并特异性结合抗原是抗体分子的主要功能,执行该功能的结构是抗体 V 区,其中互补决定区(CDR)在识别和结合特异性抗原中起决定性作用。抗体分子有单体、二聚体和五聚体,因此结合抗原表位的数目也不相同。抗体结合抗原表位的个数称为抗原结合价。单体抗体可结合 2 个抗原表位,为双价;分泌型 IgA 为 4 价;五聚体 IgM 理论上为 10 价,但由于立体构型的空间位阻,一般只能结合 5 个抗原表位,故为 5 价。

动画

抗体本身并不能直接清除病原微生物。抗体的 V 区在体内可结合病原微生物及其产物,具有中和毒素、阻断病原入侵等免疫防御功能。机体产生的某些抗体可识别病原体上能与宿主细胞相互作用的位点。当抗体结合在这些位点上后能将其封闭,使病原体不能再与宿主细胞结合,无法进入细胞进行繁殖。这种能够封闭病原体的结合位点使其不再感染细胞的效应称为中和作用(neutralization)。具有中和作用的抗体称为中和抗体(neutralizing antibody)。

(二)抗体 C 区的功能

1. **激活补体** 抗体与相应抗原结合后,可因构型改变而使其 C_H2 和 C_H3 结构域内的补体结合位点暴露,从而通过经典途径激活补体系统,产生多种补体的效应功能。IgG1、IgG2、IgG3 的补体结合位点在 C_H2 区内,IgM 补体结合位点在 C_H3 区内,IgG4、IgA、IgD 和 IgE 不能结合补体。

2. **结合 Fc 受体** IgG、IgA 和 IgE 抗体可通过其 Fc 段与表面具有相应 Fc 受体(FcR)的细胞结合,产生不同的生物学作用。IgG 中 Fc 段受体结合位点位于 C_H2 区,IgM、IgE 中 Fc 段受体结合位点位于 C_H4 区。IgG、IgA 和 IgE 的 Fc 受体分别称为 FcγR、FcαR 和 FcεR。

(1)调理作用(opsonization):细菌特异性的 IgG(特别是 IgG1 和 IgG3)以其 Fab 段与相应细菌的抗原表位结合,以其 Fc 段与巨噬细胞或中性粒细胞表面的 FcγR 结合,通过 IgG 的"桥联"作用,促进吞噬细胞对细菌的吞噬(图 9-8)。

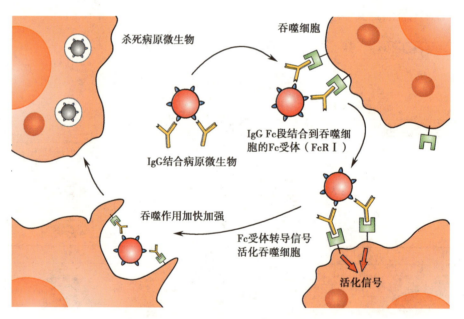

图 9-8 吞噬调理作用
病原微生物特异性的 IgG 以其 Fab 段与相应病原的抗原表位结合,以其 Fc 段
与吞噬细胞表面的 FcγR 结合,促进吞噬细胞对病原的吞噬。

(2)抗体依赖的细胞吞噬作用(antibody dependent cellular phagocytosis,ADCP):抗体与靶细胞表面的抗原特异性结合,随后抗体 Fc 片段与效应细胞(如巨噬细胞)表面 FcγR(FcγRⅢ、FcγRⅡ、FcγRⅠ)结合,诱导巨噬细胞吞噬靶细胞如肿瘤细胞,通过吞噬体酸化作用导致靶细胞的内在化和降解。

(3)抗体依赖细胞介导的细胞毒作用(antibody dependent cell mediated cytotoxicity,ADCC):抗体的 Fab 段结合病毒感染的细胞或肿瘤细胞表面的抗原表位,其 Fc 段与杀伤细胞(NK 细胞、巨噬细胞等)表面的 FcR 结合,介导杀伤细胞直接杀伤靶细胞。NK 细胞是介导 ADCC 的主要细胞。抗体与靶细胞上的抗原结合是特异性的,而表达 FcR 细胞的杀伤作用是非特异性的。

（4）介导Ⅰ型超敏反应:IgE 为亲细胞抗体,可通过其 Fc 段与肥大细胞和嗜碱性粒细胞表面的高亲和力 IgE Fc 受体（FcεRⅠ）结合,并使其致敏。若相同变应原再次进入机体与致敏靶细胞表面特异性 IgE 结合,即可促使这些细胞合成和释放生物活性物质,引起Ⅰ型超敏反应。

3. 穿过胎盘和黏膜　在人类,IgG 是唯一能通过胎盘的免疫球蛋白。胎盘母体一侧的滋养层细胞表达一种 IgG 输送蛋白,称为新生儿 Fc 受体（neonatal FcR,FcRn）。IgG 可选择性与 FcRn 结合,从而转移到滋养层细胞内,并主动进入胎儿血液循环中,FcRn 也可介导 IgG 通过血脑屏障进入中枢神经系统。IgG 穿过胎盘的作用是一种重要的自然被动免疫机制,对于新生儿抗感染具有重要意义。分泌型 IgA 可被转运到呼吸道和消化道黏膜表面(图 9-9),在黏膜局部免疫中发挥重要作用。

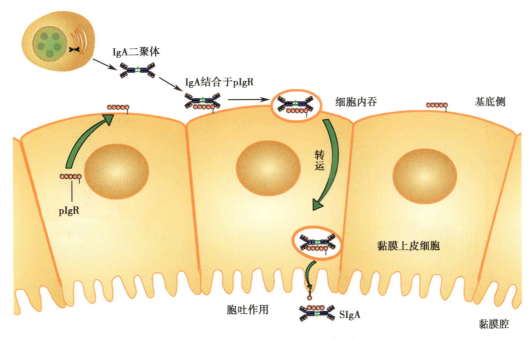

图 9-9　分泌型 IgA（SIgA）经肠道上皮细胞分泌至黏膜表面
抗原激活黏膜相关淋巴细胞,产生抗原特异性 B 细胞,分化为能产生 IgA 二聚体的浆细胞。在经由黏膜上皮细胞分泌的过程中,IgA 二聚体先结合上皮表达的多聚免疫球蛋白受体（pIgR）,IgA pIgR 复合物被内吞进入肠上皮细胞,再通过酶和胞吐作用将 SIgA 转运到肠腔。pIgR 胞外段的 4 个结构域即为分泌型 IgA 中的分泌片（SP）。

二、各类抗体的特性与功能

1. IgG　IgG 于出生后 3 个月开始合成,3～5 岁接近成人水平,是血清和胞外液中含量最高的 Ig,约占血清总 Ig 的 75%～80%(表 9-2)。人 IgG 有 4 个亚类,分别为 IgG1、IgG2、IgG3、IgG4。IgG 半衰期约 20～23 天,是再次免疫应答产生的主要抗体,其亲和力高,在体内分布广泛,是机体抗感染的"主力军"。IgG1、IgG3、IgG4 可穿过胎盘屏障,在新生儿抗感染免疫中起重要作用。IgG1、IgG2 和 IgG3 能通过经典途径活化补体,并可与巨噬细胞、NK 细胞表面 Fc 受体结合,发挥调理作用、ADCC 作用等。人 IgG1、IgG2 和 IgG4 可通过其 Fc 段与葡萄球菌 A 蛋白（SPA）结合,借此可纯化抗体,并用于免疫诊断。

表9-2　各类抗体的主要理化性质和生物学功能

性质	IgG	IgA	IgM	IgE	IgD
分子量/kD	150	160	970	190	184
重链	γ	α	μ	ε	δ
亚类数	4	2	无	无	无
C区结构域数	3	3	4	4	3
辅助成分	无	J链,SP	J链	无	无
主要存在形式	单体	单体/二聚体	五聚体(B细胞膜上为单体)	单体	单体
正常成人血清浓度/(mg/ml)	9.5~12.5	1.5~2.6	0.7~1.7	3×10^{-4}	0.04
血清中半衰期/天	23	6	5	2	3
跨胎盘转运	+	−	−	−	−
跨黏膜上皮转运	−	+	−	−	−
结合肥大细胞和嗜碱性粒细胞	−	−	−	+	−
结合巨噬细胞和其他吞噬细胞	+	+	−	+	−
介导ADCC	+	±	−	−	−
激活补体经典途径	+	−	+	−	−
激活补体旁路途径	IgG4+	IgA1+	−	−	−
中和作用	+	+	+	−	−
调理作用	+	+	−	−	−
其他作用	初次及再次应答;抗感染	黏膜免疫	初次应答及再次应答早期;早期防御	Ⅰ型超敏反应,抗寄生虫	成熟B细胞标志;黏膜免疫监视

2. IgM　IgM占血清免疫球蛋白总量的5%~10%,血清浓度约1mg/ml。单体IgM以膜结合型(mIgM)表达于B细胞表面,构成BCR,只表达mIgM是未成熟B细胞的标志。分泌型IgM为五聚体,是分子量最大的Ig,沉降系数为19S,称为巨球蛋白(macroglobulin),一般不能通过血管壁,主要存在于血液中。五聚体IgM含10个Fab段,具有很强的抗原结合能力;含5个Fc段,比IgG更易激活补体。IgM是个体发育过程中最早合成和分泌的抗体,在胚胎发育晚期的胎儿即能产生IgM,故脐带血某些病毒特异性IgM水平升高提示胎儿有宫内感染(如风疹病毒或巨细胞病毒等)。IgM也是初次体液免疫应答中最早出现的抗体。血清中检出病原体特异性IgM,提示新近发生感染,可用于感染的早期诊断。

3. IgA　IgA有血清型和分泌型两种。血清型为单体,主要存在于血清中,占血清免疫球蛋白总量的10%~15%。分泌型IgA(secretory IgA,SIgA)为二聚体,由J链连接,含SP,经黏膜上皮细胞分泌至外分泌液中。SIgA是外分泌液中的主要抗体类别,主要在胃肠道和支气管分泌液、初乳、唾液和泪液中,参与黏膜局部免疫,通过与相应病原微生物结合,阻止病原体黏附到细胞表面,在局部抗感染中发挥重要作用。SIgA在黏膜表面也有中和毒素的作用。新生儿易出现呼吸道、胃肠道感染可能与IgA合成不足有关。婴儿可从母亲初乳中获得SIgA,是重要的自然被动免疫。

4. IgD 正常人血清IgD浓度很低,仅占血清免疫球蛋白总量的0.3%。IgD可在个体发育的任何时间产生。五类Ig中,IgD的铰链区较长,易被蛋白酶水解,故其半衰期很短(仅3天)。IgD分为两种:分泌型IgD在黏膜免疫监视和免疫调节中发挥作用;膜结合型IgD(mIgD)是B细胞分化发育成熟的标志,未成熟B细胞仅表达mIgM,成熟B细胞可同时表达mIgM和mIgD(初始B细胞),B细胞活化后其表面的mIgD逐渐消失。

5. IgE IgE分子量为190kD,是正常人血清中含量最少的Ig,血清浓度极低,约占血清免疫球蛋白总量的0.002%。IgE主要由黏膜下淋巴组织中的浆细胞分泌。IgE的重要特征在于它是一类亲细胞抗体,与肥大细胞、嗜碱性粒细胞上高亲和力受体FcεRI的结合位点在C_H4区,当结合再次进入机体的相同抗原后可引起I型超敏反应。IgE与低亲和力受体(CD23)结合在C_H3和C_H4区,IgE与两种受体结合存在互斥。IgE也与机体抗寄生虫免疫有关。

三、抗体的人工制备及应用

抗体在疾病的诊断、免疫防治及基础研究中被广泛应用,对抗体的需求也随之快速增加。人工制备抗体是大量获得抗体的有效途径。以特异性抗原免疫动物,制备相应的抗血清,是早年人工制备多克隆抗体的主要方法。Kohler G.和Milstein C.建立的单克隆抗体(单抗)杂交瘤技术,使得规模化制备高特异性、均一性抗体成为可能。但鼠源性单抗在人体反复使用后出现的人抗鼠抗体(HAMA)反应,很大程度上限制了单抗的临床应用。随着分子生物学技术的发展,已可通过抗体工程技术制备基因工程抗体,包括人-鼠嵌合抗体、人源化抗体等。

1. **多克隆抗体** 天然抗原分子中常含多种特异性的抗原表位。以该抗原物质刺激机体免疫系统,体内多个B细胞克隆被激活,产生的抗体实际上是针对多种不同抗原表位的抗体的总和,称为多克隆抗体(polyclonal antibody,pAb)。多克隆抗体可从免疫动物血清、恢复期患者血清或免疫接种者血清中获得。从健康献血员血清中提取免疫球蛋白组分,是多克隆抗体的来源之一。多克隆抗体的优点是:作用全面,具有中和抗原、免疫调理、介导补体依赖的细胞毒作用(CDC)、ADCC等重要作用,来源广泛、制备容易。其缺点是:特异性不高、易发生交叉反应,不易大量均一制备(批次间存在差异),使其应用受限。

2. **单克隆抗体** 1975年,Kohler G.和Milstein C.将可产生特异性抗体的B细胞与无抗原特异性但永生化的骨髓瘤细胞融合,建立了可产生单克隆抗体的B淋巴细胞杂交瘤细胞和单克隆抗体技术(图9-10)。通过该技术融合形成的杂交细胞系即杂交瘤(hybridoma),既有骨髓瘤细胞大量扩增和永生的特性,又具有免疫B细胞合成和分泌特异性抗体的能力。每个杂交瘤细胞由一个B细胞与一个骨髓瘤细胞融合而成,而每个B细胞克隆仅识别一种抗原表位,故经筛选和克隆化的杂交瘤细胞仅能合成及分泌一种抗体-抗原表位的特异性抗体。这种由单一杂交瘤细胞产生,针对单一抗原表位的特异性抗体,称为单克隆抗体(monoclonal antibody,mAb)。其优点是结构均一、纯度高、特异性强、易于制备。

动画

3. **基因工程抗体** 20世纪80年代,应用DNA重组及蛋白工程技术对编码抗体基因按不同需要进行改造和装配,经导入适当的受体细胞后重新表达的抗体或抗体片段称为基因工程抗体(genetic engineering antibody)。基因工程抗体具有较多的优点:既保持单克隆抗体均一性、特异性,又可以降低抗体的鼠源性;分子量小有利于穿透血管壁,进入病灶的核心部位;可采用原核细胞和真核细胞等多种表达细胞,大量表达抗体分子,大大降低了生产成本。可以根据疾病防治或研究的需要,制备新型抗体,包括人-鼠嵌合抗体(chimeric antibody)、人源化抗体(humanized antibody)、双特异性抗体(bispecific antibody)、小分子抗体等。小分子抗体主要包括Fab抗体、scFv抗体(单链抗体,V_H和V_L之间由一连接肽连接而成)、单域抗体(仅由V_H组成)等。通过核糖体、噬菌体展示抗体库、酵母表面展示、转基因鼠等技术制备人源化程度至100%的基因工程抗体为完全人源化抗体。

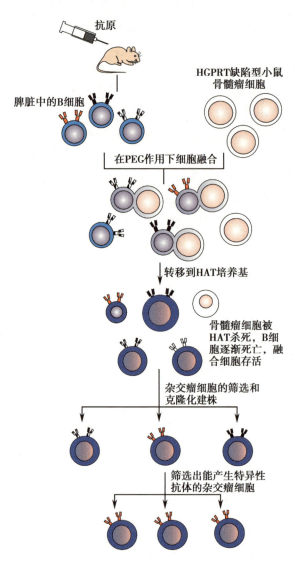

图 9-10　单克隆抗体制备示意图

用抗原免疫小鼠，刺激机体产生抗原特异性 B 细胞。取该免疫小鼠脾细胞（含有 B 细胞）与 HGPRT（次黄嘌呤 - 鸟嘌呤磷酸核糖基转移酶）缺陷型小鼠骨髓瘤细胞在聚乙二醇（polyethylene glycol，PEG）作用下进行细胞融合。由于哺乳动物细胞的 DNA 合成分为从头（de novo）合成和补救（salvage）合成两条途径，加入 HAT（次黄嘌呤、氨基蝶呤、胸腺嘧啶脱氧核苷）选择培养基后，未融合的骨髓瘤细胞死亡，未融合的 B 细胞因不能在体外长期培养也发生死亡，只有融合后形成的杂交瘤细胞可在 HAT 选择培养基中存活和增殖，其既有骨髓瘤细胞大量扩增和永生的特性，又具有免疫 B 细胞合成和分泌特异性抗体的能力。由于每个杂交瘤细胞由一个 B 细胞与一个骨髓瘤细胞融合而成，而每个 B 细胞克隆仅识别一种抗原表位，故经筛选和克隆后的杂交瘤细胞仅能合成及分泌一种均一的抗体，即单克隆抗体。

本章思维导图

本章目标测试

思考题

1. B 细胞活化的双信号分别是什么？
2. B 细胞对 TD、TI 抗原的免疫应答有何异同？
3. Th 细胞如何辅助 B 细胞的免疫应答？
4. 试比较各类抗体分子结构和功能的异同点。
5. 体液免疫的初次应答和再次应答有何特点？

（王青青）

NOTES

第十章 | 免疫耐受

免疫系统发挥功能的前提是区分"自己"和"非己",对"非己"的抗原刺激发生免疫应答以清除之,对自身组织细胞表达的抗原不发生免疫应答以避免自我伤害。免疫系统对某些抗原的特异性不应答称为免疫耐受(immunological tolerance)。最常见的免疫耐受是机体对自身组织抗原的免疫耐受,称为自身耐受(self-tolerance)。20世纪40年代Owen R. 等发现异卵双生小牛由于胎盘血管融合,导致嵌合血型出现,首先揭示了不同个体间的天然免疫耐受现象。之后,Medawar P. 等通过动物实验,开展了人工诱导免疫耐受的实验研究和机制探讨;Burnet M. F. 等提出了免疫耐受假说。Medawar P. 和 Burnet M. F. 因为在免疫耐受领域的杰出贡献而共同获得了1960年的诺贝尔生理学或医学奖。

自身耐受的形成对于免疫系统正常发挥功能和内环境稳定具有重要的生理意义,需要维持。对肿瘤细胞和长期慢性感染的病原体产生的免疫耐受是肿瘤恶化和感染性疾病迁延不愈的主要原因,应该打破。研究免疫耐受形成的机制并在临床实践中适当应用,将有助于治疗自身免疫病、器官移植排斥反应、恶性肿瘤和慢性感染等重要的免疫相关疾病。

第一节 | 免疫耐受的概念、类型及影响因素

一、免疫耐受的概念

免疫耐受是机体免疫系统在遭受某些抗原刺激时所发生的针对该抗原的特异性的不应答,是特异性免疫应答的一种特殊形式。免疫耐受的形成依赖抗原刺激,具有特异性和获得性等特征。免疫系统对自身成分耐受,不发生免疫应答,但对其他外来抗原仍能产生良好的免疫应答,因此,对某些抗原的免疫耐受不影响免疫系统的整体功能。免疫耐受显著区别于免疫抑制或免疫缺陷所致的免疫系统广泛的、非特异性的低反应或无反应状态。免疫耐受可天然形成,也可通过人工给予某种抗原诱导形成。

二、免疫耐受的类型

对某种抗原形成免疫耐受可发生在不同免疫器官或由不同的免疫细胞介导。根据免疫器官的不同,分为发生在中枢免疫器官的中枢免疫耐受和发生在外周免疫器官的外周免疫耐受;根据介导免疫耐受的特异性免疫细胞类型,分为T细胞耐受和B细胞耐受。

外来抗原经口摄入和消化道吸收而诱导形成的耐受称为口服耐受。经呼吸道黏膜摄入的抗原也能诱导类似的免疫耐受,因此口服耐受和经呼吸道黏膜诱导的耐受统称为黏膜耐受。

三、免疫耐受形成的影响因素

Owen R. 于1945年首先报道了不同个体间的天然免疫耐受现象。他观察到部分异卵双胎小牛的胎盘血管相互融合,血液自由交流,呈自然连体共生(图10-1A)。出生后,两头小牛健康,体内均存在自身的和对方的(外来的)表达不同血型抗原的正常红细胞。1949年,Burnet M. F. 提出假说,认为胚胎时期的免疫系统会将遇到的任何抗原当成是"自己"成分,从而产生耐受。Medawar P. 等对出生

后的异卵双胎小牛彼此进行皮肤移植后,未观察到排斥反应,证明两只小牛的免疫系统的确互相接纳了对方的抗原,形成了免疫耐受。Medawar P. 认为 Burnet M. F. 的推测可以解释异卵双胎小牛的天然免疫耐受现象,猜想外来抗原在胚胎期接触免疫系统,可以诱导免疫耐受的产生,并于 1953 年开始通过小鼠实验继续进一步的研究(图 10-1B),证明当体内的免疫细胞处于胚胎或新生时期而尚未成熟时,经历过外来的"非己"抗原刺激,则成年后对此外来"非己"抗原的刺激不再发生免疫应答,而是形成免疫耐受。

A

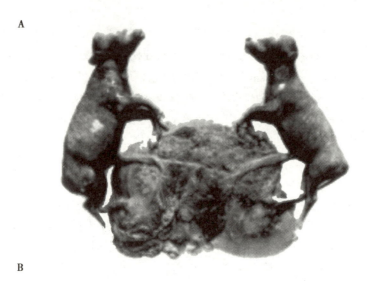

B

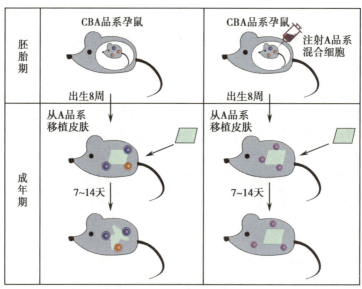

图 10-1 天然免疫耐受的形成

A. 牛异卵双生胚胎,共享胎盘,形成血型嵌合体。B. 左图,给成年期的 CBA 品系小鼠移植 A 品系小鼠的皮肤,移植皮片被排斥;右图,CBA 品系的胎鼠被注射了来自 A 品系小鼠的混合细胞,成年后移植 A 品系小鼠的皮肤,移植皮片被接受,未发生排斥反应。

能否诱导机体免疫耐受主要取决于抗原和机体两方面因素的影响。

（一）抗原因素

1. 抗原剂量　诱导耐受的抗原又称为耐受原(tolerogen),同一抗原物质既可是免疫原,也可是耐受原。抗原剂量影响免疫耐受的形成。抗原剂量太低或太高引起的免疫耐受分别称为低带(low zone)及高带(high zone)耐受(图 10-2)。一般而言,TI 抗原需高剂量才能诱导耐受,而 TD 抗原在低剂量与高剂量均可诱导耐受,低剂量 TD 抗原主要诱导 T 细胞耐受,高剂量 TD 抗原同时诱导 T、B 细胞耐受。T、B 细胞产生耐受所需抗原剂量明显不同,T 细胞耐受所需抗原量较 B 细胞少,且发生快(24 小时内达高峰)、持续久(数月至数年);B 细胞形成耐受不但需要抗原量大,是 T 细胞耐受所需抗原量的 100~10 000 倍,且发生缓慢(1~2 周)、持续时间短(数周)(图 10-3)。制备疫苗时,合适的抗原剂量才能获得最佳的免疫效果。

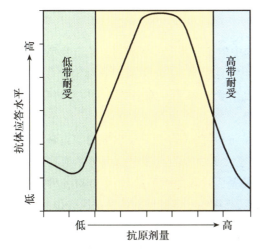

图 10-2 低带耐受与高带耐受
抗原剂量过低或过高会形成免疫耐受。

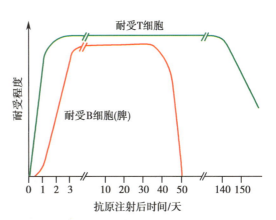

图 10-3 T 细胞耐受与 B 细胞耐受的特点
T 细胞耐受形成快,维持时间长;B 细胞耐受形成慢,维持时间短。

2. **抗原性状** 可溶性的、小分子的、结构单一的抗原容易诱导免疫耐受,而颗粒状的、大分子的、结构复杂的抗原更易诱导免疫应答。持续存在的抗原容易诱导耐受,短期抗原刺激容易诱导免疫应答。抗原单独使用,容易诱导耐受,若与佐剂联合使用,更易诱导免疫应答。疫苗制备时,混合合适的佐剂,能够增强免疫效果。

3. **抗原进入机体的途径** 口服抗原易致免疫耐受,其次为静脉注射、腹腔注射、肌内注射,皮下或皮内注射最难诱导免疫耐受。外来抗原通过黏膜、眼前房等途径进入机体也容易诱导免疫耐受。临床实践中,为快速检测患者是否对某种药物过敏,即产生病理性的免疫应答,往往采用皮内注射微量药物的方式。

(二)机体因素

机体免疫系统发育成熟程度、免疫功能状态、遗传背景等都会影响个体对特定抗原的免疫应答表现。

1. **免疫系统的发育成熟程度** 免疫系统发育越幼稚越容易诱导免疫耐受。未成熟的免疫细胞与成熟细胞相比容易发生免疫耐受,成熟的免疫细胞耐受所需抗原量较未成熟免疫细胞耐受需要的抗原量高数十倍。免疫耐受的诱导一般在胚胎期最容易,新生期次之,而成年个体产生免疫耐受比较困难,产生的免疫耐受也不持久。在免疫系统尚未发育成熟的时期(胚胎期和新生期)静脉注射外来抗原能够诱导终身耐受。另外,全身淋巴组织照射可破坏胸腺及外周淋巴器官中已成熟的淋巴细胞,造成类似新生期的状态,此时淋巴器官中新生的、未发育成熟的淋巴细胞能被抗原诱导建立持久的免疫耐受。

2. **机体的免疫功能状态** 健康的免疫状态正常的成年个体不易形成针对外来抗原的免疫耐受,而长期使用免疫抑制剂的免疫功能低下的个体有可能对外来抗原免疫耐受。常用的免疫抑制药物,如环磷酰胺、环孢素、糖皮质激素,以及抗 CD3、CD4、CD8 分子的抗体等生物制剂,与抗原联合应用有可能诱导免疫耐受,这也是同种异体器官移植术后用于延长移植物存活的有效措施。

3. **遗传背景** 某种基因背景的个体对特定抗原呈先天耐受。例如一些个体对乙肝疫苗不产生抗体,可能与其 MHC 型别有关。

第二节 │ 免疫耐受的形成机制

T 细胞和 B 细胞分别在中枢免疫器官胸腺和骨髓中发育时,受到抗原刺激所形成的耐受,称为中枢免疫耐受。发育成熟的 T 细胞和 B 细胞在外周免疫器官遭受抗原刺激形成的耐受,称为外周免疫耐受。

一、中枢免疫耐受

中枢免疫器官表达各种自身抗原,针对自身抗原的中枢免疫耐受的形成对避免自身免疫及自身免疫病至关重要。中枢免疫耐受异常与自身免疫病发生息息相关。不同发育阶段细胞的自身缺陷或中枢免疫器官微环境基质细胞缺陷均可能导致中枢免疫耐受异常,产生自身免疫反应及自身免疫病。

(一) T 细胞中枢免疫耐受机制

1. **T 细胞克隆清除** T 细胞克隆清除(clonal deletion)指的是自身反应性 T 细胞克隆在胸腺与自身抗原高亲和力结合后,发生凋亡被清除。自身反应性 T 细胞的克隆清除也是 T 细胞发育的阴性选择。T 细胞在胸腺发育过程中,编码 TCR 可变区的基因片段随机重排,产生针对各种抗原表位的 TCR,形成能够识别不同抗原表位的未成熟 T 细胞库,其中一些能够识别自身抗原表位的,称为自身反应性 T 细胞。在 T 细胞发育后期,这些未成熟的自身反应性 T 细胞迁入胸腺髓质区,其表达的 TCR 与胸腺上皮细胞(thymic epithelial cell,TEC)或胸腺 DC 表面表达的自身抗原肽 -MHC 分子复合物呈高亲和力结合,导致细胞凋亡,致使相应的能识别自身抗原的 T 细胞克隆被清除,不能继续发育成熟进入外周免疫器官,从而不会对自身抗原发生免疫应答,即形成自身耐受。

自身抗原有两类:一类是体内各组织细胞普遍表达的共同自身抗原(ubiquitous self antigen),另一类是只在一些特定组织表达的组织特异抗原(tissue specific antigen,TSA)。胸腺髓质上皮细胞(medullary thymic epithelial cell,mTEC)表达自身免疫调节因子(autoimmune regulator,AIRE)。作为一种转录因子,AIRE 促进很多原本仅在外周组织表达的自身抗原,如胰岛素、甲状腺球蛋白、腮腺蛋白等在胸腺异位表达。这些异位表达的自身抗原可直接由 mTEC 提呈给胸腺未成熟 T 细胞,或者在 mTEC 凋亡后由胸腺 DC 摄取并交叉提呈给胸腺未成熟 T 细胞,进而诱导自身反应性 T 细胞的凋亡和克隆清除(图 10-4)。AIRE 基因缺陷导致 mTEC 不能表达外周组织特异性抗原,识别这些自身抗原的 T 细胞得以逃脱阴性选择,进入外周 T 细胞库,并引起自身免疫反应。AIRE 基因突变导致自身反应性 T 细胞清除障碍,可引起涉及多个器官和组织的自身免疫病。

2. **调节性 T 细胞产生** 一些 CD4$^+$ 的未成熟的自身反应性 T 细胞与对应的自身抗原结合后并没有被克隆清除,而是发育成为自身抗原特异性的具有免疫抑制功能的调节性 T 细胞(Treg),从而丧失对自身抗原产生应答的能力。这种在胸腺遭遇自身抗原刺激后发育成熟的调节性 T 细胞被称为自然调节性 Treg(nTreg)(图 10-5)。nTreg 离开胸腺进入外周还可发挥免疫抑制作用。未成熟的自身反应性 T 细胞遭遇自身抗原后的命运可能取决于 TCR 信号强度,高强度信号易于诱导克隆清除,而稍低强度的信号

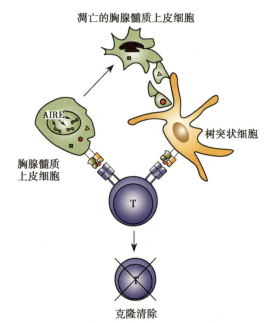

图 10-4 自身免疫调节因子控制自身反应性 T 细胞的克隆清除

AIRE 促进胸腺髓质上皮细胞表达多种自身抗原,通过直接提呈或交叉提呈的方式诱导自身反应性 T 细胞克隆清除。

易于诱导 nTreg 产生。

（二）B 细胞中枢免疫耐受机制

在骨髓中能够识别自身抗原的未成熟的 B 细胞,通过受体编辑、克隆清除和克隆失能等机制丧失
对自身抗原的反应性,产生中枢耐受(图 10-6）。

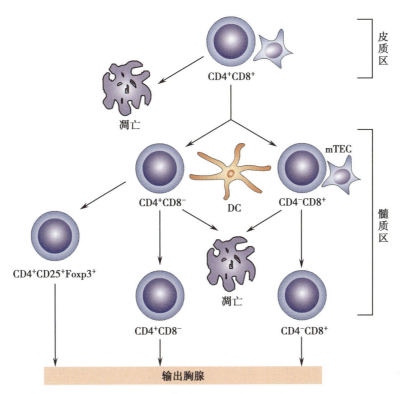

图 10-5　T 细胞中枢免疫耐受形成机制

未成熟 T 细胞与胸腺 DC 或上皮细胞提呈的 MHC- 自身抗原肽复合物高亲
和力结合,导致细胞凋亡被清除。一些 CD4$^+$ 细胞与 MHC- 自身抗原肽复合
物结合后,没有发生凋亡,而是发育成为 nTreg 细胞。

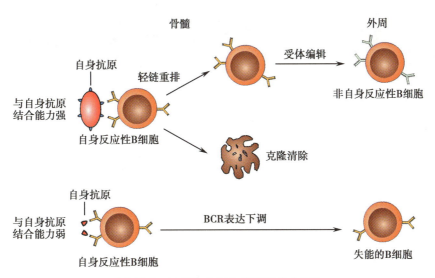

图 10-6　B 细胞中枢免疫耐受形成机制

骨髓中能与细胞表面的多价的自身抗原高亲和力结合的未成熟 B 细胞通过受体编
辑或克隆清除的方式形成中枢耐受,与可溶性抗原低亲和力结合的未成熟 B 细胞
减少 BCR 表达,成为失能的 B 细胞。

1. 受体编辑 在骨髓中，表达在基质细胞表面、量大且多价的自身抗原被未成熟的自身反应性 B 细胞识别结合时，会引起多个 BCR 交联，信号传至胞内重新激活 RAG1 和 RAG2 基因，启动免疫球蛋白 κ 轻链的 VJ 重排，删除原有的 VJ 外显子，改变抗原特异性，重新生成不针对自身抗原表位的新轻链和 BCR，丧失对自身抗原产生应答的能力，该过程被称为受体编辑（receptor editing）。受体编辑是纠正自身反应性 B 细胞，诱导 B 细胞中枢免疫耐受的重要机制之一。

2. 克隆清除 当结合自身抗原之后的受体编辑失败，未成熟的自身反应性 B 细胞就会发生凋亡从而被清除。这是诱导 B 细胞中枢耐受的另一种机制。

3. 克隆失能 可溶性的低亲和力的自身抗原被未成熟的自身反应性 B 细胞识别时，会产生较弱的 BCR 交联信号，导致 BCR 表达减少，抗原识别信号减弱，B 细胞失能，即功能性的无反应，称为克隆失能。克隆失能也是诱导中枢 B 细胞免疫耐受的重要机制。

二、外周免疫耐受

某些自身抗原在骨髓或胸腺中没有表达，故不能诱导相应的未成熟淋巴细胞清除。某些自身反应性较弱的淋巴细胞也不会在中枢免疫器官被清除，因此有相当数量的自身反应性 T、B 细胞克隆可发育成熟并输出至外周免疫组织。外周免疫组织存在多种机制抑制自身反应性淋巴细胞，从而维持自身免疫耐受。

（一）T 细胞外周免疫耐受机制

1. 克隆清除 外周免疫组织也存在诱导自身反应性 T 细胞凋亡和克隆清除的机制。导致自身反应性 T 细胞凋亡的机制有以下两种。一是死亡配受体介导的凋亡。当外周的自身反应性 T 细胞在持续高水平自身抗原的刺激下发生过度活化时，会上调死亡受体 Fas 及其配体 FasL 的表达，而 Fas 结合自身或邻近细胞表达的 FasL 后将激活受体介导的细胞凋亡通路，该现象称为活化诱导的细胞死亡（AICD）（图 10-7）。二是线粒体损伤介导的凋亡。自身反应性 T 细胞识别自身抗原时若缺少共刺激信号和细胞因子的作用，则线粒体内的细胞色素 C 等会泄漏至胞质，激活胱天蛋白酶（caspase）途径，引起细胞凋亡。

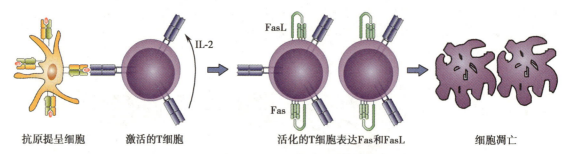

抗原提呈细胞　　激活的T细胞　　　　　　活化的T细胞表达Fas和FasL　　　　　细胞凋亡

图 10-7　活化诱导的自身反应性 T 细胞死亡
持续存在的自身抗原刺激会导致自身反应性 T 细胞持续活化，进而表达 Fas 和 FasL，T 细胞凋亡。

2. 克隆失能 在外周，成熟的 T 细胞在遭遇自身抗原刺激时，若缺少共刺激信号（第二信号）和细胞因子的辅助，会导致功能性的不应答，也就是克隆失能（clonal anergy）。最常见的克隆失能是由不成熟 DC 提呈自身抗原引起的。不成熟 DC 提呈 MHC- 自身多肽复合物供 TCR 识别，为 T 细胞活化提供第一信号，但由于低表达或不表达共刺激分子，且不能产生 IL-12，不能为 T 细胞活化提供第二信号，因此导致自身反应性 T 细胞不仅不能活化，反而会进入克隆失能状态，以后即使有第二信号存在，也不能活化。

3. 克隆抑制

（1）调节性 T 细胞的免疫抑制作用：调节性 T 细胞能够通过多种机制抑制自身反应性 T 细胞克隆的活化或功能，从而在外周免疫耐受的维持中发挥重要作用。具体机制包括：Treg 细胞表达抑制性受体 CTLA-4,与抗原提呈细胞表面的 B7 分子高亲和力结合,阻止第二信号的产生,从而抑制自身反应性 T 细胞的活化;Treg 细胞通过消耗 IL-2 的方式造成自身反应性 T 细胞的饥饿和死亡;Treg 细胞还可以通过分泌释放抑制性细胞因子 TGF-β 和 IL-10 发挥对自身反应性 T 细胞的抑制作用。

（2）其他免疫调节细胞的抑制作用:除调节性 T 细胞外,近年来还发现多种其他类型的免疫调节细胞,如调节性 B 细胞(Breg)、调节性 DC、髓源性抑制细胞(myeloid derived suppressor cell,MDSC)等,它们也可能通过免疫抑制的方式在外周免疫耐受的形成中发挥一定作用。

(二) B 细胞外周免疫耐受机制

B 细胞外周免疫耐受机制也有克隆清除、克隆失能和克隆抑制等方式。

1. 克隆清除　生发中心内增殖的 B 细胞由于发生体细胞高频突变,可能会产生自身抗原特异性 B 细胞,这些细胞表达死亡受体 Fas,通过与活化 T 细胞表达的 FasL 结合发生凋亡被克隆清除。

2. 克隆失能　一些能够与自身抗原发生反应的 B 细胞虽然正常存在,但由于能辅助其活化的自身抗原特异性 T 细胞已被清除或处于失能状态,故这些 B 细胞在受到自身抗原刺激时,由于缺少共刺激信号而不能被有效活化,表现为克隆失能,或者会发生凋亡被克隆清除,从而呈现免疫耐受。

3. 克隆抑制　B 细胞表达的多种抑制性受体与相应的配体结合,提高 B 细胞活化的阈值,从而抑制一些与自身抗原低亲和力结合的 B 细胞的反应。

(三) 免疫豁免区的外周免疫耐受机制

1. 主要的免疫豁免区　机体的某些部位,由于存在一些特殊的解剖结构,导致自身抗原与免疫成分产生了阻隔,不同程度地限制了针对自身成分的特异性免疫应答的产生,被称为免疫豁免区,比如脑、睾丸、胎盘、眼等部位。这些器官如果出现免疫应答和炎症,有可能导致严重的神经中枢失功和生殖障碍,因此免疫豁免区的存在保护了个体的神经中枢与重要感官,保护了物种的繁衍。眼睛中具体的豁免部位是眼前房,与免疫豁免相关的解剖学结构特点包括:血-眼屏障,即上皮细胞之间存在紧密连接,能阻挡血管渗漏;角膜无血管,缺少淋巴引流;另外房水中存在一些可溶性的免疫抑制分子,前房的上皮细胞和内皮细胞组成性地表达免疫抑制分子 FasL 和 PD-L1。脑部存在血脑屏障、缺少树突状细胞、小胶质细胞(脑内的巨噬细胞)的活化阈值高等,使得脑部的抗原不易触发适应性免疫应答。睾丸存在血-睾屏障,局部丰富的雄激素以及 TGF-β 都有抑制免疫应答的作用。免疫豁免区所介导的免疫耐受多是局部的,并非系统性的,一旦外伤导致免疫豁免区的自身抗原暴露于免疫细胞,将启动免疫应答,效应 T 细胞和抗体能够对免疫豁免区进行破坏,如交感性眼炎,一只眼睛受伤导致的免疫应答产物也会对另一只未受伤的眼睛进行攻击,造成损伤。

2. 母胎界面　母胎界面是一个特殊的免疫豁免区,在妊娠期间出现,母亲的免疫系统通过多种机制耐受胎儿抗原。

（1）胎盘的屏蔽作用

1）解剖学屏蔽作用:胎盘属于胎儿组织,可屏蔽母体 T 细胞识别胎儿抗原。其机制为:①位于母胎界面的胎儿滋养层细胞不表达经典 HLA Ⅰ、Ⅱ类分子,使其得以避免被母体 T 细胞识别和攻击;②滋养层细胞可表达 HLA-G、HLA-E 等非经典 HLA Ⅰ类分子,通过与 NK 细胞表面抑制性受体结合而抑制 NK 细胞对胎儿组织的杀伤作用。

2）主动屏蔽机制:滋养层细胞表达高水平色氨酸代谢限速酶,分解 T 细胞活化必需的色氨酸,从而抑制 T 细胞活化。

（2）胎盘局部的免疫抑制状态:滋养层细胞和子宫蜕膜高表达补体 C3 和 C4 的抑制分子,从而阻断母体内抗同种抗原的抗体循经典途径激活补体;子宫上皮细胞和滋养层细胞可分泌 TGF-β、IL-4 和 IL-10 等细胞因子,抑制 Th1 细胞所介导的排斥反应。

第三节 | 免疫耐受的人工干预

免疫耐受异常与多种临床疾病的发生、发展及转归密切相关。丧失对自身抗原的生理性耐受是自身免疫病发生的根本原因;对病原体抗原和肿瘤抗原的病理性耐受则限制免疫防御和免疫监视功能,导致慢性持续性感染和肿瘤的发生发展。临床实践中,对于自身免疫病,希望能够重建对自身抗原的生理性耐受;而对于慢性感染和肿瘤,则希望能够打破病理性耐受,恢复正常免疫应答,最终清除病原体和杀伤肿瘤细胞。基于对免疫耐受发生机制的理解,一些打破或建立免疫耐受的策略和方法已经在临床实践或动物实验中开展。

一、诱导免疫耐受

1. **通过更容易诱导耐受的途径引入抗原** 经合适途径引入抗原,可以诱导针对该抗原的系统性耐受,即之后同样的抗原经过其他途径进入机体,也不能诱导产生免疫应答。口服抗原可在肠道黏膜局部诱导特异性免疫耐受,同时也可能抑制系统性的应答。在婴幼儿早期通过口服花生提取物可以减轻对花生的过敏。在动物模型上,通过喂饲自身抗原成分,可以抑制自身免疫病的发生。将外来抗原引入眼前房,可以诱导针对该抗原的系统性耐受。

2. **改造抗原表位** 将 T 细胞表位肽中与 TCR 直接接触部位的氨基酸进行替换,使获得的变构肽能模拟表位肽与 MHC 分子形成复合物,并被 TCR 识别,但却不能有效启动 TCR 下游的信号转导和细胞活化。

3. **阻断共刺激信号** 除抗原受体介导的第一信号以外,T、B 细胞活化均需要共刺激信号(第二信号),通过阻断共刺激信号可成功诱导对多种抗原的耐受,如用 CTLA-4/Ig 融合蛋白阻断 CD80/CD86-CD28 相互作用,用抗 CD40L 抗体阻断 CD40-CD40L 分子间相互作用,以及用 CD58/IgG1 融合蛋白阻断 CD2-CD58 相互作用等。一些共刺激信号的阻断剂已被批准用于类风湿关节炎和银屑病的治疗。

4. **增强抑制性免疫细胞的作用** 常见的是体外扩增调节性 T 细胞,然后再输入到受者体内,或者通过一些细胞因子的使用增加体内调节性 T 细胞的数量和功能,有助于自身免疫病的控制。此外,输入其他具有抑制功能的免疫细胞也有利于免疫耐受的建立,相关的临床前研究或临床试验正在开展中。

5. **骨髓/造血干细胞移植** 在系统性红斑狼疮等自身免疫病患者中,伴随多种自身抗原特异性 T 细胞及 B 细胞的活化,造血微环境和造血干细胞受到损害。给这些患者移植骨髓或造血干细胞,可部分建立免疫系统的正常网络调节功能,减轻或缓解自身免疫病。

二、打破免疫耐受

在慢性感染和肿瘤患者中,常因免疫抑制分子过表达、共刺激分子缺失或 Treg 细胞数量和功能的异常升高导致免疫耐受。靶向这类分子或细胞有可能打破免疫耐受,恢复免疫应答。

1. **激活共刺激信号** 采用共刺激分子 CD40、4-1BB、GITR、OX-40 等的激动性抗体可以增强抗原特异性的 T 细胞应答。

2. **阻断共抑制信号** 由 CTLA-4、PD-1 等免疫负调控分子构成的免疫检查点(immune checkpoint)有助于防止过度应答导致的免疫损伤,也是维持耐受的重要抑制性受体,其在肿瘤和慢性感染进程中的大量表达参与了疾病发生发展。CTLA-4 和 PD-1 阻断抗体可释放肿瘤浸润 T 细胞被抑制的功能和抗瘤应答,已被批准用于多种肿瘤的治疗。

3. **抑制调节性 T 细胞功能** 利用抗 CD25 或 CTLA-4 抗体,可以部分去除体内的 Treg 细胞,增强免疫应答。肿瘤细胞常产生 TGF-β 抑制免疫应答,可用抗 TGF-β 抗体治疗。

4. **促进抗原提呈细胞的成熟** 未成熟 DC 具有诱导免疫耐受功能,免疫佐剂(如卡介苗)和 TLR 配体(如 TLR9 配体 CpG)的刺激可促进 DC 的成熟,上调细胞表面 MHC Ⅱ类分子和共刺激分子 B7

（CD80/CD86）的表达,促进抗原提呈和第二信号产生。IFN-γ能诱导APC上调MHCⅡ类分子,增强抗原加工及提呈能力。IFN-γ或其诱导的巨噬细胞产生的IL-12可促进Th1细胞应答,增强效应CTL产生。GM-CSF与其他细胞因子联合应用,既可以诱导粒/单核细胞生成,又可促使DC功能成熟,用于抗肿瘤免疫治疗。

思考题

1. 免疫耐受形成的机制是什么?
2. 免疫耐受、免疫应答和免疫抑制的相同和不同之处是什么?
3. 如何诱导免疫耐受?
4. 如何打破免疫耐受?

本章思维导图

本章目标测试

（郑　芳）

第十一章 | 黏膜免疫

黏膜免疫系统是机体免疫系统最重要的组成部分之一,其主要功能是识别和清除通过黏膜表面入侵机体的病原微生物,分泌和释放免疫分子,维持黏膜微生态平衡和调节免疫应答。黏膜免疫系统广泛分布于呼吸系统、消化系统、泌尿生殖系统的黏膜组织和一些外分泌腺体,如乳腺及唾液腺等处,是局部特异性免疫应答的主要场所,具有独特的结构和功能。黏膜表面是机体与外界抗原直接接触的门户,通常与不计其数的外来物质相接触,包括食物、共生菌、病原体(病原菌、病毒等)、变应原和其他致病原等。因此黏膜免疫系统是机体抵抗感染和疾病的第一道防线。此外,黏膜免疫系统还通过分泌和释放多种免疫分子如抗体、细胞因子等,对机体的免疫应答发挥重要的调控作用。黏膜免疫系统还能够通过调节黏膜微生物的代谢和生长,维持黏膜微生态平衡。黏膜免疫系统的稳态失衡及功能异常是机体多种疾病发生的重要诱因。因而,了解黏膜免疫系统及其防御机制,对研发针对黏膜感染性疾病的有效预防及治疗措施是至关重要的。

第一节 | 黏膜免疫系统的组成

一、黏膜免疫系统的组织结构

黏膜系统包括呼吸道、消化道、泌尿生殖道黏膜以及与之相关联的外分泌腺,也包括眼结膜和泪腺、分泌期的乳腺等(图 11-1)。黏膜免疫系统(mucosal immune system)是全身免疫系统的一个重要组成部分,由覆盖在黏膜系统内表面的黏膜上皮组织(肺泡上皮细胞、肠上皮细胞、泌尿生殖道上皮细胞等)和黏膜相关淋巴组织(mucosal-associated lymphoid tissue,MALT)中的免疫细胞及其产生的分子或分泌物,以及正常栖息在黏膜组织的微生物群或"共生菌群"(commensal microorganisms)构成。黏膜免疫系统具有高度抗原特异性和组织器官特异性的特点,能够有效地抵御外界病原体的入侵。

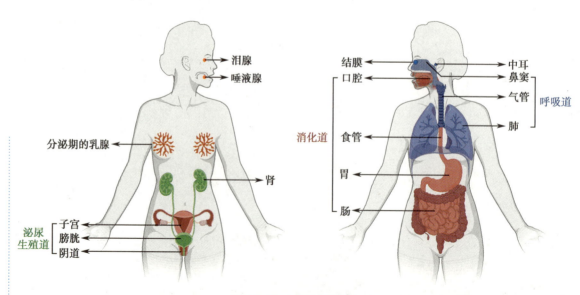

图 11-1　人体黏膜组织

在不同器官系统中黏膜免疫系统的组成既具有其组织特异性又具有共性。机体最主要的黏膜免疫系统由呼吸道、消化道和泌尿生殖道的黏膜免疫系统组成。

1. 呼吸道黏膜免疫系统的组成　呼吸系统有两个截然不同的功能部分,即呼吸道和由肺泡组成的肺实质。呼吸道的黏膜免疫系统主要由覆盖于黏膜表面的黏液、黏膜假复层纤毛柱状上皮组织、黏膜相关淋巴组织、共生菌群四部分组成。完整的黏膜免疫组织起物理屏障、化学屏障和生物屏障的作用。一般情况下,肺组织的主要功能是气体交换,在肺泡内有散在的免疫细胞或淋巴滤泡,起到清除异物或者病原体的功能。

2. 消化道黏膜免疫系统的组成　消化道黏膜免疫系统是机体最大的免疫组织,主要由肠道黏膜上皮细胞、相关腺体和分布在黏膜中的免疫细胞构成,它们可以合成和分泌多种免疫相关分子,参与肠道黏膜免疫系统的功能。此外,肠道黏膜免疫系统与神经系统、内分泌系统和免疫系统之间存在密切的联系。神经系统可以通过神经递质和激素调节肠道黏膜免疫系统的功能,免疫细胞也可以产生多种神经递质,这些神经递质在免疫反应的调节中起着重要的作用。

3. 泌尿生殖道黏膜免疫系统的组成　主要由尿道、阴道、子宫颈、输卵管、膀胱和肾小管等部位的黏膜上皮和相关腺体,及分布在泌尿生殖道组织中的固有及适应性免疫细胞以及它们产生的免疫分子组成。这些组织、细胞和分子在多个层次上的相互作用,可有效地保护泌尿生殖系统的健康。

二、黏膜组织屏障

黏膜组织屏障由物理屏障、化学屏障和生物屏障组成,这些屏障共同保护了黏膜系统的健康,使其免受外来有害物质的侵袭。

1. 物理屏障　黏膜表面覆盖着许多排列整齐的上皮细胞,这些细胞之间通过连接蛋白等形成的紧密连接来阻止直径大于 $0.6\sim1.2nm$ 的肠腔内抗原物质进入肠黏膜层,从而保护黏膜内部组织。此外,肠蠕动和呼吸道上皮纤毛运动也对病原微生物具有清除作用。

2. 化学屏障　黏膜组织产生的液体,如唾液和胃液等分泌物具有一定的酸性或碱性,胃内酸性环境是抵御病原微生物感染的有效化学屏障。黏膜上皮组织可分泌大量黏液,黏液中含有黏蛋白,具有阻止微生物附着于上皮的作用。上皮细胞还可分泌多种抗菌肽,如肠上皮细胞分泌防御素(defensin)及溶菌酶类(溶菌酶、磷脂酶 A2、过氧化物酶和乳铁蛋白)。位于小肠隐窝区基底部的帕内特细胞(Paneth cell)可分泌隐窝素(cryptdin)和防御素。肺组织细胞也可分泌防御素和具有促进吞噬作用的表面活性蛋白。防御素是一种阳离子小分子肽,可通过穿透细菌胞膜使其裂解。防御素还能通过与易感细胞的病毒受体结合阻断病毒的吸附与感染。

3. 生物屏障　微生物是黏膜组织生物屏障的主要组成部分。正常状态下,呼吸道、胃肠道及泌尿生殖道中均有大量非致病性共生菌群的存在。这些共生菌群共同形成的屏障维护着黏膜组织的微生态平衡。例如:肠道菌群形成的黏附网络,可以阻止病原体的侵入,同时也可以帮助维持肠道的机械完整性,防止肠道通透性的改变。此外,肠道菌群产生的一些代谢产物,如短链脂肪酸,以及乳酸、乙酸等酸性物质,可降低肠道的 pH,起到抑制一些致病菌生长和繁殖的作用。同时,肠道菌群还能够通过调节免疫细胞分化参与免疫反应的调节。

三、黏膜相关淋巴组织

黏膜相关淋巴组织(MALT)是黏膜免疫系统的主要组成部分,包括位于鼻腔的鼻相关淋巴组织(nasal-associated lymphoid tissue,NALT),位于咽部的咽淋巴环(Waldeyer's ring,也称为韦氏环),位于呼吸道的支气管相关淋巴组织(bronchial-associated lymphoid tissue,BALT),以及位于消化道的肠相关淋巴组织(gut-associated lymphoid tissue,GALT)等。

NALT 主要分布在中鼻甲上,为散在的独立淋巴滤泡(isolated lymphoid follicle,ILF)。

咽淋巴环是指位于口腔后部消化道和呼吸道入口处的由腺样体(即咽扁桃体)、咽鼓管扁桃体、腭扁桃体和舌扁桃体共同组成的结构（图 11-2）。与 NALT 和 BALT 不同，咽淋巴环是在胚胎发育过程中无抗原刺激的情况下形成的，在上呼吸道感染中常常增大，出现红、肿、热、痛的典型炎症性免疫反应。

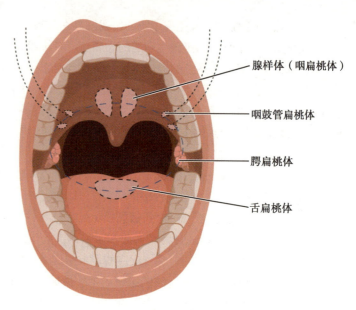

图 11-2 咽淋巴环

腺样体（咽扁桃体）

咽鼓管扁桃体

腭扁桃体

舌扁桃体

BALT 主要分布在气道中，亦为散在的独立淋巴滤泡，其上覆盖着假复层纤毛柱状上皮组织，主要由 B 细胞组成。这些独立淋巴滤泡并非在胚胎发育过程中形成，而是在各类病原微生物等感染性刺激后，或在脂多糖、烟雾颗粒、尾气颗粒等非感染性刺激后形成的异位淋巴组织。每个个体独立淋巴滤泡的数量、大小、结构复杂性差异较大，可以小到仅有少量 B 细胞聚集成簇，也可以大到具有完整的淋巴组织结构。

GALT 包括位于小肠壁的派尔集合淋巴结（Peyer's patch，PP）、散在于整个肠道的独立淋巴滤泡、肠系膜淋巴结和阑尾（图 11-3）。PP 是由淋巴细胞聚集形成的向肠腔突起的圆顶状结构，在启动肠道免疫应答中发挥重要的作用。在人的小肠中约有 100～200 个 PP。位于 PP 上皮层下方的拱形区域中富含 DC、T 细胞和 B 细胞滤泡。此外，在大、小肠内还遍布数以千计的独立淋巴滤泡，这些独立淋巴滤泡主要包含 B 细胞。PP 和独立淋巴滤泡经淋巴管与引流的肠系膜淋巴结相连。肠系膜淋巴结是体内最大的淋巴结群，在启动针对肠道抗原的免疫应答中起着至关重要的作用。PP、独立淋巴滤泡及肠系膜淋巴结是肠黏膜免疫细胞识别抗原和活化的主要部位，被称为黏膜免疫应答的"诱导部位"（inductive site）。

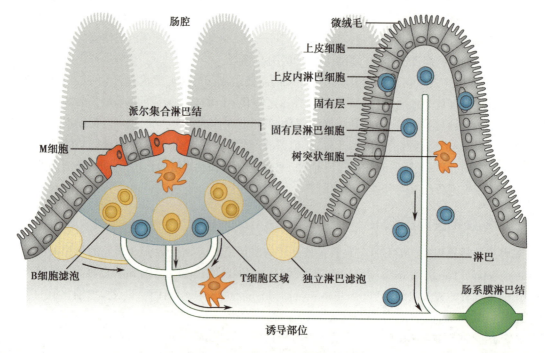

肠腔

微绒毛

上皮细胞

上皮内淋巴细胞

固有层

固有层淋巴细胞

树突状细胞

派尔集合淋巴结

M细胞

淋巴

肠系膜淋巴结

B细胞滤泡

T细胞区域

独立淋巴滤泡

诱导部位

图 11-3 GALT 的组织结构

第二节 | 黏膜免疫系统的细胞及其功能

一、黏膜上皮组织及其固有免疫应答功能

由于肠道黏膜组织是机体最主要的黏膜免疫系统,并且具有黏膜免疫系统的共同特性及组织特性,因此,此部分内容以肠道黏膜组织为例进行讲述。肠道上皮细胞包括肠细胞(enterocyte)、肠内分泌细胞、杯状细胞(goblet cell)、M 细胞和帕内特细胞等。

1. **肠细胞** 即肠黏膜上皮细胞,具有跨细胞运送作用,可摄取肠腔内分子和颗粒,将其以囊泡形式转运到细胞基底面,或将细胞基底面的蛋白分子转运到肠腔,此过程称为"转吞作用"(transcytosis)(图11-4)。两种受体参与介导转吞作用:一种是多聚免疫球蛋白受体(poly Ig receptor,pIgR),可从细胞基底面向黏膜面单向运送聚合体形式的 IgA 和 IgM,并将其释放到黏液中进而阻止病原微生物的感染;另一种是 IgG Fc 受体,如新生儿 Fc 受体(neonatal FcR,FcRn),可与 IgG 结合进行双向转运。

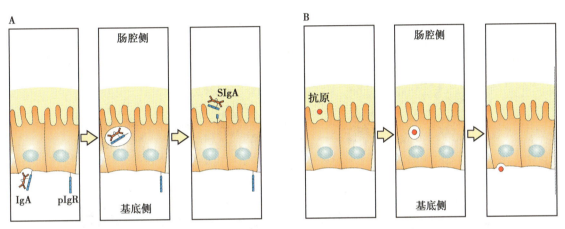

图 11-4 转吞作用

A. IgA 二聚体与多聚 Ig 受体(pIgR)结合,被上皮细胞从基底侧转吞至肠腔侧;B. 抗原物质被上皮细胞从肠腔侧转吞至基底侧。

肠黏膜上皮细胞还发挥固有免疫应答效应功能。肠黏膜上皮细胞表达的多种模式识别受体(PRR)识别肠道共生菌或致病菌,还可通过胞内核苷酸结合寡聚结构域(nucleotide binding oligomerization domain,NOD)受体应答调控帕内特细胞释放防御素,对肠道菌群组成进行调控。

肠道黏膜上皮细胞还可分泌多种细胞因子,如 IL-1α、IL-1β、IL-6、TNF-α、IL-15 等炎性因子促进肠道炎症反应,IL-10、TGF-β 等调节性细胞因子调节黏膜局部 T 细胞增殖、活化以及 B 细胞分化为产生 Ig 的浆细胞,直接或间接调控肠道黏膜的屏障功能。

肠道黏膜上皮细胞还具有抗原提呈的功能。

2. **M 细胞** 将 MALT 与肠腔分隔开来的是滤泡相关上皮(follicle-associated epithelium,FAE),其中含有少数特化的、对抗原具有"胞吞转运"作用的上皮细胞,即 M 细胞(microfold cell)(图 11-5)。M 细胞可直接将肠腔内的蛋白质及颗粒物(病毒、细菌、微小寄生虫)等抗原物质内吞并转送至 PP。M 细胞为肠黏膜 DC、T 细胞、B 细胞转运抗原物质,诱导特异性免疫应答。

二、黏膜免疫细胞及功能

黏膜组织中散在分布着大量的 T 细胞、B 细胞、巨噬细胞、DC 和肥大细胞等。肠道效应 T 细胞主要存在于黏膜上皮及黏膜固有层。小肠上皮中主要分布 CD8[+]T 细胞,而黏膜固有层则含有 CD4[+]T 细胞和 CD8[+]T 细胞以及 IgA[+]浆细胞等(图 11-6)。

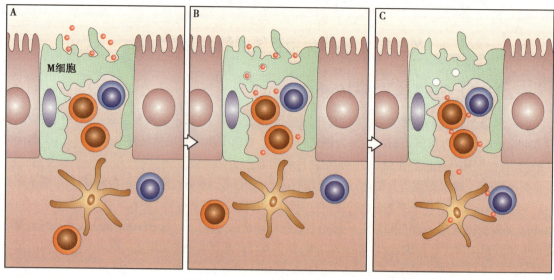

图 11-5 M 细胞对抗原的转运作用

A. M 细胞通过胞吞作用（endocytosis）和吞噬作用（phagocytosis）捕获肠腔内的抗原。B. 抗原经 M 细胞内囊泡转运至基底侧。C. 抗原被位于固有层的树突状细胞捕获、加工和提呈，并进一步激活 T 细胞和 B 细胞。

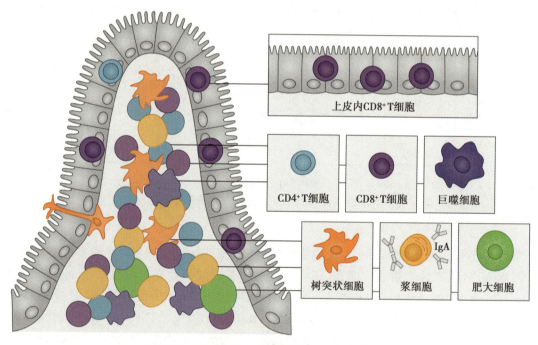

图 11-6 小肠黏膜上皮及固有层免疫细胞的分布

（一）黏膜上皮内淋巴细胞

上皮内淋巴细胞（intraepithelial lymphocyte，IEL）是分布在上皮细胞间的较小的淋巴细胞，可分布在皮肤、大小肠上皮、胆管、口腔、肺、上呼吸道及生殖道等部位。肠道 IEL 多位于肠道的柱状上皮层间，具有共同的表型和功能特性：①肠道 IEL 几乎全部是 T 细胞，多分布在覆盖 PP 的上皮组织中；②IEL 多为 γδ T 细胞；③约 80% 的 IEL 呈现 CD8$^+$ 表型，但只分泌少量细胞因子。

IEL 参与维持黏膜上皮组织稳态和局部的免疫平衡。大部分小肠 CD8$^+$IEL 是针对病毒、细菌、寄生虫等感染的杀伤性效应细胞。

（二）黏膜固有层淋巴细胞

1. 黏膜 T 细胞 正常肠道黏膜存在众多针对食物和肠道菌群等活化的效应 T 淋巴细胞，以及具有抑制效应 T 淋巴细胞活化并调节肠道炎症反应的 Treg。这些细胞对肠道免疫稳态的建立和维持以及稳定宿主与肠道菌群的共生关系十分重要。

肠黏膜固有层 CD4⁺ 与 CD8⁺T 细胞的比例约 3:1。固有层多见效应 Th1 细胞和 Th17 细胞，在正常肠道内可产生大量细胞因子如 IFN-γ、IL-5、IL-17 及 IL-10。肠道 CD4⁺T 细胞产生 IFN-γ 对控制肠道巨细胞病毒及隐孢子虫感染十分重要。正常情况下，Th17 细胞只分布于结肠及回肠部位。肠道存在共生菌抗原诱导的 Th17 细胞，在维护上皮屏障的完整性中起重要作用。黏膜固有层 CD4⁺T 细胞还通过分泌 IL-4、IL-5、IL-6、IL-21、TGF-β、IL-22 等参与宿主与共生菌互利共存状态的维持。黏膜固有层 γδ T 细胞可分泌 IL-17，并提供针对肠道病原体的早期免疫防御。

此外，在稳态情况下，肠道黏膜 DC 产生的 TGF-β 及视黄酸（retinoic acid，RA）可促使初始 T 细胞转化为抗原特异 Foxp3⁺Treg。Treg 可抑制 Th1 细胞、Th17 细胞、TCRγδ IEL 等的活化及功能，具有很强的调节肠道炎症反应的能力。

2. 固有淋巴样细胞　固有淋巴样细胞（innate lymphoid cell，ILC）是一类来源于骨髓的淋巴细胞，主要存在于组织中，不具备抗原特异性，具有固有免疫功能，对维持组织稳态起重要作用。ILC 分为细胞毒性 ILC（cytotoxic ILC，即 NK 细胞）、ILC1、ILC2、ILC3 和淋巴组织诱导细胞（lymphoid tissue-inducer，LTi）等五个亚群。

3. 黏膜相关恒定 T 细胞　黏膜相关恒定 T 细胞（mucosal associated invariant T cell，MAIT 细胞）是进化保守的先天样 T 细胞，在肝脏和血液中分布较多，也存在于皮肤、口腔、肠道、呼吸道和泌尿生殖道等黏膜部位。在感染过程中，微生物合成的维生素 B 代谢物等类主要组织相容性复合物相关基因 1（MHC class Ⅰ-related gene 1，MR1）提呈给 MAIT 细胞，MAIT 细胞活化后通过释放细胞因子和细胞毒性分子而发挥抗菌、抗病毒、抗肿瘤和组织修复作用。此外，黏膜中 MAIT 细胞也与造成这些器官组织的炎症等病理状态有关。MAIT 细胞在保护黏膜免受外部微生物侵袭和组织稳态维持等方面具有重要功能。

4. 黏膜 B 细胞　在 GALT 的 PP 及其生发中心中分布着能产生 IgA 的 B 细胞（即 IgA⁺B 细胞）。共生菌或外来微生物抗原刺激 PP 内 B 细胞通常以依赖 T 细胞的方式诱导 IgA⁺B 细胞的产生。IgA⁺B 细胞表达黏膜归巢整合素 α₄β₇、CCR9 及 CCR10，并迁移至黏膜固有层，B 细胞最终分化为浆细胞，分泌 IgA 二聚体。黏膜 DC 产生的 TGF-β 是重要的 IgA 类别转换诱导因子。

位于黏膜的 B1 细胞可对共生菌和病原菌来源的胸腺非依赖性抗原发生应答、产生 SIgA 抗体。位于胸腔及腹腔的 B1 细胞也可迁移到黏膜固有层，经黏膜上皮细胞分泌的 IL-5 及 IL-15 作用，分化为分泌 IgA 的浆细胞。

位于肠道隐窝基部表达 pIgR 的上皮细胞介导 IgA 的转运。pIgR 与具有 J 链的 IgA 二聚体呈高亲和力结合，将 IgA 转吞至肠腔侧，经酶切后释放至肠腔，成为 SIgA。pIgR 同样能使 SIgA 进入胆汁、乳汁、痰、唾液和汗液。分泌到肠腔的 SIgA 具有抑制微生物黏附于上皮组织的作用，并可中和微生物产生的酶或毒素，参与肠道黏膜防御病原体入侵，在维持宿主和共生菌群间的稳态和平衡中起重要作用。此外，已进入黏膜固有层的细菌脂多糖和病毒，还可与 SIgA 形成 IgA-抗原复合物并被转运到肠腔，排出体外。

5. 黏膜淋巴细胞的再循环　位于黏膜 PP 的初始 T 细胞和 B 细胞表达 CCR7 及 L-选择素（L-selectin）。一旦受到抗原刺激，其 CCR7 及 L-选择素的表达就会下调，而 CD45RO、整合素 α₄β₇ 及 CCR9 的表达显著提高。受抗原刺激的 T 细胞和 B 细胞分化发育为效应或记忆 T 细胞和 B 细胞，并离开 PP，经肠系膜淋巴结等到达胸导管，最终经血液迁移回到肠道黏膜上皮层或固有层发挥效应。肠黏膜固有层聚集了已分化的、抗原特异性的效应 T 细胞及浆细胞，被称为黏膜免疫"效应部位"（effector site）（图 11-7）。

1101
动画

黏膜局部受抗原刺激产生的抗原特异性 T 细胞和 B 细胞可以从局部免疫应答起始部位迁出并最终归巢至体内不同的黏膜效应部位，如经口腔、鼻腔或肠道等免疫途径接种抗原可诱导全身性黏膜免疫应答。

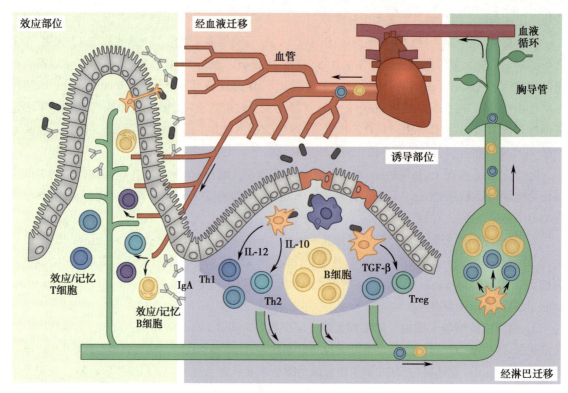

图 11-7　黏膜免疫效应细胞的迁移

位于免疫应答"诱导部位"如 PP 中的初始 T 细胞和 B 细胞,受到抗原刺激而活化,进一步分化成效应或记忆 T 细胞和 B 细胞,迁出 PP,经肠系膜淋巴结、胸导管及血液循环,回到肠黏膜上皮层和固有层即"效应部位",这个过程称为"黏膜淋巴细胞再循环"。

(三) 肠道黏膜组织中特有的树突状细胞

DC 在维持肠道黏膜稳态及诱导对致病菌的免疫应答中起必不可少的作用。

DC 可接受由 M 细胞或 FcRn 转运的肠腔抗原,还可通过吞噬含有抗原物质的凋亡上皮细胞获取抗原,DC 还可伸出细胞突起穿越上皮细胞间隙捕获肠腔内抗原(图 11-8)。肠道黏膜 DC 分为

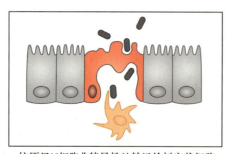

抗原经M细胞非特异性地转运给树突状细胞

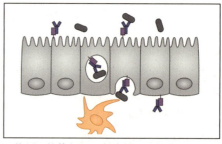

抗原经抗体与FcRn结合转运给树突状细胞

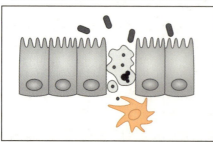

树突状细胞吞噬含抗原的凋亡上皮细胞

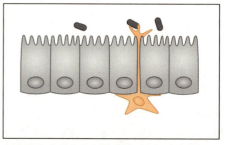

树突状细胞的突起穿越黏膜上皮间隙捕获抗原

图 11-8　DC 捕获肠道抗原的途径

两个亚群:一群表达 CD103 的 DC,可产生促炎症反应的细胞因子 IL-12,也可产生 TGF-β 及视黄酸(RA)并在诱导黏膜免疫耐受和 SIgA⁺B 细胞分化中起重要作用;另一群表达 CD11b 的 DC 在稳态下可产生 IL-10,可抑制 T 细胞活化并与诱导肠道 Treg 相关,但当有致病菌感染时,这些 CD11b⁺DC 被细菌及其产物活化,上调共刺激分子的表达并激活抗原特异的初始 T 细胞,使其分化为效应 T 细胞。

第三节 │ 黏膜免疫耐受及稳态的形成

黏膜免疫系统必须维持针对外来抗原的免疫应答与免疫稳态之间的平衡。肠道内绝大部分抗原物质来自食物及共生菌,不仅对机体无害,有些还有益于消化吸收。尽管这些抗原不曾进入胸腺诱导的中枢免疫耐受,但也不会引起肠道的炎性免疫应答,这是因为黏膜免疫系统针对经口腔进入的蛋白抗原诱导了"口服耐受"(oral tolerance)。口服耐受主要是诱导特异性 Treg 的产生,肠系膜淋巴结是诱导 Treg 产生的主要场所。如前所述,DC 在维持肠道黏膜稳态及诱导对致病菌的免疫应答中起了必不可少的作用,黏膜固有层的 CD103⁺DC 捕获食物蛋白抗原后迁移到肠系膜淋巴结,并在此诱导能返回肠道固有层的特异性 Treg。Treg 所产生的 TGF-β 还能诱导 B 细胞产生具有免疫调节作用的 IgA,防止针对食物蛋白等的炎症反应。

肠道菌群稳态在维持肠道黏膜免疫稳态中具有重要作用。健康的肠道正常情况下聚居着上千种不同的非致病菌,统称为"共生菌群",但机体并不针对这些菌群产生免疫应答,从而避免消化道的免疫病理损伤。肠道共生菌可辅助营养物质的摄取、代谢和毒素降解;可维持上皮组织屏障以阻止病原菌的入侵和定植;还可通过与致病菌竞争空间及养料,产生抗微生物物质,以及抑制有利于病原菌入侵的上皮组织炎性反应等来保证肠道微环境的稳定。肠道共生菌还有调控免疫细胞分化的作用。

肠道神经系统与肠道黏膜免疫系统之间也存在密切的神经 - 免疫联系。肠道神经系统的调节可以影响肠道黏膜免疫系统的功能,从而影响肠道稳态。此外,饮食中的营养物质、膳食纤维、益生菌等都会影响肠道黏膜免疫系统的功能,从而影响肠道稳态。生活方式,如运动、睡眠、压力等也会影响肠道稳态。

第四节 │ 黏膜相关疾病

一、黏膜感染性疾病

(一) 细菌感染性疾病

黏膜表面是与外界抗原直接接触的门户,大部分病原体是经黏膜感染的。细菌性痢疾(bacillary dysentery)是肠道细菌感染的典型例子。细菌性痢疾是志贺菌属痢疾杆菌引起的肠道传染病。进入消化道的痢疾杆菌对肠壁上皮细胞具有侵袭力并引起病变。胃酸对进入消化道的痢疾杆菌有杀灭作用,肠道菌群产生的短链脂肪酸、过氧化氢以及细菌素等具有杀灭或拮抗痢疾杆菌作用,同时肠黏膜表面有抗肠道致病菌的特异抗体(主要为 SIgA),对痢疾杆菌具有防御和排斥作用。当机体全身及局部防御功能下降时,痢疾杆菌才能在肠腔内繁殖,侵入肠黏膜上皮,引起局部组织炎症反应和小血管循环障碍,导致肠黏膜炎症、坏死及溃疡。细菌性痢疾病变主要累及直肠、乙状结肠,严重时可波及整个结肠和回肠末端。痢疾杆菌还可通过释放毒素入血引起全身毒血症症状,严重者可引发感染性休克。抗菌药物治疗是本病有效的治疗方法,治愈率高。

(二) 病毒感染性疾病

1. 流感病毒感染 多种病毒感染(包括流感病毒、冠状病毒及腺病毒等)是通过入侵呼吸道黏膜而进入人体的。流感是由流感病毒(influenza virus)感染引起的对人类危害较严重的急性呼吸道传染病。能够感染人类的流感病毒按其核蛋白和基质蛋白可分为三个型：甲型（A 型）流感病毒（H1N1、H3N2 亚型等）和乙型（B 型）流感病毒每年可引起季节性流行，丙型（C 型）流感病毒仅呈散发感染。甲型流感病毒根据病毒表面的血凝素（hemagglutinin，HA）和神经氨酸酶（neuraminidase，NA）的蛋白结构和基因特性，可分为多种亚型。流感病毒主要通过呼吸道分泌物的飞沫传播，也可以通过口腔、鼻腔、眼睛等黏膜直接或间接接触传播。流感病毒通过与宿主细胞的相应受体结合进入宿主细胞，病毒在宿主细胞内进行复制，并产生大量新的子代病毒进而感染其他细胞。流感病毒感染人体后，可能会诱发细胞因子风暴，导致全身炎症反应，从而引起急性呼吸窘迫综合征（ARDS）、休克、脑病及多器官功能不全等多种并发症甚至造成患者死亡。流感病毒血凝素作为主要抗原可诱导机体产生具有中和病毒作用的保护性抗体，该抗体可抑制血凝现象。

2. 肠道轮状病毒感染 轮状病毒（rotavirus）感染是一种常见的肠道病毒感染，具有以下特点：①传染性强：易在婴幼儿和儿童中传播；②季节性：轮状病毒感染多发生在秋季；③儿童症状严重：轮状病毒感染通常会导致严重的腹泻、呕吐和脱水等症状，对儿童的健康造成严重影响；④并发症多：轮状病毒感染可能导致多种并发症，如电解质失衡、酸中毒、营养不良等，需要及时治疗。

针对轮状病毒感染的免疫应答主要包括体液免疫和细胞免疫两个方面。参与体液免疫应答的免疫球蛋白主要包括 IgM 和 IgA 抗体。IgM 抗体是机体早期针对病毒感染的抗体，通常在病毒感染后数天开始产生，并在感染后数周达到高峰，有助于早期识别和清除病毒感染。IgA 抗体则主要存在于肠道黏膜中，可以识别和清除进入肠道的病毒，保护肠道的生理功能。细胞免疫应答包括 T 淋巴细胞识别和杀伤病毒感染的细胞，从而进一步清除病毒感染，防止病毒扩散。此外，通过接种疫苗，也可以产生针对轮状病毒的抗体，从而增强机体对病毒的抵抗力。

二、炎性肠病

炎性肠病（inflammatory bowel disease，IBD）是一种肠道慢性炎症性疾病，其发病慢，病程长并可反复发作，且与肠癌发病相关。主要包括两种：克罗恩病（Crohn's disease，CD）和溃疡性结肠炎（ulcerative colitis，UC）。CD 可发生在肠道的所有部位，而 UC 只局限于结肠及直肠。IBD 是一种复杂的疾病，病因包括遗传、环境及肠道菌群的改变。已鉴定出一些与 IBD 相关的易感基因。此外，一些与淋巴细胞活化、细胞因子产生及宿主抗细菌感染免疫相关的分子，如 NOD2、IL-10 及胱天蛋白酶富集域家族成员 9（caspase recruitment domain family member 9，CARD9）等也被发现与 IBD 的发病具有相关性。肠道的菌群失调是 IBD 的主要免疫病理成因。在遗传易感的个体中，环境变化（饮食、感染及抗生素）造成的肠道菌群变化，可导致肠道黏膜屏障的完整性受损和通透性增强，使病原菌易于穿过黏膜上皮屏障，造成固有免疫细胞和效应 T 细胞（Th1 细胞、Th17 细胞）的异常活化，产生大量炎性因子、打破相关免疫耐受机制，最终导致炎性肠病的发生。

本章思维导图

本章目标测试

思考题
1. 黏膜免疫系统的结构组成和特征是什么？
2. 肠道免疫系统为什么对人们每天摄入的大量食物抗原不产生免疫应答？
3. 黏膜免疫系统的耐受和稳态是如何维持的？
4. 黏膜免疫系统是如何对全身免疫系统的功能产生影响的？

（吴 励）

第二篇　临床免疫篇

第十二章 | 感染免疫

感染免疫主要研究机体免疫系统对病原体的识别和应答,以认识免疫系统与病原体及其产物之间的相互作用机制。感染通常发生在病原体逃避机体的固有免疫并且在体内建立微环境之后,接踵而来的便是生物学上的"赛马"效应,一方面,病原体想不断地扩增自己的领地;另一方面,机体的免疫系统又不停地尝试着清除或至少限制这些病原体的发展。免疫系统通过固有免疫和适应性免疫应答产生多种不同的机制发挥抗感染作用,而病原体也会发展不同的策略试图逃避宿主免疫系统的清除。

第一节 | 针对病原体免疫应答的共同特征

虽然宿主针对不同病原体的免疫保护机制各不相同,但均具有如下共同的特征。

(一) 抗感染免疫基于固有免疫和适应性免疫的协同作用

固有免疫提供早期防御,而适应性免疫提供后期更持久及更强的免疫保护。许多病原体通过进化而逃避机体的固有免疫,这使得针对这类病原体的适应性免疫防御成为关键。适应性免疫通过产生的效应分子和效应细胞清除病原体,并产生记忆细胞以保护机体免于再次感染。

(二) 清除不同类型病原体需要诱导不同类型的抗感染免疫应答

由于病原体的入侵和定植感染各不相同,清除这些病原体则需要不同的免疫机制。病原体特异的适应性免疫应答可使机体的应答最优化。

(三) 抗感染免疫效应决定了病原体在宿主的存活和致病性

感染建立后,病原体与宿主间发生"宿主抗病原体免疫应答"与"病原体逃逸宿主抗病原体免疫"的博弈,这通常决定感染的结局。针对机体强有力的抗病原体免疫应答,病原体则发展出不同的免疫逃避机制以试图逃避免疫攻击。

(四) 抗感染免疫应答可能导致免疫病理损伤

针对病原体的免疫防御机制是宿主存活所必需的,但也可能造成机体组织细胞的病理损伤。

第二节 | 抗胞外病原体免疫

一、抗胞外菌免疫

胞外菌是不进入宿主细胞而在宿主细胞外如血液循环、结缔组织、消化道、呼吸道、泌尿生殖道等增殖的细菌。胞外菌主要通过两种机制致病:①引发炎症:宿主免疫细胞通过受体结合病原体或其产物后,释放炎症介质,引发炎症应答,导致感染部位组织损伤,这是化脓性球菌导致人体化脓性感染的主要原因。②释放细菌毒素:包括细菌细胞壁成分中的内毒素和细菌主动分泌的外毒素。革兰氏阴性菌细胞壁被破坏即可释放内毒素,又称为脂多糖(lipopolysaccharide,LPS),可强力活化巨噬细胞。

许多外毒素均具有细胞毒作用,通过不同生化机制杀伤宿主细胞;部分外毒素虽然不能直接杀伤宿主细胞,但可干扰宿主细胞的正常功能;一些外毒素则通过刺激免疫细胞产生大量细胞因子而致病。抗胞外菌免疫应答可分为抗胞外菌固有免疫应答和抗胞外菌适应性免疫应答。

(一)抗胞外菌固有免疫

抗胞外菌的固有免疫应答主要包括补体活化、吞噬作用和炎症反应等(图 12-1)。

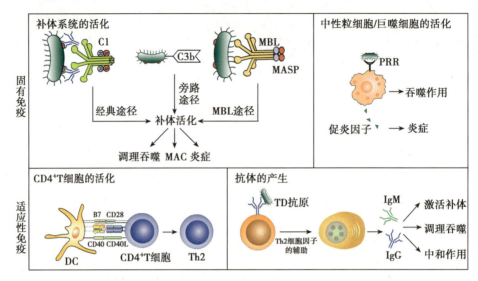

图 12-1 机体对胞外菌的固有免疫和适应性免疫防御机制

1. **补体活化** 补体的三条激活途径均可以对胞外菌产生杀伤作用。合适的抗体类别(尤其是抗体类别为 IgM 时)会容易与补体 C1q 结合,触发补体活化的经典途径;革兰氏阳性菌细胞壁中的肽聚糖或革兰氏阴性菌细胞壁中的 LPS 可通过旁路途径激活补体系统;细菌表面的甘露糖与甘露糖结合凝集素(mannose-binding lectin,MBL)结合激活补体活化的 MBL 途径。

补体系统活化后,发挥以下作用:第一,产生攻膜复合物(membrane attack complex,MAC)溶破细菌;第二,通过补体调理作用促进免疫细胞对细菌的吞噬;第三,通过补体裂解产物招募、活化免疫细胞,参与炎症反应。几乎所有类型的细菌都可以与补体活化过程中产生的调理素如 C3b 相互结合,然后通过噬菌作用被清除。

2. **吞噬作用** 宿主吞噬细胞(包括专职吞噬细胞中性粒细胞和巨噬细胞)对胞外菌的非特异吞噬效率较低,但宿主细胞通过其细胞膜表面受体结合胞外菌后,可高效率吞噬细菌,这些受体包括甘露糖受体、Toll 样受体(TLR)和 Fc 受体以及补体受体等。这些受体一方面使得吞噬细胞以更高的效率吞噬细菌,另一方面可激活吞噬细胞发挥杀菌活性。

3. **炎症反应** 吞噬胞外菌的吞噬细胞随即被活化而分泌促炎性细胞因子,后者招募免疫细胞浸润到感染局部从而启动炎症反应。例如,革兰氏阴性菌的 LPS 可以激活巨噬细胞从而使其释放 TNF-α 和 IL-1 等炎症介质。值得一提的是,尽管适量的 TNF-α 和 IL-1 有利于机体对病原体的清除,但高浓度的这些细胞因子也会诱发机体高热和内毒素休克。

(二)抗胞外菌适应性免疫

B 细胞介导的体液免疫是宿主对抗胞外菌感染的主要保护性免疫机制。由于胞外菌不能够很好地"隐藏"在宿主细胞内,所以抗体能对胞外菌进行有效的杀伤(见图 12-1)。胞外菌感染后,胞外菌所含有的蛋白抗原作为典型的胸腺依赖性抗原可激活 CD4+T 细胞,诱导以 Th2 细胞反应为主的免疫应答,辅助 B 细胞产生抗体。宿主产生主要针对胞壁成分或毒素的抗体,通过中和作用、调理吞噬作用、激活补体经典途径等方式抵抗和清除胞外菌的感染。

二、抗胞外寄生虫免疫

寄生虫包括单细胞的原生动物和多细胞的蠕虫。蠕虫在宿主体内生长和成熟,经常引起严重和长期的组织及器官损伤。大部分蠕虫为胞外寄生,抗蠕虫免疫以 Th2 细胞应答为主。

Th2 细胞应答对于防御这种大型、多细胞蠕虫至关重要。抗蠕虫的 Th2 细胞应答涉及 IgE、肥大细胞和嗜酸性粒细胞。CD4⁺Th0 细胞分化为 Th2 细胞,产生 IL-4 等细胞因子,使 B 细胞分化为浆细胞后产生 IgE 类抗体(图 12-2A)。IgE 进入循环,通过结合到细胞表面 IgE 的高亲和力受体 FcεRⅠ来"武装"肥大细胞,当蠕虫抗原结合到肥大细胞表面的 IgE 时,触发肥大细胞脱颗粒(图 12-2B),颗粒中的组胺等生物活性物质引起宿主肠道和支气管平滑肌收缩,将寄生虫从黏膜表面驱离出宿主;此外,肥大细胞释放的组胺和其他蛋白也对蠕虫有直接毒性。与肥大细胞脱颗粒相似,循环中的 IgE 可同时结合病原体和嗜酸性粒细胞表面 FcεR,触发嗜酸性粒细胞脱颗粒、释放杀伤蠕虫的物质(图 12-2C)。

Th2 细胞因子 IL-4、IL-5 和 IL-13 对防御蠕虫很关键。IL-4 是驱动 B 细胞分化为浆细胞后产生 IgE 的主要因子;IL-5 强力促进嗜酸性粒细胞的增殖、分化和活化,并支持分泌 IgA 的浆细胞分化,分泌型 IgA(SIgA)能抵御寄生虫进一步的黏膜定植(图 12-2D);IL-4 和 IL-13 抑制巨噬细胞 IL-12 和 IFN-γ 的产生以及 Th1 细胞极化;IL-13 对支气管和胃肠驱离寄生虫是必需的。

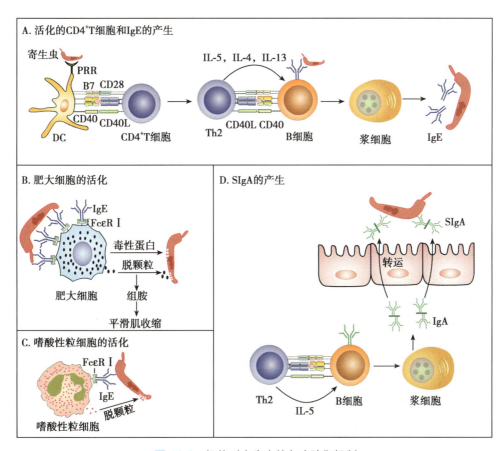

图 12-2　机体对寄生虫的免疫防御机制

第三节 │ 抗胞内病原体免疫

一、抗胞内菌免疫

胞内菌通过损伤的皮肤、黏膜或媒介的叮咬进入宿主体内,在宿主细胞内繁殖,以逃避吞噬细胞、补体及抗体的攻击。胞内菌的胞内生活方式使得其难以从宿主体内被彻底清除,容易导致慢性疾病,如结核分枝杆菌导致的结核病。抗胞内菌免疫主要依赖于中性粒细胞、巨噬细胞、NK 细胞和 γδT 细胞等固有免疫细胞以及 CD8⁺T 细胞和 CD4⁺T 细胞介导的细胞免疫,但宿主防御某些胞内菌时,抗体也起着重要作用(图 12-3)。

动画

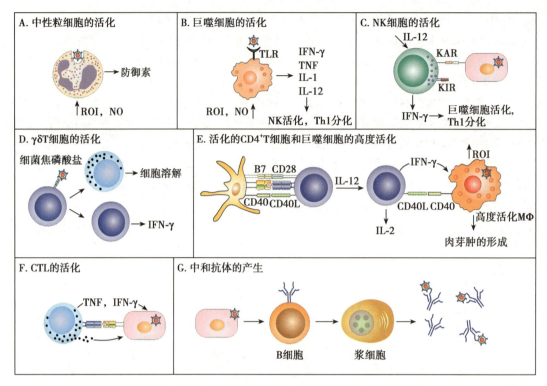

图 12-3　机体对胞内菌的固有免疫和适应性免疫防御机制

（一）抗胞内菌固有免疫

1. 中性粒细胞和巨噬细胞的作用　胞内菌的早期感染通常由中性粒细胞分泌的防御素控制,因为防御素可以在胞内菌进入宿主细胞之前将其摧毁;有些细菌虽然逃脱了防御素的破坏,但随之可被中性粒细胞吞噬后产生强大的呼吸爆发所清除。活化的巨噬细胞在吞噬及杀灭胞内菌的过程中也起着重要的作用。除了吞噬作用外,巨噬细胞还能通过 TLR 对胞内菌进行内吞作用。例如,分枝杆菌的脂蛋白和脂多糖成分很容易被 TLR2 和 TLR4 识别,巨噬细胞被 TLR 激活产生促炎细胞因子,促进 NK 细胞活化和 Th1 细胞分化,进而杀灭细菌。

2. NK 细胞和 γδT 细胞的作用　在巨噬细胞来源的 IL-12 刺激下,NK 细胞被活化,杀伤被细菌感染的宿主细胞,活化的 NK 细胞同时分泌大量的 IFN-γ,直接促进巨噬细胞活化和间接促进 Th1 细胞的分化。γδT 细胞在对抗某些胞内菌感染方面很重要。许多种类的胞内菌(尤其是分枝杆菌)在试图定植宿主时释放的小磷酸化分子(包括焦磷酸盐)可激活 γδT 细胞,后者通过细胞毒作用或分泌 IFN-γ 发挥抗菌效应。

（二）抗胞内菌适应性免疫

1. CD8$^+$T 细胞应答　CD8$^+$CTL 细胞对清除胞内菌感染起关键作用。胞内菌感染宿主细胞后,它的一些组成蛋白直接进入内源性抗原加工途径成为 CD8$^+$CTL 的靶标。此外,DC 获取被吞噬细菌降解或宿主细胞死亡而产生的抗原,这些抗原通过交叉提呈途径激活 CD8$^+$CTL。胞内菌特异性 CD8$^+$CTL 很少通过 Fas 介导的细胞凋亡途径或穿孔素介导的细胞溶破作用杀伤胞内菌感染的靶细胞,而主要通过分泌 TNF、IFN-γ 和/或具有直接杀菌活性的颗粒成分清除靶细胞。

2. CD4$^+$T 细胞应答　CD4$^+$T 细胞对胞内菌的防御起着重要作用,一方面,CD4$^+$T 细胞分泌的 IL-2 有助于 CTL 的分化;另一方面,巨噬细胞高度活化需要 CD4$^+$Th1 细胞,被激活后的巨噬细胞产生大量 ROI 和 RNI,发挥强大的抗菌作用。

3. 抗体应答　细菌特异性中和抗体虽然不能直接清除胞内菌,但可与尚未进入细胞的细菌结合,或与释放到胞外环境中但还没有感染新宿主细胞的子代菌结合,阻断细菌进入宿主细胞,并通过调理吞噬或补体介导的溶菌作用清除胞内菌。

（三）肉芽肿的形成

当宿主抗胞内菌免疫与病原体的博弈相持不下而转为慢性感染时，就会在感染局部形成一种称为肉芽肿的结构以局限化感染（图 12-4）。肉芽肿的内层包含巨噬细胞和 CD4⁺Th1 细胞，而外层是 CD8⁺CTL 细胞。最终，肉芽肿外部钙化、纤维化，中间的细胞坏死。在一些情况下，死亡细胞中的所有病原体都被杀灭，感染被彻底消除。在另外一些情况下，少数病原体仍然存活，但在肉芽肿内休眠，使其持续存在。一旦肉芽肿破裂，病原体就会被释放出来，重新开始增殖。如果宿主的免疫应答处于免疫抑制状态，无法聚集抵抗新一次攻击所必需的 T 细胞和巨噬细胞，病原体可能进入血液，进一步感染全身的组织，甚至导致患者死亡。

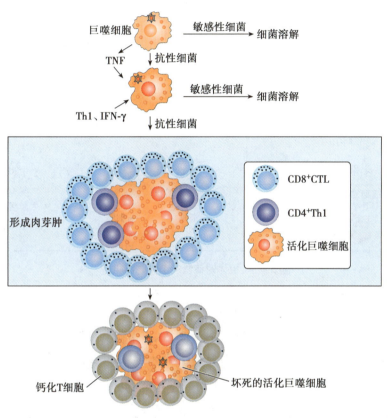

图 12-4　肉芽肿的形成

细胞因子在肉芽肿形成中起关键作用。Th1 细胞持续产生的 IFN-γ 和 CTL 是维持巨噬细胞高度活化所必需的。高度活化的巨噬细胞产生 TNF 不仅对早期趋化因子（可招募免疫细胞到初始肉芽肿）合成至关重要，而且对这些细胞的聚集和建立"围墙"来包围"侵略者"也至关重要。此外，适应性免疫后期由 Th2 细胞分泌的 IL-4 和 IL-10 控制肉芽肿的形成，随着细菌的威胁得到控制，肉芽肿会慢慢变小甚至消失。

二、抗病毒免疫

病毒属于胞内病原体，通过与宿主细胞表面的相应受体结合而进入宿主细胞，随后在细胞内进行病毒蛋白翻译和子代病毒的组装，子代病毒从已感染细胞中释放。除直接破坏宿主细胞的病毒外，那些非致细胞死亡的病毒则通过感染诱发的炎症免疫反应损伤宿主细胞。

最初感染病毒时，宿主会经历轻微或严重（取决于病毒的致病性或毒性程度）的急性疾病，有效的免疫应答将病毒从体内完全清除。然而，有时病毒在急性感染期间并没有被完全清除，而是留在体内形成持续感染。许多持续性病毒感染呈潜伏感染状态而不是慢性疾病。在潜伏期，有效的细胞免疫应答可阻止新的病毒颗粒组装，中断病毒向新宿主细胞的传播，宿主可没有任何疾病症状。然而，如果宿主免疫细胞介导的应答因衰老或免疫抑制而减弱，潜伏病毒就会重新激活、复制并引起急性疾病,例如潜伏的水痘-带状疱疹病毒重新活化引发带状疱疹。抗病毒免疫主要依赖于干扰素、NK 细胞、巨噬细胞和 CD8⁺T 细胞以及 CD4⁺T 细胞介导的细胞免疫(图 12-5)。

值得注意的是,一些病毒可能不需要 T 细胞的辅助,只通过 B 细胞应答就可被清除。如水疱性口炎病毒(vesicular stomatitis virus,VSV)表面具有高度重复的结构,可引起 TI 抗原介导的应答,而 TI 抗原介导的应答比 TD 抗原介导的应答更快,且仅涉及 B 细胞而不需要 B-T 细胞的相互作用,因此可在感染早期就发挥作用,有效减少了病毒的扩散,直到机体产生针对其 TD 抗原的抗体应答。

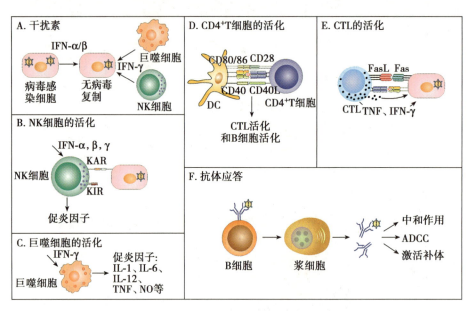

图 12-5　机体对病毒的免疫防御机制

(一)抗病毒固有免疫

1. 干扰素　抗病毒免疫最重要的早期免疫分子是干扰素(Ⅰ型干扰素 IFN-α、IFN-β 和Ⅱ型干扰素 IFN-γ)。IFN-α 和 IFN-β 由感染的宿主细胞分泌,而 IFN-γ 最初由活化的巨噬细胞和 NK 细胞分泌,随后由活化的 Th1 细胞产生。任何一种干扰素均可调节未感染细胞的代谢和酶相关事件,使细胞呈现抗病毒状态(图 12-5A)。

2. NK 细胞　尽管 CTL 是清除病毒所需的细胞免疫应答的主要效应细胞,但这些细胞从活化、增殖分化到能完成使命的足够数量,通常需要 4~6 天时间。NK 细胞是重要的早期抗病毒效应细胞,被病毒感染的宿主细胞表面 MHCⅠ类分子下调,这一信号被 NK 细胞识别,启动 NK 细胞活化并对被感染细胞进行直接杀伤(通过天然的细胞毒作用)。NK 细胞还可通过分泌促炎细胞因子在感染早期起重要的防御作用(图 12-5B)。因此,NK 细胞功能不全的个体对病毒感染的易感性增加,尤其是疱疹病毒。IFN-α、IFN-β 或 IFN-γ 的刺激均会影响到 NK 细胞天然的细胞毒作用和其炎性因子的产生(图 12-5B)。此外,NK 细胞同时还是抗病毒 ADCC 中重要的效应细胞。

3. 巨噬细胞　巨噬细胞在病毒感染早期开始活化并生成大量的促炎因子(图 12-5C)。IFN-γ 可大大增强巨噬细胞这一功能,并使其表达诱生型一氧化氮合酶(iNOS)从而生成 NO,后者促进巨噬细胞产生 ROI 和 RNI,帮助杀灭被吞噬的病毒。

(二)抗病毒适应性免疫

1. CD4⁺T 细胞应答　一方面,完整的病毒颗粒或其组分均可通过胞吞和吞噬作用被 DC 摄取、加工,并提呈抗原;另一方面,DC 的多种 TLR 可识别病毒的核酸序列或蛋白抗原,使 DC 更易于通过外源途径提呈病毒抗原肽-MHCⅡ类分子复合物,激活 CD4⁺T 细胞(图 12-5D)。这对于机体抵抗大多数的病毒十分重要,因为这些细胞可为初始 CD8⁺T 细胞的活化提供 IL-2,还可以为 B 细胞提供 CD40L 介导的共刺激信号和细胞因子,促进 B 细胞分化为浆细胞产生抗体。

2. CD8⁺T 细胞应答　CTL 对大多数病毒的免疫防御至关重要。病毒在被感染细胞内增殖,病毒抗原通过内源性抗原提呈途径以病毒抗原肽 -MHC I 类分子复合物的形式提呈在感染细胞表面,成为 CTL 的靶标。在引流淋巴结中被激活、分化形成的 CTL 迁移到感染部位,通过颗粒介导的细胞毒作用、Fas 介导的细胞凋亡或 TNF 和 IFN-γ 杀死病毒感染的细胞(图 12-5E)。

3. **抗体应答**　初始 B 细胞可以识别感染细胞表面的病毒成分,也能识别感染细胞释放出来的子代病毒颗粒。在 Th2 细胞的辅助下,B 细胞被激活,并进一步分化为浆细胞和记忆 B 细胞,这对完全清除病毒很关键(图 12-5F)。在初次反应的后期,中和抗体被释放到血液循环中发挥中和作用,阻止病毒的进一步传播。此外,抗病毒抗体可介导 ADCC,也可激活补体的经典途径,在有包膜的病毒和被感染的宿主细胞表面形成 MAC 以杀死病毒或病毒感染细胞。补体激活后的裂解成分还可调理细胞外的病毒颗粒,促进它们被吞噬。这是 T-B 细胞协同抗感染的经典案例。

三、抗胞内寄生虫免疫

单细胞的原生动物为寄生虫的主要类别之一。原生动物寄生虫多数为胞内寄生,抗原生动物寄生虫免疫趋向于诱导 Th1 细胞应答为主。

(一) Th1 细胞应答,巨噬细胞高度活化和 IFN-γ

Th1 细胞应答是抗原生动物寄生虫免疫的关键,因为 Th1 细胞是巨噬细胞高度活化所需的 IFN-γ 的主要来源细胞。像许多胞内菌一样,原生动物寄生虫感染巨噬细胞或被巨噬细胞吞噬后,不会在常规的吞噬体中被消灭。这些寄生虫能抵抗巨噬细胞通常的呼吸爆发,或者甚至都不诱导巨噬细胞通常的呼吸爆发,只有高度活化的巨噬细胞因为具有足够的 ROI、RNI 和 TNF,才能将这些寄生虫有效杀伤。如果高度活化的巨噬细胞也不能清除感染,则会形成肉芽肿(见图 12-4)。

IFN-γ 还有其他几种抗原生动物寄生虫效应,包括:①对原生动物有直接毒性;②刺激 DC 和巨噬细胞产生 IL-12,随之触发 NK 细胞和 NKT 细胞产生 IFN-γ;③诱导感染的巨噬细胞表达 iNOS,导致细胞内 NO 的产生,后者清除寄生虫本身或被感染的宿主细胞;④上调吞噬体成熟过程中重要酶的表达;⑤上调被感染的巨噬细胞表面 Fas 的表达,可被表达 FasL 的 T 细胞杀伤。需要注意的是:Th2 型细胞因子(如 TGF-β、IL-4、IL-10 和 IL-13)可抑制 IFN-γ 和 iNOS 的产生,因此 Th2 细胞应答优势的个体对原生动物寄生虫感染是高度易感的。

(二) CTL 和 γδT 细胞

如果原生动物寄生虫从巨噬细胞吞噬体逃出进入了宿主细胞的胞质,寄生虫抗原可进入内源性抗原提呈途径,受感染的宿主细胞随后成为 CTL 的靶标。相对而言,对于急性原生动物感染,CTL 通过穿孔素/颗粒酶介导的细胞溶解对控制感染并不高效,而是其分泌的 IFN-γ 发挥作用最大,但在原生动物寄生虫感染的慢性阶段,穿孔素/颗粒酶介导的细胞溶解在控制感染中很关键。与 CTL 类似,活化 γδT 细胞产生的 IFN-γ 在原生动物寄生虫感染早期防御中具有重要作用。

值得一提的是,虽然大多数寄生虫感染可引起宿主的免疫应答,但是并不能完全清除体内的原有寄生虫,而是使其维持在一个低水平状态,表现为不完全免疫状态。例如,疟原虫感染后,体内原虫未被完全清除,维持低水平的原虫血症,但对再次感染有一定免疫力,即带虫免疫。此外,某些寄生虫的成虫虽然使宿主产生了适应性免疫,对体内原有成虫没有清除作用,但对再感染的童虫具有一定抵抗力,即伴随免疫。

第四节 | 病原体的免疫逃逸机制

一、胞外菌的免疫逃逸机制

在免疫压力下,部分胞外菌也会进化出逃避免疫攻击的策略。

1. **逃避特异性抗体的作用**　一些胞外菌(如淋病奈瑟菌)常常会自发地改变其与宿主细胞表面结合的氨基酸序列,逃逸中和抗体对细菌的识别,使得细菌能在机体内持续感染;另有某些细菌通过分泌蛋白酶来裂解抗体使其失活,例如,流感嗜血杆菌表达 IgA 特异性的蛋白酶,从而降解血液和黏液中的 SIgA。

2. **逃避吞噬细胞的吞噬作用**　细菌表面的多聚糖"外衣"可阻止细菌与吞噬细胞表面受体的结

合,从而逃避吞噬;一些没有"外衣"的胞外菌则通过临时进入非吞噬细胞(如上皮细胞和成纤维细胞)而"躲避"吞噬细胞的俘获。为了能进入这些非吞噬细胞,病原体会释放细菌蛋白来增强这些细胞的巨吞饮作用或者重构其细胞骨架,使其对细菌的摄取能力增强。进入宿主细胞的胞外菌蛋白还具有抗吞噬的能力,例如,小肠结肠炎耶尔森菌属可以将细菌的磷酸酯酶注入巨噬细胞,当细菌的磷酸酯酶使宿主蛋白去磷酸化后,可封闭吞噬细胞的吞噬作用。

3. **逃避补体系统介导的杀伤作用** 一些胞外菌凭其自身结构的特点避免受到补体介导的杀伤作用。例如,梅毒螺旋体的外膜缺乏跨膜蛋白,因此没有合适的位点供 C3b 附着。其他一些细菌拥有胞壁 LPS,因 LPS 具有突出表面的长链,阻止了 MAC 直接在细菌表面组装。此外,许多胞外菌能够合成灭活补体片段的物质,如乙型溶血性链球菌的胞壁上含有唾液酸,可降解 C3b 从而封闭补体的活化,而一些链球菌可产生与补体激活调节蛋白(regulators of complement activation,RCA)H 因子结合的蛋白,并将它固定在细菌的表面,招募 H 因子使 C3b 降解以灭活补体。沙门菌属表达的蛋白主要干扰补体活化的最后阶段,而淋病奈瑟菌和脑膜炎奈瑟菌可以诱导宿主产生单一类别的抗体(如 IgA 类抗体),从而导致补体系统不能被高效激活,这些"封闭抗体"与补体结合抗体在细菌表面的相互竞争能降低 MAC 的组装、干预 C3b 的附着。

二、蠕虫的免疫逃逸机制

1. **逃避抗体攻击** 一些蠕虫通过脱落部分外膜,排出寄生虫抗原和宿主抗体形成的免疫复合物来抵御抗体的攻击;其他一些吸虫类蠕虫通过获得宿主糖脂和球蛋白外壳来"伪装"自己,这种由宿主分子形成的密集"外衣"可阻止抗体与寄生虫表面抗原的结合;部分蠕虫会产生降解抗体的物质。

2. **逃避补体攻击** 蠕虫可通过蛋白水解的方式消除吸附到其表面的补体活化蛋白或剪切寄生虫结合抗体的 Fc 部分;也可分泌一些分子强迫液相补体活化,以耗竭补体成分;还可表达哺乳动物 RCA 蛋白 DAF 类似物,以保护自己不被补体攻击。

3. **干扰 T 细胞攻击** 蠕虫通过干扰宿主 T 细胞应答来提高自己的存活。例如,钩虫分泌数种可诱导宿主 T 细胞低应答甚至耐受的蛋白,这种免疫抑制状态使大量的钩虫集聚在感染的宿主体内。其他一些丝虫类的蠕虫诱导 APC 下调其表面 MHC I 和 II 类分子的表达及其他抗原提呈基因,使这些 APC 不能启动 T 细胞活化。

三、胞内菌的免疫逃逸机制

像胞外菌及其他病原体一样,在宿主免疫压力下胞内菌也会进化出逃避免疫的机制。胞内菌多为慢性感染,其逃避免疫的能力更强、机制更为复杂。

1. **逃避吞噬杀伤** 某些胞内菌可选择在非吞噬细胞中增殖,以逃避吞噬杀伤。例如,麻风分枝杆菌会感染人体外周神经的施万细胞。其他一些胞内菌则故意进入吞噬细胞,但随后使其失活或采取措施逃避吞噬体的杀伤。例如,李斯特菌进入吞噬细胞后合成李斯特菌溶血素 O(LLO),破坏吞噬溶酶体,逃逸到相对安全的胞质中。结核分枝杆菌发现自己被巨噬细胞吞噬体吞噬时,它向吞噬体招募一种名为 TACO 的宿主蛋白,这种蛋白会抑制吞噬体与溶酶体的融合;结核分枝杆菌也产生 NH4$^+$逆转吞噬溶酶体的酸化,促进其与无害的内体融合;此外,结核分枝杆菌感染会干扰宿主杀灭微生物和巨噬细胞高度激活所需基因的表达。所有这些措施使结核分枝杆菌可以在宿主吞噬体内存活很长时间。某些沙门菌种类可以产生一些分子,这些分子可减少还原型烟酰胺腺嘌呤二核苷酸磷酸(NADPH)氧化酶被招募到吞噬溶酶体内,抑制 ROI/RNI 的产生。其他胞内菌通过中和作用或通过合成超氧化物歧化酶和过氧化氢酶分解 ROI、RNI 和过氧化氢,从而阻断吞噬体 ROI 和 RNI 的功能。

2. **逃避抗体的中和作用** 一些胞内菌通过细胞-细胞接触机制进入另一个宿主细胞,使中和性抗体无法发挥中和作用。例如,李斯特菌可诱导宿主产生基于肌动蛋白的伪足,内陷进入邻近的非吞噬细胞,由此细菌不会暴露到胞外,从而逃避抗体的中和作用。

3. **干扰淋巴细胞活化** 某些胞内菌通过干预 APC 的抗原提呈功能、阻止淋巴细胞活化而逃避 T 细胞杀伤。例如,结核分枝杆菌感染 DC 后会引起 MHC I、II 类分子和 CD1 的下调,使 DC 无法有效提呈抗原和活化 T 细胞、NKT 细胞。

四、病毒的免疫逃逸机制

基因组较小的病毒复制和传播到新宿主细胞的速度快,在免疫应答产生之前已建立感染;基因组较大的病毒需要更多的时间来复制,传播速度也较慢,这些病原体发展出了干扰宿主免疫应答的办法,使它们有足够的时间建立感染。一旦感染建立,病毒可通过多种机制逃避抗病毒免疫攻击。

1. **潜伏** 当病毒处于潜伏状态时,它会以一种有缺陷的形式存在于宿主细胞中,使其在一段时间内不具有感染性。从潜伏逆转到有效感染的状态需要某种类型的有效感染基因的再激活,这在宿主免疫系统功能减弱时才会发生。

不同的病毒以不同的方式实现潜伏状态。例如,HIV 通过将其 RNA 基因组的 cDNA 拷贝整合到宿主细胞的 DNA 中,从而限制其病毒基因的转录;而水痘-带状疱疹病毒(VZV)和单纯疱疹病毒(HSV)的 DNA 基因组不会整合到宿主 DNA 中,而是与宿主核小体蛋白形成复合物,阻断其有效感染基因的转录。EB 病毒(EBV)和卡波西肉瘤疱疹病毒(KSHV)感染也存在类似的潜伏机制。需要提醒的是,有些病毒的潜伏与宿主体内肿瘤的发展有关,如 EBV 感染与细胞淋巴瘤和鼻咽癌的病例相关,KSHV 感染与艾滋病相关的卡波西肉瘤病例相关。

2. **干扰抗体效应** 病毒躲避宿主免疫系统的一种常见方法是在连续几代中改变其抗原特异性,使得宿主现有记忆淋巴细胞或抗体无法识别这种新形式的病毒蛋白抗原,这一机制对缺乏潜伏能力的病毒逃避免疫攻击尤为重要。这种通过随机突变对病毒抗原进行的快速修饰被称为"抗原漂移",例如,流感病毒和 HIV 等都具有"抗原漂移"的能力,即使在同一感染个体中也可发生。

此外,一些病毒可直接干扰病毒抗体的产生和效应。例如,麻疹病毒表达一种对 B 细胞的激活起抑制作用的蛋白;HSV-1 则使感染的宿主细胞表达一种病毒形式的 FcγR,后者识别与病毒蛋白形成复合物的 IgG 分子,使 Fc 端封闭,阻止 ADCC 和补体经典途径的激活。

3. **干扰 DC 功能和抗原提呈** 一些病毒干扰 DC 功能,从而破坏 T 细胞应答。例如,人类 T 细胞白血病病毒 1(HTLV-1)感染 DC 前体,并阻止其分化为未成熟 DC,阻断 T 细胞应答的启动;HSV-1 和牛痘病毒则感染未成熟的 DC 并阻止 DC 成熟,而其他痘病毒则诱导 DC 凋亡;麻疹病毒感染则上调 DC 表达 FasL,使它杀死带有 Fas 的 T 细胞,或者使 DC 形成一种叫作合胞体的大聚集物,病毒可在其中自由复制,而 DC 成熟受阻;巨细胞病毒(CMV)感染使 DC 产生耐受性,导致与其相遇的 T 细胞失能而不是激活 T 细胞。

此外,抗原加工提呈途径也为病毒破坏免疫应答提供了许多机会,一个病毒可以在抗原提呈的多个环节进行干扰,从而逃逸抗病毒免疫。例如,腺病毒、CMV、HIV、VSV 和 EBV 等通过干扰 MHC I 类分子限制性抗原提呈途径不同的节点,造成 CD8+T 细胞活化障碍,从而逃逸抗病毒细胞免疫;腺病毒、CMV、HIV 等通过干扰 MHC II 类分子介导的抗原提呈途径不同节点,干扰抗病毒体液免疫应答。

4. **"愚弄"NK 细胞** CMV 表达 MHC I 类分子的类似物,结合 NK 细胞抑制性受体,使 NK 细胞认为它识别的是一个正常的 MHC I 类分子,导致 NK 细胞不被活化;快速复制的西尼罗病毒(WNV)上调经典的宿主 MHC I 类分子,也使 NK 细胞不能活化。

5. **逃避补体杀伤** 病毒使用许多与其他病原体相同的机制来避免补体介导的破坏。例如,某些痘病毒和疱疹病毒分泌阻碍旁路 C3 转化酶形成的蛋白,导致补体系统活化障碍;多种病毒表达 RCA 蛋白类似物或上调宿主 RCA 蛋白的表达,防止感染细胞受 MAC 介导的溶解作用。HIV 和牛痘病毒等通过在宿主细胞以膜出芽的方式得到 DAF 和/或膜反应溶解抑制因子(membrane inhibitor of reactive lysis,MIRL),从而逃避补体杀伤。

6. **消除抗病毒状态** 病毒通过复杂的机制干扰抗病毒状态。如 EBV 表达一种生长因子的可溶性受体,后者阻断了该生长因子对巨噬细胞的作用,由于这种生长因子是巨噬细胞分泌 IFN 所必需的,因此引起 IFN 的减少,不足以激发和维持抗病毒状态。当 HSV 感染已建立抗病毒状态的细胞时,病毒可表达一种蛋白来逆转病毒蛋白合成受阻状态,使得病毒复制得以恢复。牛痘病毒和丙型肝炎病毒也可合成对维持抗病毒状态所需的代谢和酶具有破坏作用的蛋白。腺病毒和 KSHV 则表达干扰宿主转录因子活性或与宿主转录因子类似的蛋白,干扰宿主细胞建立抗病毒状态所需基因的转录。

7.**调控宿主细胞的凋亡**　被感染的宿主细胞在病毒复制之前凋亡预示着病毒被灭亡,这是宿主抗病毒机制之一,通常由 CTL、Fas-FasL、TNF 与 TNFR 介导。被感染细胞有时通过内质网胁迫机制发生"利它"的凋亡(死亡对宿主有益),宿主不得不释放大量病毒蛋白而导致内质网胁迫现象。但具有大基因组的病毒已经发展出阻断这些死亡诱导途径各个环节的办法。如腺病毒合成一个多蛋白的复合物,引起 Fas 和 TNFR 的内化,将这些死亡受体从细胞表面清除,中断 FasL 或 TNF 介导的凋亡;一些痘病毒表达 TNFR 的类似物,作为 TNF 和相关细胞因子的诱饵受体;腺病毒、疱疹病毒和痘病毒表达多种蛋白,抑制凋亡所需的酶级联反应;还有许多病毒可以增加宿主细胞存活蛋白的胞内水平或表达这些存活蛋白的类似物,从而阻止宿主细胞过早凋亡。

8.**干扰宿主细胞因子**　在病毒感染的早期,宿主细胞生成大量的细胞因子和趋化因子来协同抗病毒反应。一些痘病毒可以改变局部的细胞因子环境,使它不利于支撑免疫应答所必需的细胞合作。KSHV 和腺病毒均表达一种蛋白,抑制 IFN 诱导的基因转录,一些痘病毒则表达可以阻断 IL-1 产生的蛋白。疱疹病毒下调细胞因子受体的表达,而 CMV 干扰趋化因子基因的转录。痘病毒分泌干扰素受体类似物,阻断 IFN-α 和 IFN-β 分子的效应。痘病毒合成一种趋化因子同源物,它与宿主细胞上的趋化因子受体结合,阻断淋巴细胞、巨噬细胞和中性粒细胞的趋化性。

抑制 IL-12 的产生是许多病毒的主要目标,因为这种细胞因子对 Th1 细胞分化和抗病毒细胞介导的免疫应答至关重要。例如,EBV 合成 IL-12 的类似物,可以竞争性抑制宿主正常 IL-12 的活性,它还可产生 IL-10 的类似物,抑制巨噬细胞 IL-12 的生成和淋巴细胞 IFN-γ 的产生。麻疹病毒与某些宿主细胞受体的结合也可阻断 IL-12 的生成。

五、原生动物的免疫逃逸机制

1.**逃避抗体攻击**

(1)抗原变换:具有多重生活周期的原生动物通过抗原变换逃避抗体。宿主刚刚产生了针对生活周期前一阶段寄生虫表位的体液免疫应答,寄生虫发育到下一阶段,防御滞后接踵而来。例如,布鲁斯锥虫某一时点仅表达其上百种 VSG 基因的一种,该病原体可有规则地关闭其上个 VSG 基因,活化另一基因,产生一种变换的球蛋白外壳,使得针对上一个 VSG 蛋白的抗体无法识别它。

(2)自我隔离:硕大利什曼原虫通过将自己隔离在宿主巨噬细胞中以逃避抗体攻击。

2.**逃避吞噬溶酶体**　许多原生动物发展了逃避吞噬溶酶体的方法。例如,一些肠内的原生动物溶解粒细胞和巨噬细胞,使在第一现场被吞噬的机会最小化;鼠弓形体阻止巨噬细胞吞噬体融合到溶酶体;锥虫在溶酶体融合之前酶解吞噬体膜,然后逃避到宿主细胞的胞质中;硕大利什曼原虫则往往是驻留在吞噬体中,但干预巨噬细胞的呼吸爆发。

3.**逃避补体攻击**　同蠕虫一样,原生动物寄生虫也有多种策略逃避补体的攻击。如硕大利什曼原虫可诱导整个补体终末复合物从其表面释放。

4.**干预 T 细胞攻击**　与蠕虫类似,原生动物也可通过干扰宿主 T 细胞应答来提高自己的存活。例如,恶性疟原虫可促使 Th 细胞分泌 IL-10,而不是 IFN-γ,导致 MHCⅡ类分子的表达下调,抑制 NO 的产生;硕大利什曼原虫表达可结合巨噬细胞表面 CR3 和 FcγR 的分子,减少这些细胞 IL-12 的产生,抑制 Th1 细胞应答。

本章思维导图

本章目标测试

NOTES

? 思考题

1. 宿主抗胞外病原体免疫与抗胞内病原体免疫有何不同?
2. 以宿主抗胞外菌感染为例,阐述固有免疫和适应性免疫的协同作用。
3. 病原体有哪些免疫逃逸机制?

(吴玉章)

第十三章 | 超敏反应

1906 年 von Pirquet C. 提出了"allergy",即"变态反应"一词,其概念是"机体对外来抗原物质发生反应的一种能力"。这种能力可以是保护性的,即产生了免疫力(immunity);亦可以是破坏性的,即产生了超敏反应(hypersensitivity)。超敏反应是指机体免疫系统对外来环境抗原(多数为无害抗原,如花粉、食物或药物等)或自身抗原物质发生过度或不利于机体的免疫应答引起器官功能障碍和/或组织细胞损伤,从而导致疾病的发生。1963 年,Coombs R. 和 Gell P. 依据超敏反应的免疫发病机制和临床特点,将超敏反应分为四型,即 Ⅰ、Ⅱ、Ⅲ、Ⅳ型。超敏反应性疾病的发生机制非常复杂,临床表现各不相同,因此在临床上遇到具体病例时,需要结合具体情况进行详细的分析和判断,从而采取正确的防治办法。

第一节 | Ⅰ型超敏反应

Ⅰ型超敏反应又称速发型超敏反应或者过敏反应(anaphylaxis),主要是由变应原特异性IgE介导,包括速发相反应和迟发相反应。Ⅰ型超敏反应速发相反应具有明显的临床特点:①主要由IgE介导,肥大细胞、嗜碱性粒细胞、嗜酸性粒细胞等释放生物活性介质引起局部或全身过敏反应;②发生快,消退亦快;③常引起生理功能紊乱,几乎不发生严重的组织损伤,但严重的Ⅰ型超敏反应亦可导致过敏性休克,甚至死亡;④具有明显个体差异和遗传倾向,遇抗原刺激易产生IgE抗体的个体又被称为特应性(atopic)个体。

一、参与Ⅰ型超敏反应的主要成分

(一) 变应原

变应原(allergen)是指能诱导机体产生 IgE,引起Ⅰ型超敏反应的抗原,多为蛋白质或与蛋白质结合的小分子半抗原物质,它们可通过不同途径进入机体诱发过敏反应。

临床常见的变应原主要有:①直接或口服摄入后入血的变应原:药物(如青霉素)、毒物、食物(如花生)和血清等,易引起全身过敏反应;②经皮肤进入的变应原:病毒感染、动物毛发、蚊虫毒素等,易引起皮肤过敏反应;③经眼结膜或鼻黏膜进入的抗原:花粉(如豚草)和尘螨粪便等,易引起过敏性结膜炎或过敏性鼻炎;④吸入后经下呼吸道黏膜进入的变应原:皮屑(猫、狗等)、花粉、尘螨粪便等,易引起呼吸道过敏反应,如哮喘;⑤口服进入的变应原:食物(如花生、坚果、奶制品、蛋、鱼虾、蟹贝等),易引起食物过敏反应。

(二) IgE 及其受体

1. IgE 介导Ⅰ型超敏反应的抗体主要是变应原特异性 IgE。IgE 在正常人血清中含量甚微(约 $0.1\sim0.4\mu g/ml$),但在特应性个体或Ⅰ型超敏反应患者急性期时,IgE 的血清含量可高于正常人 10 倍。变应原特异性 IgE 主要由鼻咽、扁桃体、气管和胃肠道黏膜下固有层淋巴组织中的浆细胞产生,这些部位也是变应原易于侵入并引发Ⅰ型超敏反应的主要部位。IgE 为亲细胞抗体,可在不结合抗原的情况下,通过其 Fc 段与肥大细胞或嗜碱性粒细胞表面的高亲和力 IgE Fc 受体(FcεRⅠ)结合,而使机体处于致敏状态,结合 IgE 的肥大细胞或嗜碱性粒细胞又称致敏肥大细胞或致敏嗜碱性粒细胞。

2. IgE 受体 与 IgE Fc 段特异性结合的受体有两种:高亲和力受体 FcεRⅠ和低亲和力受体 FcεRⅡ。FcεRⅠ主要表达在肥大细胞和嗜碱性粒细胞细胞膜表面,属于免疫球蛋白超家族成员。当特定抗原与结合 FcεRⅠ的 IgE 发生交联时,可通过该受体连接的 Lyn 酪氨酸激酶传递活化信号,磷酸化胞内区的 ITAM,继而募集和活化酪氨酸激酶 Syk,磷酸化和活化众多的下游效应通路。肥大细胞和嗜碱性粒细胞细胞表面高表达的高亲和力受体 FcεRⅠ可增强这些细胞对低浓度特定抗原的敏感性。FcεRⅡ通常称作 CD23,是一种 C 型凝集素,与 IgE 低亲和力结合,其分布比较广泛,如 B 细胞、活化的 T 细胞、单核细胞、嗜酸性粒细胞、血小板、滤泡 DC 和一些胸腺上皮细胞等。FcεRⅡ通过与 IgE 分子相互作用,参与调节 IgE 的合成和降解,在维持 IgE 稳态中发挥重要作用。

(三)肥大细胞、嗜碱性粒细胞和嗜酸性粒细胞

1. 肥大细胞和嗜碱性粒细胞　肥大细胞(mast cell)和嗜碱性粒细胞(basophil)是Ⅰ型超敏反应的主要效应细胞,在形态学上非常类似,均来源于骨髓髓样前体细胞。肥大细胞主要分布于呼吸道、胃肠道和泌尿生殖道的黏膜上皮及皮下结缔组织内靠近血管处。嗜碱性粒细胞主要分布于外周血中,数量较少,但也可被招募到超敏反应部位发挥作用。两种细胞表面均高表达 FcεRⅠ,胞质中富含嗜碱性颗粒,其中包括已合成的组胺、肝素、糜蛋白酶、组织蛋白酶 G、羧肽酶和 TNF-α 等储存介质。当细胞活化时释放这些预先储存的介质,并且产生细胞因子(IL-3、IL-4、IL-13、IL-5、IL-33、GM-CSF 和 TNF-α 等)、趋化因子 CCL3 和脂类介质(前列腺素 D_2,白三烯 C4、D4、E4 和血小板活化因子)等新合成的炎症介质。在宿主正常免疫应答中,这种肥大细胞或嗜碱性粒细胞的活化具有重要的抗寄生虫感染的生物学作用。然而,在Ⅰ型超敏反应中肥大细胞或嗜碱性粒细胞活化诱发的炎症反应具有重要的致病性,例如无害的环境变应原所引起的过敏性疾病。

2. 嗜酸性粒细胞　嗜酸性粒细胞(eosinophil)来源于骨髓髓样前体细胞。主要分布于呼吸道、消化道和泌尿生殖道黏膜下的结缔组织内,外周血中仅有少量存在。胞质中含有嗜酸性颗粒,颗粒中储存已合成的嗜酸性粒细胞阳离子蛋白、主要碱性蛋白、嗜酸性粒细胞衍生的神经毒素、过氧化物酶和胶原酶等。嗜酸性粒细胞活化也可产生 IL-13、IL-5、IL-8、GM-CSF、血小板活化因子以及白三烯 C4、D4、E4 等炎症介质。

二、Ⅰ型超敏反应的发生机制

(一)机体致敏

变应原初次进入机体可经抗原提呈细胞摄取、加工并提呈给初始 $CD4^+T$ 细胞诱导其分化成 Th2 细胞,同时刺激黏膜上皮细胞分泌 TSLP、IL-33 和 IL-25 等细胞因子活化 ILC2 细胞。Th2 细胞与 ILC2 细胞通过分泌 IL-4、IL-5 和 IL-13 等 Th2 型细胞因子或表达高水平 CD40 配体分子(CD40L)辅助 B 细胞分化成抗原特异性记忆 B 细胞和浆细胞,并介导抗体类别转换,分泌变应原特异性 IgE 抗体。IgE 可以在未与变应原结合的情况下,以其 Fc 段与肥大细胞或嗜碱性粒细胞表面 FcεRⅠ结合,形成致敏肥大细胞或致敏嗜碱性粒细胞,导致机体处于对该变应原的致敏状态。通常此阶段不出现临床症状,可维持数月甚至更长。但如长期不接触相应变应原,机体的致敏状态逐渐被解除。

(二)IgE 受体交联诱导细胞活化

处于致敏状态的机体再次接触相同变应原时,变应原与致敏肥大细胞或致敏嗜碱性粒细胞表面 IgE 特异性结合。单独的 IgE 结合 FcεRⅠ并不能刺激肥大细胞活化,只有变应原同时与致敏肥大细胞表面的 2 个以上相邻 IgE 结合,使多个 FcεRⅠ交联形成复合物,才能启动下游活化信号。活化信号由 FcεRⅠ的 β 链和 γ 链胞质区的 ITAM 引发,经多种信号分子转导启动肥大细胞活化,导致脱颗粒(degranulation),释放多种预先储存的和新合成的生物活性介质。此外,抗 IgE 抗体交联细胞膜上的 IgE 或抗 FcεRⅠ抗体直接连接 FcεRⅠ也可刺激肥大细胞或嗜碱性粒细胞活化并脱颗粒。

(三)生物活性介质及其介导的生物学效应

活化的肥大细胞、嗜碱性粒细胞或嗜酸性粒细胞释放的生物活性介质在介导Ⅰ型超敏反应中发挥不同的生物学效应。

1. 组胺　一种小分子量的血管活性胺,已知可通过四种受体($H_1 \sim H_4$)发挥作用,四种受体均属于 G 蛋白偶联受体。组胺通过 H_1 受体作用于局部血管,导致局部血流量和血管通透性迅速增加,这会导致水肿和局部炎症。组胺也是瘙痒和打喷嚏的主要刺激物,因为它可激活神经元受体。组胺亦可通过 H_2、H_3 和 H_4 受体作用于多种白细胞和组织细胞,参与特应性皮炎、过敏性鼻炎、慢性皮肤病和

几种自身免疫病的病变形成。

2. **细胞因子**　IL-4、IL-13、IL-25 和 IL-33 的产生可诱导和增强 Th2 应答,并刺激黏膜下 ILC2 细胞释放 IL-4、IL-5、IL-9 和 IL-13,进一步放大 Th2 应答;IL-4 和 IL-13 可促进 B 细胞产生 IgE;IL-3、IL-5、GM-CSF 可促进嗜酸性粒细胞和嗜碱性粒细胞的分化、活化及脱颗粒;TNF-α 可参与全身过敏反应性炎症,增加血管内皮细胞黏附分子的表达;嗜酸性粒细胞、嗜碱性粒细胞和 Th2 细胞均表达 CCR3,与嗜酸性粒细胞趋化因子(eosinophil chemotactic factor,ECF)结合,趋化并活化嗜酸性粒细胞,且对嗜碱性粒细胞、Th2 细胞也具有趋化作用。

3. **脂类介质**　花生四烯酸可通过环氧合酶或脂氧合酶途径代谢,分别产生衍生介质前列腺素 D_2(prostaglandin D_2,PGD_2)或白三烯 C4、D4、E4(LTC4、LTD4、LTE4)。PGD_2 与平滑肌细胞或白细胞上的受体结合,引起血管舒张和支气管收缩,并趋化中性粒细胞在过敏反应局部蓄积;白三烯,尤其是 LTC4 及其降解产物 LTD4 和 LTE4,与平滑肌细胞上的特定受体结合,促使支气管平滑肌强烈而持久性地收缩,也可使毛细血管扩张、通透性增加和黏膜腺体分泌增加。血小板活化因子(platelet-activating factor,PAF)主要参与迟发相反应,使支气管平滑肌收缩,趋化和活化中性粒细胞、嗜酸性粒细胞和血小板等。

4. **酶类**　蛋白酶切割纤维蛋白原、活化胶原酶引起组织损伤;糜蛋白酶可引起短暂的血管收缩、减少上皮基底液的分泌;组织蛋白酶 G、羧肽酶和嗜酸性粒细胞胶原酶参与结缔组织基质的重塑;嗜酸性粒细胞过氧化物酶可刺激组胺释放。

5. **其他生物活性介质**　嗜酸性粒细胞阳离子蛋白和嗜酸性粒细胞衍生的神经毒素具有神经毒性;主要碱性蛋白有刺激肥大细胞和嗜碱性粒细胞活化脱颗粒作用,此效应可被 IL-3、IL-5 和 GM-CSF 等增强。

活化的肥大细胞和嗜碱性粒细胞释放的常见生物活性介质及其主要生物学功能如表 13-1 所示。

表 13-1　参与 I 型超敏反应的常见生物活性介质及其生物学功能

介质类别	示例	主要生物学功能
酶类	胰酶、糜蛋白酶、组织蛋白酶 G、羧肽酶	重构结缔组织基质
毒性介质	组胺	对寄生虫有毒性 增加血管通透性 引起平滑肌收缩、抗凝
细胞因子	IL-4、IL-13、IL-25、IL-33	刺激并增强 Th2 细胞和 ILC2 细胞应答
	IL-3、IL-5、GM-CSF	促进嗜酸性粒细胞或嗜碱性粒细胞的生成和活化脱颗粒
	TNF-α(部分预先储存于颗粒中)	促进炎症,刺激多种细胞产生细胞因子,活化内皮细胞
趋化因子	CCL3	趋化单核细胞、巨噬细胞和中性粒细胞
脂质介质	PGD_2、E_2	平滑肌收缩,趋化嗜酸性粒细胞、嗜碱性粒细胞、Th2 细胞,增加血管通透性,刺激黏液分泌
	白三烯 C4、D4、E4	支气管狭窄
	血小板活化因子	趋化白细胞,促进生物活性介质的产生 活化中性粒细胞、嗜酸性粒细胞和血小板

(四) 局部或全身性 I 型超敏反应发生时相

活化的肥大细胞和嗜碱性粒细胞释放的生物活性介质作用于组织和器官,引起局部或全身性超敏反应。根据反应发生的快慢和持续时间的长短,可分为速发相反应(immediate reaction)和迟发相反应(late-phase reaction)两种类型。

1. **速发相反应**　通常在再次接触变应原后数秒钟内发生,可持续数小时,主要由组胺、LTC4 和 PGD_2 等介质的释放引起。表现为毛细血管扩张,血管通透性增强,平滑肌收缩,腺体分泌增加。速发相反应中肥大细胞释放的 ECF、IL-3、IL-5 和 GM-CSF 等多种细胞因子,可吸引大量嗜酸性粒细胞到达反应局部,同时促进嗜酸性粒细胞的增殖和活化。速发相反应大多引起生理功能紊乱,经过紧急治疗可完全恢复,如药物引起的过敏性休克。

动画

2. 迟发相反应　再次接触相同变应原 4～6 小时后发生，可持续数天以上。主要是由细胞因子（IL-4、IL-5、TNF-α）、ECF 和 PAF 介导，表现为局部以 Th2 细胞、嗜酸性粒细胞、嗜碱性粒细胞及中性粒细胞浸润为主要特征的炎症反应。迟发相反应如特应性皮炎和哮喘患者的组织中可见大量嗜酸性粒细胞和 Th2 细胞的浸润，也有 Th1 细胞和 Th17 细胞的参与。肥大细胞释放的中性粒细胞趋化因子可趋化中性粒细胞至反应部位蓄积，并释放溶酶体酶、PAF 和 LTs 等炎症介质，参与迟发相反应。Ⅰ型超敏反应发生机制如图 13-1 所示。

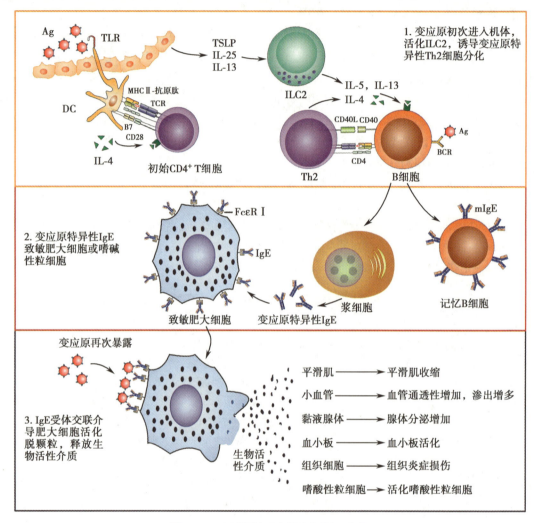

图 13-1　Ⅰ型超敏反应发生机制示意图

三、影响Ⅰ型超敏反应易感性的因素

过敏性疾病的易感性受遗传和环境因素的影响。接触环境中的普通抗原物质刺激后易发生过敏性疾病的特应性个体具有异常高水平的循环 IgE、分泌型 FcεRⅡ和嗜酸性粒细胞，淋巴细胞和巨噬细胞表达 FcεRⅡ也增加，表现为家族遗传特性。过敏性疾病的发生与个体的遗传因素及所处的外界环境密切相关。

1. 遗传因素　过敏性疾病是多基因参与的复杂疾病。相关基因主要包括：①位于 5q31—q33 的紧密连锁的促 IgE 类别转换、嗜酸性粒细胞存活和肥大细胞增殖的基因群，包括编码多种细胞因子的基因。其中编码 IL-4 启动子区的基因变异，使 IL-4 分泌增多，可导致 IgE 大量产生。②位于 11q12—q13 的编码高亲和性 FcεRⅠβ 亚单位的基因，其多态性同哮喘和湿疹的发生密切相关。

2. 环境因素　特应性个体易于发生哮喘和湿疹等过敏反应性疾病，但实际发生频率仅为特应性个体的 10%～30%。易感性因素研究表明，环境因素和遗传因素在哮喘的发生危险中各占 50%。在环境卫生条件较好地区,特应性人群患哮喘等过敏性疾病的比例远高于一些环境卫生条件略差地区,而环境卫生条件较好地区的特应性人群如果移居到卫生条件略差地区长期生活后,其患过敏性疾病风险也会降低,这表明环境因素会显著影响特应性个体过敏性疾病的发病风险。由此认为,生活环境和卫生条件的改善使儿童阶段接触环境微生物以及受病原体感染的概率降低,这一改变也会影响肠道共生菌群的建立,而肠道共生菌具有重要的免疫调节功能,这些因素共同导致哮喘等过敏性疾病发病率的升高。

1989 年,卫生假说(hygiene hypothesis)被首次提出,认为婴幼儿或儿童早期接触相对卫生较差的环境,特别是易于引起感染的环境,有助于防止特应性和过敏性哮喘的发生。其机制主要是由于婴幼儿或儿童早期受病原体或微生物感染时,免疫系统易于激活 Th1 细胞应答,产生 Th1 型细胞因子,同时诱导 Treg 细胞分化,从而抑制 Th2 细胞分化及其相关细胞因子的释放,抑制 Th2 细胞介导的 B 细胞抗体类别转换,阻碍 IgE 抗体的生成。

四、I 型超敏反应的常见疾病

(一)全身过敏性反应

1. **药物过敏性休克** 化学药物常为半抗原,与机体内蛋白结合成为完全抗原。以青霉素过敏较为常见,此外头孢菌素、链霉素、普鲁卡因等也可引起过敏性休克。青霉素本身无免疫原性,但其降解产物青霉噻唑醛酸和青霉烯酸,与体内组织蛋白共价结合后形成完全抗原,可刺激机体产生特异性 IgE,使肥大细胞和嗜碱性粒细胞致敏。当机体再次接触青霉素时,青霉噻唑醛酸或青霉烯酸可通过交联与肥大细胞和嗜碱性粒细胞表面特异性 IgE 结合,从而触发过敏反应,重者可发生过敏性休克,甚至导致患者死亡。青霉素制剂在弱碱性溶液中易形成青霉烯酸,所以使用青霉素时应在使用前配制,放置 2 小时后不宜使用。

2. **血清过敏性休克** 临床常应用疫苗、抗毒素血清、抗蛇毒制品和细胞因子等多种生物制剂预防或治疗某些疾病。这些制剂多为多肽或蛋白质,进入机体可引起过敏反应。抗毒素血清(如破伤风抗毒素血清和白喉抗毒素血清等)多来源于动物,对于人体是极强的异种抗原,当再次注射时可引起血清过敏性休克,重者可在短时间内死亡。因此,临床应用时需要提高警惕。

(二)局部过敏反应

1. **呼吸道过敏反应** 呼吸道吸入是变应原入侵机体的重要途径。经空气吸入机体的变应原可引发特应性人群发生 IgE 介导的过敏反应,临床常见疾病为过敏性鼻炎(allergic rhinitis)和过敏性哮喘(allergic asthma)。主要是由于花粉等空气中的变应原被吸入呼吸道,诱导黏膜组织内 Th2 型免疫应答,并辅助 B 细胞产生抗原特异性 IgE 抗体,激活黏膜下致敏肥大细胞和嗜碱性粒细胞,释放生物活性介质。过敏性鼻炎的主要特征包括:发作性喷嚏、流清水样鼻涕、鼻塞、鼻痒等。

过敏性哮喘是 IgE 介导的更为严重的呼吸道疾病,该疾病是由于下呼吸道黏膜下肥大细胞被变应原激活,迅速释放储存介质,在数秒内引起支气管收缩、痉挛,气道黏液分泌增加,使吸入的空气滞留在肺部而加重呼吸困难,严重者可危及生命。

2. **消化道过敏反应** 针对食物的不良反应可分为 IgE 介导的食物过敏、非 IgE 介导的食物过敏(如乳糜泻)、特异体质和食物不耐受。乳糜泻是由针对麦谷蛋白(存在于小麦、大麦和燕麦中的蛋白质复合物)的免疫反应引起的小肠上段的慢性过敏性疾病,而非 IgE 抗体介导。特异体质是指不明原因对特定食物产生异常反应且症状与食物过敏类似。食物不耐受不属于 I 型超敏反应,是指由于代谢缺陷引起的非免疫性不良反应,例如由无法消化乳糖而引起的牛奶不耐受。

IgE 介导的食物过敏症状主要表现为:与变应原接触后出现的胃肠痉挛、腹泻、腹痛或呕吐等。局部胃肠道症状主要是由于黏膜下肥大细胞的激活导致平滑肌收缩、痉挛以及经黏膜上皮的液体丢失(腺体向肠腔的分泌增加所致)所引起的。如食物变应原进入血液亦可继发荨麻疹和哮喘等全身症状,甚至诱发心血管衰竭的全身过敏性休克。

3. **皮肤过敏反应** 可分为速发型和迟发型两种类型,主要包括急性荨麻疹和特应性皮炎(湿疹)等。当局部皮肤损伤时,变应原如昆虫螫刺等进入机体。到达表皮和真皮的变应原可介导局部致敏肥大细胞激活并释放组胺等活性介质,引起全身发痒、红肿,导致播散性的风团和红斑反应。急性荨麻疹通常是由 IgE 介导的,但是持续性的或长期反复发作的慢性荨麻疹的病因尚不完全清楚。持续时间更长的皮肤过敏反应常见于患有顽固性皮疹的特异体质儿童,如湿疹(eczema)或特应性皮炎。

五、I 型超敏反应疾病的防治原则

过敏性疾病是变应原介导的,检出变应原及避免与之接触是防治过敏性疾病最有效的方法。但由于引起临床常见过敏性疾病的变应原有时很难被明确检出,或检出后难以完全避免与之接触,因此临床过敏性疾病的防治方法主要包括:脱敏疗法、药物治疗以及免疫生物制剂疗法等。

(一) 检出变应原并避免与之接触

临床利用多种变应原检测试剂盒,根据抗原与抗体特异性结合的原理,检测患者血清中是否存在已知变应原特异性 IgE 抗体,如检测结果为阳性,则该患者对相应变应原存在过敏反应。患者应尽可能避免与检出的变应原再次接触,可有效防治过敏性疾病的发生或减轻临床症状。

(二) 脱敏治疗

脱敏治疗是一种过敏性疾病特异性的免疫防治方法。

1. 异种免疫血清脱敏疗法 抗毒素皮试阳性但又必须使用者,可采用小剂量、短间隔(20~30分钟)多次注射抗毒素血清的方法进行短期脱敏治疗。其机制是小剂量多次注射抗毒素血清可使体内致敏靶细胞分期分批脱敏,以致最终全部解除致敏状态。再次大剂量注射抗毒素血清就不会发生过敏反应。但此种脱敏是暂时的,经一定时间后机体又可重新被致敏。

2. 特异性变应原脱敏疗法 这种形式的免疫疗法旨在恢复患者对变应原的耐受能力。一般针对已查明而难以避免接触的变应原如花生、花粉、尘螨等,按照变应原剂量由小到大,浓度由低到高,采用皮下注射或舌下含服等方法逐渐诱导患者对该变应原的耐受。其机制主要是:①通过改变抗原进入途径,诱导机体产生特异性 IgG 或 IgA 类抗体,降低 IgE 抗体应答;②通过 IgG 类封闭抗体与相应变应原结合,阻断变应原与致敏靶细胞上的 IgE 结合;③诱导特异性 Treg 细胞产生免疫耐受;④诱导 Th2 型应答转向 Th1 型应答,减少 IgE 类抗体的产生。

(三) 药物防治

1. 抑制生物活性介质合成和释放 包括:①色甘酸钠可稳定细胞膜,阻止致敏靶细胞脱颗粒释放生物活性介质;②肾上腺素、异丙肾上腺素和前列腺素 E 可通过激活腺苷酸环化酶促进 cAMP 合成,甲基黄嘌呤和氨茶碱则可通过抑制磷酸二酯酶阻止 cAMP 分解。两者均可升高细胞内 cAMP 水平,抑制靶细胞脱颗粒和生物活性介质的释放。

2. 拮抗生物活性介质的作用 苯海拉明、氯苯那敏、异丙嗪等抗组胺药物,可通过与组胺竞争性结合效应细胞膜上的组胺受体而发挥抗组胺作用;阿司匹林为缓激肽拮抗剂;多根皮苷酊磷酸盐则对 LTs 具有拮抗作用。

3. 改善效应器官反应性 肾上腺素不仅可解除支气管平滑肌痉挛,还可使外周毛细血管收缩而升高血压,因此在抢救过敏性休克时具有重要作用。葡萄糖酸钙、氯化钙、维生素 C 等除可解痉外,还能降低毛细血管通透性和减轻皮肤与黏膜的炎症反应。

(四) 免疫生物制剂疗法

根据细胞因子调控 IgE 产生和 IgE 介导 I 型超敏反应的机制,治疗过敏性疾病的免疫生物制剂疗法主要包括:①用人源化抗 IgE 单克隆抗体(奥马珠单抗,omalizumab),与 IgE 的 Fc 段结合并阻止 IgE 与肥大细胞上的 Fc 受体结合,抑制肥大细胞和嗜碱性粒细胞被变应原活化释放活性介质,可用于治疗持续性哮喘、慢性自发性荨麻疹;②IL-5 阻断性单克隆抗体(美泊利珠单抗,mepolizumab)与人 IL-5 结合,阻断 IL-5 的 α 链与嗜酸性粒细胞表面受体结合,抑制 IL-5 受体信号转导,以降低循环中的嗜酸性粒细胞数量,临床用于治疗高嗜酸性粒细胞综合征,也用于部分哮喘的治疗(主要用于针对泼尼松依赖性嗜酸性粒细胞性哮喘患者的治疗)和嗜酸性肉芽肿性多血管炎;③全人源化 IL-4 受体 α 亚单位(IL-4Rα)的单克隆抗体(度普利尤单抗,dupilumab),可与 IL-4 和 IL-13 共用的 IL-4Rα 亚单位结合,抑制 IL-4 和 IL-13 信号转导,阻断其生物学活性,抑制 Th2 细胞分化,减少 IgE 的产生。

第二节 | Ⅱ型超敏反应

Ⅱ型超敏反应又称细胞毒（cytotoxic）型或细胞溶解（cytolytic）型超敏反应。其主要特点是由抗细胞表面抗原和细胞外基质抗原的特异性 IgG 或 IgM 类抗体与靶细胞表面相应的抗原结合，在补体、吞噬细胞及 NK 细胞等参与下，引起的以细胞溶解或组织损伤为主要表现的病理性损伤过程。此外，Ⅱ型超敏反应亦可由自身抗体与细胞表面受体结合，阻断或刺激相应受体的信号转导，从而引发组织或器官功能紊乱，但不会造成靶细胞病理性损伤，此类超敏反应属于"特殊类型的Ⅱ型超敏反应"。

一、Ⅱ型超敏反应的发生机制

（一）诱导Ⅱ型超敏反应的抗原

正常组织细胞、改变的自身组织细胞、被抗原或抗原表位结合修饰的自身组织细胞以及输入宿主体内的外源性细胞等均可成为Ⅱ型超敏反应的靶细胞。表达在靶细胞表面可引发Ⅱ型超敏反应的抗原具体包括：①正常存在于血细胞表面的同种异型抗原，如 ABO 血型抗原、Rh 抗原和 HLA 抗原等；②外源性抗原与正常组织细胞间存在的共同抗原，如链球菌细胞壁成分与人肾小球基底膜、心脏瓣膜、关节组织等之间的异嗜性抗原；③感染和理化因素所致改变的自身组织细胞和细胞外基质抗原；④结合在自身组织细胞表面的药物抗原或抗原-抗体复合物。

（二）介导Ⅱ型超敏反应的抗体及细胞损伤机制

介导Ⅱ型超敏反应的抗体主要是 IgG（IgG1、IgG2、IgG3）和 IgM。抗体与靶细胞表面抗原结合，通过激活补体、调理吞噬作用以及 ADCC 作用等杀伤靶细胞，其主要杀伤机制如下。

动画

1. 激活补体经典途径　一方面，抗细胞表面抗原的特异性抗体 IgG 或 IgM 与靶细胞表面抗原结合后，通过经典途径激活补体，在靶细胞表面形成 MAC 溶解靶细胞。另一方面，补体经典途径激活后产生大量补体活性片段，如 C3a 和 C5a，可募集中性粒细胞和巨噬细胞到达炎症部位，并分别与细胞表面表达的 C3a 受体和 C5a 受体结合，致使吞噬细胞活化，释放溶酶体酶和反应性活性氧等生物活性物质，引起组织炎症损伤。

2. 调理吞噬作用　IgG 抗体 Fab 段与靶细胞上抗原结合后，Fc 段可与吞噬细胞（中性粒细胞、巨噬细胞）表面相应 Fc 受体结合。同时，补体活化形成的活性片段 C3a、iC3b 及 C4b 的 N 端与靶细胞结合，其 C 端可与吞噬细胞表面 C3b 受体结合，促进吞噬细胞对靶细胞的吞噬杀伤。

3. ADCC 作用　IgG 类抗体与靶细胞表面抗原特异性结合后，其 Fc 段可与 NK 细胞、单核/巨噬细胞和中性粒细胞等细胞表面的 FcγR 结合，介导对靶细胞的杀伤。

（三）特殊类型Ⅱ型超敏反应的发生机制

与上述引起细胞损伤的机制不同，部分Ⅱ型超敏反应可由针对正常细胞表面受体，如促甲状腺激素受体（TSHR）和乙酰胆碱受体（AChR）等，产生特异性自身抗体（如抗 TSHR 抗体或抗 AChR 抗体）与细胞表面相应受体结合，可模拟配体持续刺激相应受体，或阻断配体与其受体特异性结合，从而造成组织或器官功能紊乱，引发疾病。特殊类型的Ⅱ型超敏反应性疾病通常也属于自身免疫病。

Ⅱ型超敏反应的发生机制详见图 13-2。

二、Ⅱ型超敏反应的常见疾病

1. 输血反应　多发生于 ABO 血型不符的输血。供血者红细胞表面的血型抗原与受者血清中的天然抗体（IgM 类）结合后，激活补体溶解红细胞，引起溶血反应。反复输血可诱导机体产生抗血小板或抗白细胞抗体，引起非溶血性输血反应。

2. 新生儿溶血症　母子间 Rh 血型抗原不符常易引发新生儿溶血症。血型为 Rh 阴性的母亲由于输血、流产或分娩等原因接受 Rh 阳性红细胞刺激后，可产生抗 Rh 的 IgG 类抗体。再次妊娠且胎儿血型为 Rh 阳性时，抗 Rh 抗体可通过胎盘进入胎儿体内，激活补体溶解红细胞，引起流产、死胎及新生儿溶血症。在 Rh 阴性初产妇分娩后 24~48 小时内母亲注射抗 Rh 抗体，以清除母体内的 Rh 阳性红细胞，可有效预防新生儿溶血症的发生。母子间 ABO 血型不符引起的新生儿溶血症的症状相对较轻。

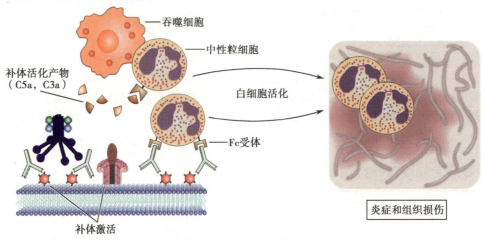

A. 补体和Fc受体介导的炎症损伤

吞噬细胞
中性粒细胞
补体活化产物（C5a，C3a）
白细胞活化
Fc受体
补体激活
炎症和组织损伤

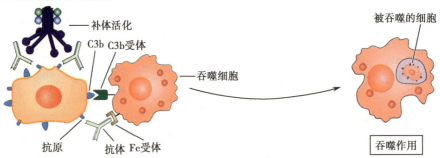

B. 调理作用和吞噬作用

补体活化
C3b C3b受体
吞噬细胞
被吞噬的细胞
抗原
抗体 Fc受体
吞噬作用

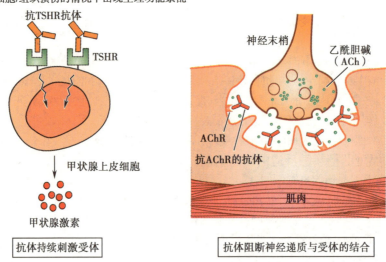

C. 未发生细胞/组织损伤的情况下出现生理功能紊乱

抗TSHR抗体
TSHR
甲状腺上皮细胞
甲状腺激素
抗体持续刺激受体

神经末梢
乙酰胆碱（ACh）
AChR
抗AChR的抗体
肌肉
抗体阻断神经递质与受体的结合

图 13-2　Ⅱ型超敏反应的发生机制示意图

3. **自身免疫性溶血性贫血**　服用甲基多巴类药物或流感病毒、EB病毒感染机体后,可使红细胞膜表面抗原被修饰而发生改变,从而刺激机体产生相应抗体。这种抗体与改变的红细胞表面抗原特异性结合,通过激活补体导致红细胞溶解,引起自身免疫性溶血性贫血。

4. **药物过敏性血细胞减少症**　青霉素、磺胺、安替比林、奎尼丁和非那西丁等药物能与血细胞膜蛋白或血浆蛋白结合获得免疫原性,刺激机体产生针对药物的特异性抗体。抗体与结合药物的红细胞、粒细胞或血小板作用,再与具有 FcγR 的血细胞结合,通过激活补体、ADCC 和调理作用促进对血细胞的溶解和破坏,引起药物性溶血性贫血、粒细胞减少症或血小板减少性紫癜。

5. **肺出血-肾炎综合征**（Goodpasture's syndrome）　肺出血-肾炎综合征患者产生针对肺泡和肾

小球基底膜的非胶原 NC1 蛋白的 IgG 类抗体，在肺泡基底膜和肾小球基底膜与该抗原结合，激活补体或通过调节吞噬作用破坏组织细胞，导致肺出血和肾炎的发生。其机制是病毒、药物或有机溶剂等损伤肺泡基底膜，诱导产生相应自身抗体。

6. 特殊类型的 Ⅱ 型超敏反应　特殊类型的 Ⅱ 型超敏反应疾病主要包括抗 AChR 抗体阻断乙酰胆碱与其受体结合，从而抑制肌细胞运动功能所致的重症肌无力和抗 TSHR 抗体与甲状腺上皮细胞表面 TSHR 结合，持续刺激产生甲状腺素导致的甲状腺功能亢进（Graves 病）。

第三节 | Ⅲ型超敏反应

Ⅲ 型超敏反应又称免疫复合物（immune complex，IC）型或血管炎型超敏反应，是由抗原和抗体结合形成中等大小的可溶性 IC 沉积于局部或全身多处毛细血管基底膜后激活补体，并在中性粒细胞、血小板、嗜碱性粒细胞等效应细胞参与下，引起的以充血水肿、局部坏死和中性粒细胞浸润为主要特征的炎症反应和组织损伤。中等大小 IC 的沉积是启动因素，最终造成血管及其周围组织炎症损伤。

一、Ⅲ型超敏反应的发生机制

（一）参与Ⅲ型超敏反应的抗原

引起 Ⅲ 型超敏反应的抗原种类繁多，如可溶性自身抗原、微生物及其代谢产物、吸入的动植物抗原、生物制剂（如抗毒素血清）以及长期应用的药物等，均可作为 Ⅲ 型超敏反应的抗原。

（二）可溶性 IC 的形成与沉积

血液循环中的可溶性抗原与相应抗体结合形成可溶性 IC。正常情况下，机体通过单核/巨噬细胞吞噬可清除 IC。但在某些情况下，中等大小可溶性 IC 不能被有效清除，易沉积于毛细血管基底膜引起炎症反应和组织损伤。导致 IC 沉积的机制如下。

1. IC 的特殊理化性质导致不易被清除　①IC 的大小：当形成较大分子的 IC 时，可被补体黏附并通过单核吞噬细胞系统从循环中清除；当抗原过量时，容易形成中等分子量大小的 IC，则易沉积于毛细血管基底膜。②IC 的量过大、长期持续存在或吞噬细胞功能异常或缺陷，不能有效将其清除。③IC 的理化特点（荷电性、结合价、亲和力等）影响 IC 的形成和沉积。如荷正电的抗原（DNA 抗原等）形成的 IC 容易与荷负电的肾小球基底膜结合，形成持久性组织损伤。

2. 机体清除 IC 能力降低　IC 的清除主要通过调理吞噬和免疫黏附作用，补体、补体受体或 Fcγ R 缺陷使清除 IC 能力降低，可导致血液中大量 IC 滞留。

3. 血管通透性等因素　①血管通透性增加：IC 可激活补体产生过敏毒素（C3a 和 C5a）和 C3b，使肥大细胞、嗜碱性粒细胞和血小板活化，产生的 C3b 及 IC 中的 IgG 也可直接与血小板表面相应受体结合使之活化，释放组胺等血管活性物质。高浓度血管活性物质可使血管内皮细胞间隙增大，血管通透性增加，有助于 IC 沉积。②血管内高压及形成涡流：肾小球基底膜和关节滑膜等处的毛细血管压较高，血流缓慢；动脉交叉口、脉络膜丛和眼睫状体等处易产生涡流。血管内高压与涡流均有助于 IC 沉积。

（三）IC 沉积引起的组织损伤

1. 补体的作用　IC 通过经典途径激活补体，产生补体活性片段 C3a 和 C5a。C3a 和 C5a 与肥大细胞或嗜碱性粒细胞上的 C3a 和 C5a 受体结合，使其释放组胺等活性介质，致局部毛细血管通透性增加，渗出增多，出现水肿。C3a 和 C5a 同时又可趋化中性粒细胞到沉积部位，参与炎症反应。

2. 中性粒细胞的作用　聚集的中性粒细胞在吞噬 IC 的同时，释放多种溶酶体酶，包括蛋白水解酶、胶原酶和弹性纤维酶等，使血管基底膜及周围组织损伤。

3. 血小板和肥大细胞、嗜碱性粒细胞的作用　肥大细胞或嗜碱性粒细胞活化释放的 PAF 可损伤组织，使局部血小板集聚、活化，促进血栓形成，引起局部出血、坏死。血小板活化还可释放血管活性胺类物质，进一步增强血管通透性，加重局部的渗出、水肿。Ⅲ 型超敏反应的发生机制详见图 13-3。

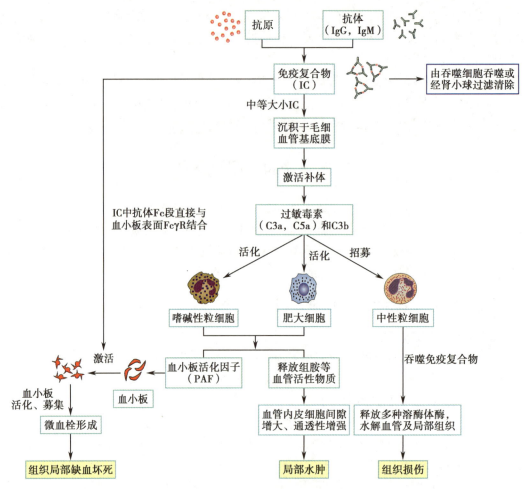

图 13-3　Ⅲ型超敏反应的发生机制示意图

二、Ⅲ型超敏反应的常见疾病

（一）局部免疫复合物病

1. Arthus 反应　属于局部Ⅲ型超敏反应。用马血清经皮下免疫家兔数周后,再次重复注射同样血清后在注射局部出现红肿反应,3～6 小时达到高峰。红肿程度随注射次数增加而加重,注射 5～6 次后,局部出现缺血性坏死,反应可自行消退或痊愈,此为 Arthus 反应。其机制是,反复马血清免疫诱导机体产生大量抗体,再次注射马血清后,抗体与注射局部的抗原在血管壁相遇,结合成为 IC 并沉积,引起局部血管炎症反应。

2. 类 Arthus 反应　1 型糖尿病患者局部反复注射胰岛素后可刺激机体产生相应 IgG 类抗体,若再次注射胰岛素,在注射局部出现红肿、出血和坏死等类似 Arthus 反应的炎症反应。长期吸入抗原性粉尘、真菌孢子等,再次吸入相同抗原后也能在肺泡间形成 IC 沉积,引起过敏性肺泡炎。

（二）全身性免疫复合物病

1. 血清病　通常是在初次大量注射抗毒素血清(主要为异种动物血清,如抗破伤风毒素和抗蛇毒血清)1～2 周后发生,其主要临床症状是发热、皮疹、淋巴结肿大、关节肿痛和一过性蛋白尿等。这是由于患者体内新产生的针对抗毒素的抗体与大量未排除的抗毒素结合形成大量中等分子量的 IC 沉积于局部或经血流遍及全身,沉积于周身毛细血管,如肾小球基底膜、关节滑膜、心脏瓣膜及皮下组织等,通过激活补体引起相应部位的组织炎症损伤。血清病具有自限性,停止注射抗毒素血清后症状可自行消退。临床应用抗 TNF-α 单抗、大剂量注射青霉素、磺胺等药物时也可引起血清病样反应。

2. 链球菌感染所致的肾小球肾炎　链球菌感染所致的肾小球肾炎可由Ⅱ、Ⅲ型超敏反应引起。其中Ⅱ型超敏反应占比 20% 左右。其发病机制为:①链球菌的某些成分与肾小球基底膜存在共同抗原,抗感染免疫应答产生的抗链球菌抗体除与链球菌结合外,还能与肾小球基底膜发生交叉反应;②链球菌感染可致肾小球基底膜抗原结构发生改变,刺激机体产生抗肾小球基底膜抗体。这两种形式所产生的抗体均可导致肾小球基底膜的细胞损伤。Ⅲ型超敏反应是临床链球菌感染所致的肾小球肾炎的主要病因。一般发生于乙型溶血性链球菌感染后2～3周。此时体内产生抗链球菌抗体,与链球菌可溶性抗原结合形成循环IC,沉积在肾小球基底膜上,引起免疫复合物型肾小球肾炎。免疫复合物型肾小球肾炎也可在其他病原微生物如葡萄球菌、肺炎链球菌、乙型肝炎病毒或疟原虫感染后发生。

第四节 ｜ Ⅳ型超敏反应

Ⅳ型超敏反应又称迟发型超敏反应(delayed type hypersensitivity,DTH),是由细胞介导而非抗体介导的超敏反应类型。1890年,罗伯特·科赫(Robert Koch)观察到感染结核分枝杆菌的个体,在皮内注射来自结核分枝杆菌培养上清所得的滤液后,经过一段时间,会出现局部的炎症反应。因此,他将这种局部皮肤反应命名为"结核素反应"。此后,有研究发现其他多种抗原也可引起这种反应,因此该反应又被称为迟发型或Ⅳ型超敏反应。Ⅳ型超敏反应的特点是由效应T细胞介导的以招募单核/巨噬细胞浸润为主要特征的炎症性免疫反应。因为该型超敏反应中,需要T细胞的活化与增殖,因此通常在接触变应原后24～72小时开始发病。效应T细胞主要包括Th1细胞、Th17细胞和CTL等T细胞亚群,而巨噬细胞在应答中除可作为抗原提呈细胞外,也是重要的效应细胞。

一、Ⅳ型超敏反应的发生机制

1. **诱导Ⅳ型超敏反应的抗原**　引起Ⅳ型超敏反应的抗原主要有胞内寄生菌(如结核分枝杆菌)、某些病毒、寄生虫和化学物质。这些抗原物质经APC摄取、加工成抗原肽,形成抗原肽-MHC I/II类分子复合物,表达于APC表面,提呈给特异性T细胞识别,并使之活化并分化成为效应和/或记忆T细胞。

2. **Th细胞介导的炎症反应和组织损伤**　当致敏T细胞再次与相同抗原接触时,抗原可激活效应Th1细胞释放多种细胞因子,如IL-2、IL-3、IFN-γ、TNF-α、TNF-β、GM-CSF和趋化因子MCP-1等。这些细胞因子会造成或者吸引单核/巨噬细胞及淋巴细胞浸润,产生以单核/巨噬细胞和淋巴细胞浸润为主的炎症反应。①IL-3和GM-CSF刺激骨髓单核细胞的生成与动员;②TNF-α和TNF-β使局部血管内皮细胞黏附分子的表达增加,而MCP-1可趋化单个核细胞,促进巨噬细胞和淋巴细胞至抗原部位聚集,引起组织炎症损伤;③IFN-γ和TNF-α可使巨噬细胞活化,进一步释放促炎细胞因子IL-1、IL-6、IL-8和TNF-α等进一步加重炎症反应;④Th1细胞可分泌IL-2,不仅能够引起抗原特异性T细胞的增殖,而且高浓度的IL-2还能够促进更多T细胞亚群(如CD8+CTL)的活化、增殖,扩大DTH效应;⑤有少部分研究发现Th1细胞还可借助FasL杀伤表达Fas的靶细胞;⑥抗原激活的Th17细胞产生的IL-17可募集单核细胞和中性粒细胞到达抗原部位参与组织损伤(图13-4)。

3. **CD8+CTL介导的细胞毒作用**　①效应性CD8+CTL与靶细胞表面相应抗原结合后,释放穿孔素和颗粒酶等,可直接诱导靶细胞凋亡;②通过其表面的FasL与靶细胞表面的Fas结合,导致靶细胞凋亡;③可通过分泌TNF-α与靶细胞表面TNF受体结合诱导靶细胞凋亡。

动画

二、Ⅳ型超敏反应的常见疾病

1. **结核病**　结核病是典型的感染性迟发型超敏反应性疾病。胞内感染有结核分枝杆菌的巨噬细胞在Th1细胞释放的IFN-γ作用下被活化后可清除结核分枝杆菌。如结核分枝杆菌抵抗活化巨噬细胞的杀菌效应则可发展为慢性感染,最终形成肉芽肿(granuloma)。肉芽肿的中央是由巨噬细胞融合所形成的多核巨细胞,外围包绕大量T细胞和成纤维细胞,在缺氧和巨噬细胞分泌的溶酶体酶的作用下形成干酪样坏死。结核菌素试验为典型的实验性迟发型超敏反应。

2. **接触性皮炎**　接触性皮炎为典型的接触性迟发型超敏反应。接触高活性易穿透完整皮肤的小分子半抗原物质[如油漆、染料、农药、化妆品和某些药物(磺胺和青霉素)等],可引起皮肤局部红肿、皮疹和水疱,严重者可发生皮肤剥脱。其机制为:小分子半抗原与体内蛋白质结合成完全抗原,经朗格汉斯细胞摄取并提呈给 T 细胞,使其活化、分化为效应性和记忆性 Th1 细胞、Th17 细胞。机体再次接触相应抗原后刺激记忆 T 细胞活化,产生 IFN-γ 和 IL-17 等细胞因子,使皮肤角化细胞释放促炎细胞因子和趋化因子,诱导单核细胞趋化并分化为巨噬细胞,介导组织炎症损伤。

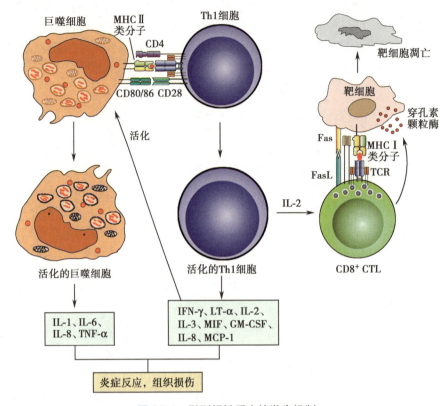

图 13-4 Ⅳ型超敏反应的发生机制

3. **其他** 临床其他主要由 T 细胞介导的炎症性疾病也与Ⅳ型超敏反应相关,如 Th1 细胞和 Th17 细胞介导的多发性硬化症、炎性肠病、银屑病、CTL 介导的 1 型糖尿病以及由效应性 CD4+T 细胞和 CD8+CTL 共同介导的移植排斥反应等。

三、Ⅳ型超敏反应的皮试检测

通过皮试法检测机体细胞免疫对某抗原的应答强度可明确Ⅳ型超敏反应。给受试者上臂皮内注射一定量抗原,48~72 小时观察注射部位的炎症反应。注射部位出现红肿、硬结为皮试阳性,说明该机体存在针对受试抗原的特异性致敏 Th1 细胞。例如常见的结核菌素皮肤试验:皮内注射结核分枝杆菌细胞壁的纯蛋白衍生物(PPD),72 小时后观察局部皮肤硬结的程度,用以判定某个体是否患有结核病以及判断卡介苗(BCG)接种的免疫效果。

本章思维导图

本章目标测试

？

思考题

1. 青霉素引起的过敏性休克和吸入花粉引起的支气管哮喘属于哪种类型超敏反应?其发病机制如何?简述其防治方法和原理。

2. 在Ⅱ型和Ⅲ型超敏反应性疾病发生过程中,两者参与因素有何异同?请举例说明。

3. 请以结核分枝杆菌感染为例,试述Ⅳ型超敏反应的发生机制与其他三型有何不同。

(孙 逊)

第十四章 | 自身免疫病

正常情况下,机体免疫系统对自身组织和细胞的自身抗原不发生应答或仅存在微弱应答,即对自身抗原保持免疫耐受。免疫细胞对自身抗原的耐受是相对的,外周免疫系统仍然存在低水平的自身抗体和自身反应性T细胞,这种现象被称为自身免疫(autoimmunity)。自身免疫对清除衰老变性的自身成分,维持机体自身稳定具有积极的意义,但是在某些因素如自身抗原发生改变,遗传、环境或内在的激素变化等的诱导下,免疫耐受出现异常,机体出现过量的自身抗体或/和自身反应性T细胞,就会对自身组织器官产生免疫应答,造成病理损伤或生理功能异常,并出现相应的临床症状,导致自身免疫病(autoimmune disease)。

第一节 | 自身免疫病的诱发因素

诱发自身免疫病的因素很多,与自身抗原、遗传、环境和性别、年龄等有关。根据免疫应答的基本规律,自身免疫病的发生有如下特点:①与自身抗原发生改变有关,即改变的自身抗原变成"异己",被免疫细胞识别,发生自身免疫应答,引起自身免疫病;②与个体免疫系统出现异常有关,如自身反应性淋巴细胞清除障碍,自身免疫耐受遭受破坏,自身反应性T细胞或者自身反应性B细胞被自身抗原刺激活化,产生自身反应性效应T细胞或自身抗体,引起自身免疫病。

一、自身抗原因素

(一)免疫隔离部位抗原的释放

免疫豁免部位,如脑、睾丸和眼球等组织,由于其中的某些自身抗原成分(如神经髓鞘磷脂碱性蛋白、精子、眼晶状体等)与免疫系统相对隔离,因此也称为免疫隔离部位。在免疫系统发育过程中,针对这些隔离部位的自身抗原的淋巴细胞克隆未被清除,而存在于外周免疫器官和组织的淋巴细胞库中。免疫隔离部位的自身抗原成分被称为隐蔽抗原(veiled antigen)或隔离抗原(sequestered antigen)。在手术、外伤或感染等情况下,隔离抗原被释放入血液和淋巴液,与免疫系统直接接触,激活自身反应性淋巴细胞。活化的自身反应性淋巴细胞对表达相应抗原的组织细胞发生病理性免疫应答,导致自身免疫病。例如交感性眼炎就是由于一侧眼的外伤,使眼晶状体蛋白进入血液和淋巴液,刺激免疫系统产生特异性免疫效应物质(如CTL),这些免疫效应物质对健侧眼组织的抗原也发动攻击,造成健侧眼损伤,视力下降(图14-1)。

(二)自身抗原的改变

生物(如细菌、病毒、寄生虫等)、物理(如冷、热、电离辐射等)、化学(如药物)等因素可引起一些自身细胞或组织器官上的蛋白质发生改变,使免疫系统不再视其为"自己"。如临床使用的一些小分子药物,青霉素、头孢菌素等,作为半抗原,可吸附至红细胞表面的自身蛋白形成完全抗原,刺激机体产生抗体,抗体结合到红细胞表面后,激活补体引起红细胞溶血性贫血;肺炎支原体感染可改变人红细胞上膜蛋白的免疫原性,使其刺激机体产生抗红细胞抗体,引起溶血性贫血;另外,如自身IgG的Fc段发生变性,可刺激机体产生抗变性IgG的自身抗体(IgM类自身抗体,少数为IgG和IgA类抗体),称为类风湿因子(rheumatoid factor,RF)。RF和变性的自身IgG形成的免疫复合物可诱发如类风湿关节炎等多种自身免疫病。

(三)外源性物质模拟自身抗原

某些病原微生物中的成分与人体细胞或细胞外成分有相同或类似的抗原表位,在感染人体后诱导针对微生物抗原的免疫效应物质,也能作用于与微生物抗原相似的自身抗原表位的细胞或细胞外成分,这种现象被称为分子模拟(molecular mimicry)。分子模拟诱导机体产生IgG类自身抗体需要T

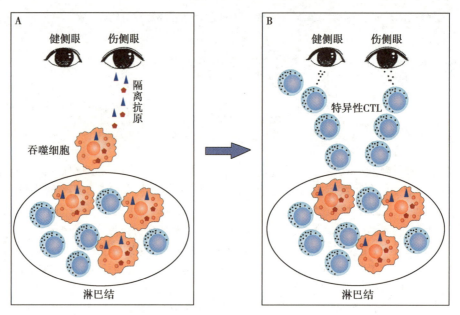

图 14-1 自身免疫性交感性眼炎的发生机制

A. 左侧眼受伤,眼球隔离部位的抗原释放,引起免疫应答;B. 由隔离抗原引起的免疫效应
物质(如特异性 CTL)同时引起伤侧和健侧眼睛的免疫炎症与损伤

细胞辅助。如乙型溶血性链球菌细胞壁 M 蛋白抗原与人肾小球基底膜、心肌间质和心瓣膜存在相同的抗原表位,由于在 M 蛋白上还存在其他非己的抗原表位,如外来抗原的 T 表位,因此,特异性 B 细胞的 BCR 通过结合 M 蛋白的抗原 B 表位,将 M 蛋白带入胞内,经抗原加工处理由 HLA-Ⅱ类分子将 M 蛋白抗原 T 表位提呈至 B 细胞表面。体内存在能够识别 M 蛋白 T 表位的 T 细胞,可在 B 细胞和 T 细胞相互作用下,T 细胞辅助 B 细胞产生抗 M 蛋白的特异性抗体,其中有部分是具有可与肾脏和心脏部位的共同抗原表位发生交叉反应的自身抗体,从而引发急性肾小球肾炎和风湿性心脏病等自身免疫病(图 14-2 右)。在没有乙型溶血性链球菌感染的情况下,尽管有这种自身反应的 B 细胞存在,由于没有 T 细胞的辅助,B 细胞还是不产生这种 IgG 类自身抗体(图 14-2 左)。侵入的微生物通过分子模拟现象致病可能还存在其他的例子,如 EB 病毒等编码的蛋白与髓鞘碱性蛋白(MBP)有较高的

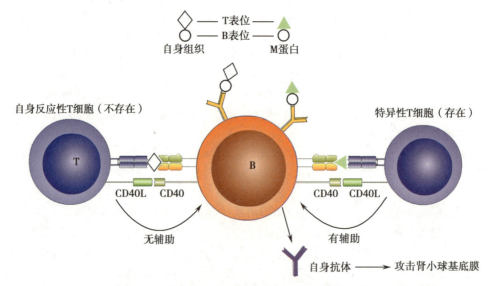

图 14-2 抗乙型溶血性链球菌 M 蛋白的抗体引起肾小球基底膜的免疫病理损伤

自身组织抗原含有自身的 T 表位和 B 表位,M 蛋白抗原含有外来的抗原 T 表位和与自身抗原相同或相似的共同 B 表位(图上)。特异性 B 细胞的 BCR 识别共同 B 表位并将 T 表位提呈到细胞膜表面,识别外来抗原 T 表位的 T 细胞可辅助 B 细胞产生针对肾小球基底膜共同的 B 表位的自身抗体(图右);在没有链球菌感染时,没有 T 细胞辅助,则不产生这种自身抗体(图左)。

同源性,EB病毒感染可引发多发性硬化症(multiple sclerosis,MS);柯萨奇病毒感染激发的免疫应答可攻击胰岛细胞,引发糖尿病。因此,病原体感染造成的分子模拟现象可引发多种自身免疫病。

(四)自身抗原的表位扩展

抗原分子可存在优势表位(dominant epitope)和隐蔽表位(cryptic epitope)。一般情况下,优势表位是众多表位中首先激发免疫应答的表位,而隐蔽表位并不引起免疫应答。在异常情况下,免疫系统针对一个优势表位发生免疫应答后,可能对隐蔽表位相继产生免疫应答,此种现象称为表位扩展(epitope spreading)(图14-3)。随着疾病的进程,机体的免疫系统不断扩大所识别抗原表位的范围,因而可能使自身抗原不断受到新的免疫攻击,使疾病迁延不愈并不断加重。表位扩展与类风湿关节炎、系统性红斑狼疮、多发性硬化症、1型糖尿病的发病相关。

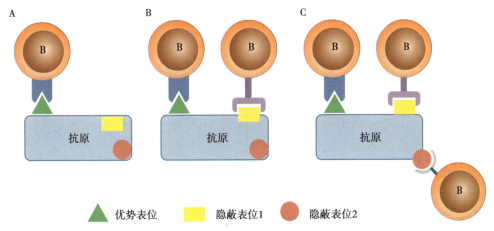

图 14-3　表位扩展示意图

特异性B细胞首先识别某抗原的优势表位(图A),然后该抗原的隐蔽表位1能激活另一特异性B细胞(图B);接下来有更多的隐蔽表位(如隐蔽表位2)激活更多的B细胞(图C),更多的抗原表位发挥免疫应答作用。

二、遗传因素

免疫细胞发育过程中获得自身免疫耐受是十分重要的,机体对自身抗原的免疫耐受的形成受到个体复杂的遗传基因的调控。已经确认一些遗传基因缺陷/突变与自身免疫耐受异常有关,由遗传因素引起自身免疫耐受异常的主要事件如下。

(一)阴性选择异常

阴性选择异常是指T/B细胞在中枢免疫器官的发育过程中,自身反应性T细胞和B细胞分别在胸腺和骨髓中经历阴性选择却不能被克隆清除。如自身免疫调节因子(AIRE)基因缺陷导致的自身免疫病。AIRE是胸腺组织中的一种转录因子,调控一些外周器官和组织中特异性抗原在胸腺髓质上皮细胞(mTEC)和DC异常表达,诱导那些能识别这些自身抗原的T细胞凋亡,使进入外周的T细胞中不含有针对这些抗原的自身反应性T细胞。另外,AIRE基因还可以在诱导调节性T细胞(Treg)的阳性选择中发挥作用。人类AIRE基因变异可导致T细胞在胸腺发育过程中的阴性选择障碍,使自身反应性T细胞不能被完全清除,造成对自身器官组织的免疫损伤,如出现自身免疫性多内分泌腺病(autoimmune polyendocrine disease)。

(二)活化诱导的细胞死亡障碍

T细胞和B细胞在中枢免疫器官的发育过程中活化诱导的细胞死亡(activation induced cell death,AICD)对清除自身反应性的淋巴细胞发挥着重要的作用。如果AICD异常,T/B细胞的阴性选择障碍,不能有效地清除自身反应性的T/B细胞,就会引起自身免疫病。在正常情况下,外周免疫器官组织中活化的T细胞和B细胞在参与适应性免疫应答之后,需要通过AICD机制得以清除,使机体尽快恢复稳态。但在Fas/FasL基因突变的个体,这些效应T细胞和B细胞则不死亡,出现异常增殖。如抗感染后引起过长时间的免疫应答反应,可发生系统性自身免疫综合征(systemic autoimmunity syndrome)。

（三）调节性 T 细胞功能异常

调节性 T 细胞（Treg）的免疫抑制功能异常是自身免疫病发生的原因之一。Foxp3 基因是调节性 T 细胞内的重要标记，是 Treg 发挥免疫调节功能的重要核转录因子。Foxp3 基因缺陷，则引起 Treg 的数量降低或 Treg 免疫负调节的功能降低。机体在进行免疫应答时缺乏 Treg 的负调节，出现过高的免疫应答效应，可引起自身免疫病。如 X 连锁多内分泌腺病肠病伴免疫失调综合征就是由 Foxp3 缺陷导致的自身免疫病。

（四）人类白细胞抗原基因多态性与自身免疫病相关

HLA-Ⅰ类和 HLA-Ⅱ类基因编码的人类白细胞抗原（HLA）的主要作用是提呈抗原肽，参与适应性免疫应答。由于 HLA 在人群中存在高度多态性，某些 HLA 等位基因已被证明与某些自身免疫病存在相关性。如 HLA-B27 与强直性脊柱炎，HLA-DR4 与类风湿关节炎等的阳性关联。HLA-Ⅰ类和 HLA-Ⅱ类分子提呈抗原启动适应性免疫应答，因此使携带不同 HLA 等位基因的个体具有不同免疫应答强度的特性，从而与自身免疫病存在关联。另外，自身免疫病也与 HLA 分子的表达水平及其分布有关，如 1 型糖尿病与胰岛 β 细胞高表达 HLA-Ⅱ类分子有关。常见的人类自身免疫病与特定的 HLA 等位基因的关联如表 14-1 所示，HLA 等位基因与自身免疫病易感性关联的可能机制如下。

表 14-1　HLA 基因多态性与自身免疫病的相关性

自身免疫病	HLA 等位基因	相对危险度	发病比例（男∶女）
强直性脊柱炎	HLA-B27	87.4	3∶1
肺出血-肾炎综合征	DR2	15.9	1∶1
1 型糖尿病	DR3/DR4	25	1∶1
系统性红斑狼疮（SLE）	DR3	5.8	1∶10
类风湿关节炎（RA）	DR4	4.2	1∶3
多发性硬化症（MS）	DR2	4.8	1∶10
重症肌无力（MG）	DR3	2.5	1∶1
药物过敏：阿巴卡韦	HLA-B*57:01	100	

1. **影响胸腺选择机制**　如 HLA-DR3、HLA-DR4 分子的抗原结合槽与胰岛相关性自身肽亲和力较低，致使对胰岛细胞特异性反应的自身 T 细胞的阴性选择不充分，这种个体发生 1 型糖尿病的风险是不携带 HLA-DR3、HLA-DR4 个体的 25 倍。

2. **影响抗原提呈作用**　如 HLA-B27 结合及提呈类似自身抗原的病毒抗原肽的能力较强，在病毒感染后更容易使自身反应性 CTL 活化，造成脊柱细胞的损伤，引发强直性脊柱炎。

3. **药物过敏反应**　如治疗艾滋病的抗 HIV 药物（阿巴卡韦）引起个体的不良反应与携带有 HLA-B*57:01 的个体有关，即 HLA-B*57:01 分子的抗原结合槽与该小分子药物结合后改变了 HLA-B*57:01 的膜蛋白的分子构象，自身抗原发生了大的改变，从而引起严重的自身免疫反应症状。临床使用阿巴卡韦之前需要对患者的 HLA-B 位点进行基因分型检测，如果是携带 HLA-B*57:01 的患者则禁用该药。

三、环境因素

某些地理位置或特定的气候条件等环境因素可诱发自身免疫病，主要与病原体感染、肠道菌群和日光照射等因素有关。

1. **病原体感染打破免疫忽视**　免疫忽视（immunological ignorance）是指免疫系统对低水平抗原或低亲和力抗原不发生免疫应答的现象。在免疫细胞发育过程中，一些针对低水平表达或低亲和力的自身抗原的淋巴细胞克隆没有被完全清除，进入外周免疫系统，成为自身抗原反应性淋巴细胞克隆。但在正常情况下，这些免疫细胞处于对自身抗原无应答状态。当发生病原微生物感染时，以下三种情况可导致自身免疫病的发生：①DC 在处理这些病原体时可被激活，并表达高水平的共刺激分子（如 CD80/CD86）和分泌能促使 T 细胞活化的细胞因子，自身反应性 T 细胞的第二信号增强，免疫忽视被打破，引起自身免疫病；②DC 固有免疫识别受体（如 TLR）识别病原体的病原体相关分子模式（PAMP），诱导产生淋巴细胞活化的细胞因子，或活化自身反应性 B 细胞产生自身抗体；③感染的微生物含有与人体自身组织的交叉抗原（分子模拟），在抗感染免疫应答的同时，引起了对自身组织的损伤，进而引发自身免疫病。

2. 感染造成淋巴细胞的多克隆激活　细菌超抗原可激活处于静态的多种 T 细胞克隆，其中包括自身反应性 T 细胞克隆。如果自身反应性 T 细胞被多克隆活化，即可辅助产生自身抗体，引发自身免疫病。某些革兰氏阴性细菌和多种病毒如巨细胞病毒、EBV、HIV 等均是 B 细胞的多克隆刺激剂，在活化抗原特异性的 B 细胞的同时，一些自身反应性 B 细胞克隆也被活化，从而产生自身抗体。如 EBV 可刺激免疫系统的自身反应性 B 细胞克隆，产生抗 T 细胞抗体、抗 B 细胞抗体、抗核抗体和类风湿因子等自身抗体；如艾滋病（AIDS）患者体内可出现高水平的抗红细胞抗体和抗血小板抗体。这些自身抗体产生并维持在高浓度的状态，对自身器官组织细胞造成免疫损伤，诱发自身免疫病。

3. 肠道菌群失调　肠道微生态（intestinal microbiota）是指存在于人体肠道内的微生物群落，包括细菌、真菌、病毒等多种微生物，形成相对稳定的平衡状态。这些微生物与宿主免疫系统之间存在着密切的相互作用，肠道菌群与免疫系统之间的密切关系，可以影响免疫耐受性、调节免疫细胞的活性、抑制炎症反应等，对免疫系统的功能起着关键作用。如炎性肠病（包括克罗恩病和溃疡性结肠炎）与肠道菌群的紊乱导致的慢性炎症和组织损伤有关。因此，调节肠道菌群可维护肠道微生物群的平衡和多样性，对于防治自身免疫病具有重要意义。

4. 紫外线照射诱发自身免疫病　人体暴露在日光下引起皮肤灼伤是诱发自身免疫病的因素之一，主要原因与光照导致细胞损伤，释放细胞核内自身核酸抗原有关。如果这些损伤的细胞不能被机体的吞噬细胞尽快吞噬处理，那么这些受损或凋亡的细胞就会释放更多的自身核酸抗原，诱导产生抗核抗体，引起系统性红斑狼疮（systemic lupus erythematosus，SLE）。另外，紫外线还可刺激皮肤上皮细胞产生趋化因子 CCL 和 CXCL，招募 T 细胞和 DC 到达炎症损伤的部位，诱发或加重系统性红斑狼疮的症状。

四、性别和年龄因素

1. 性别因素　一些自身免疫病的易感性和性别相关。女性发生多发性硬化症（MS）和 SLE 的风险比男性高 10～20 倍；患强直性脊柱炎的男性数量约为女性的 3 倍。年轻女性怀孕是 SLE 的诱发因素，可能与患者的雌激素水平升高有关。而大部分类风湿关节炎（RA）患者在妊娠期症状可出现暂时的缓解，但分娩后又加重。患自身免疫性甲状腺疾病的女性在产后易出现甲状腺功能减退等，与其体内激素水平变化有关。

2. 年龄因素　自身免疫病多发生于老年人，儿童发病非常少见。60～70 岁以上老年人中有 50% 以上可检出自身抗体。其原因可能是老年人胸腺功能低下或衰退导致免疫系统功能紊乱，从而易发生自身免疫病。

第二节 ｜ 自身免疫病的免疫损伤机制

机体自身免疫异常可产生自身抗体和/或自身反应性 T 细胞，对自身组织细胞发生免疫应答是组织损伤的主要原因，其发病机制为Ⅱ、Ⅲ、Ⅳ型超敏反应。针对自身抗原发生的免疫应答，可通过下述一种或多种方式共同作用导致组织损伤或功能异常，引发自身免疫病。

一、自身抗体介导的组织细胞损伤或功能紊乱

（一）自身抗体介导细胞损伤（Ⅱ型超敏反应）

针对自身细胞膜成分靶抗原的自身抗体，结合到靶细胞表面的自身抗原后，通过以下机制引发组织损伤：①激活补体系统，溶解靶细胞；②调理吞噬作用，促进吞噬细胞对自身细胞的吞噬损伤，包括由补体 C3d 和抗体 IgG Fc 的调理作用；③通过 IgG 抗体介导 NK 细胞对自身组织靶细胞的细胞毒作用（ADCC）；④补体系统活化后的补体裂解片段（C3a、C4a、C5a 等）作为炎症介质，招募中性粒细胞等炎性细胞到达病灶局部，引起炎症和炎症损伤。临床使用的某些小分子药物可吸附在血细胞表面，或改变血细胞的免疫原性，进而刺激机体产生抗药物的抗体或抗自身血细胞的抗体，这些抗体与自身抗原或改变的自身抗原结合后，通过激活补体等发挥溶细胞效应，即临床常见患者用药后的自身免疫性

溶血性贫血、自身免疫细胞减少症(如自身免疫性中性粒细胞减少症等)、特发性血小板减少性紫癜等。

(二) 自身抗体介导组织细胞功能异常(Ⅱ型超敏反应)

1. 激活受体效应 抗细胞表面受体的自身抗体结合靶细胞的受体分子,通过模拟配体激活受体的作用,导致细胞和组织的功能紊乱,引发自身免疫病。如甲状腺功能亢进(Graves病)是由患者血清中存在的抗促甲状腺激素(TSH)受体的自身抗体,引起的以甲状腺功能亢进为主的自身免疫病。患者体内抗TSH受体的自身抗体与甲状腺上皮细胞膜上的TSH受体高亲和力结合,模拟TSH的效应,导致甲状腺上皮细胞持续分泌过量的甲状腺素,引起甲状腺功能亢进。因此,该自身抗体也被称为长效甲状腺刺激抗体(图14-4)。

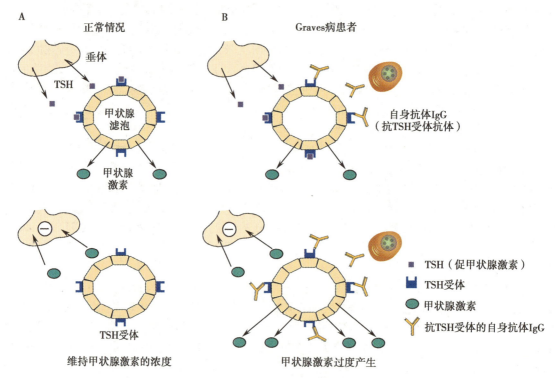

图 14-4　甲状腺功能亢进的发病机制

A. 正常人甲状腺素的分泌受到下丘脑垂体分泌的促甲状腺激素(TSH)的调控。B. 由于 Graves 病患者产生抗 TSH 受体的自身抗体,激活 TSH 受体,产生过多的甲状腺素,引起甲状腺功能亢进。

2. 阻断受体效应 指由自身抗体竞争性阻断受体的效应。重症肌无力(myasthenia gravis, MG)是由抗乙酰胆碱受体(AChR)的自身抗体引起的以骨骼肌进行性无力为特征的自身免疫病。该自身抗体与神经肌肉接头处 AChR 结合,一方面可竞争抑制乙酰胆碱与 AChR 结合,阻断乙酰胆碱生物学效应;另一方面可加速 AChR 的内化和降解,使得 AChR 数量减少,致使肌肉对神经元释放的乙酰胆碱的反应性进行性降低而出现肌肉收缩无力等症状(图14-5)。随着 MG 疾病的进展,抗 AChR 自身抗体也能激活补体参与对神经肌肉接头的免疫病理损伤。

(三) 免疫复合物介导组织细胞损伤(Ⅲ型超敏反应)

自身抗体与相应抗原结合形成的中等大小的免疫复合物,随血流沉积于局部或全身多处毛细血管基底膜后,激活补体系统,补体裂解的片段 C3a、C4a 和 C5a 作为炎症介质,趋化中性粒细胞、血小板和嗜碱性粒细胞进入病灶局部,引起局部炎症反应和组织损伤。系统性红斑狼疮(SLE)是由多种抗 DNA、抗组蛋白和抗其他细胞核成分的自身抗体与相应抗原结合,形成循环免疫复合物沉积在肾小球、关节、皮肤和其他器官的小血管壁,激活补体,损伤毛细血管引起肾小球肾炎或血管炎;被损伤细胞释放出来的核酸抗原物质进一步刺激机体产生更多的自身抗体和免疫复合物,进一步加重自身组织的损伤。类风湿关节炎(RA)的患者血清中存在抗自身变性 IgG Fc 的抗体,也称类风湿因子(RF)。形成的自身变性 IgG 与 RF 结合的免疫复合物最容易沉积于肾小球毛细血管基底膜和全身的关节滑膜,导致类风湿关节炎与合并的慢性肾小球肾炎。

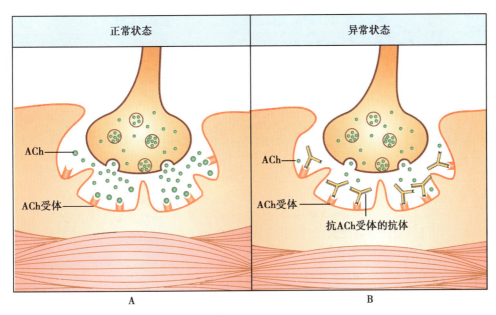

正常状态	异常状态

ACh
ACh受体

ACh
ACh受体
抗ACh受体的抗体

A   B

图 14-5　重症肌无力发病机制

A. 神经冲动在神经-肌接头处释放神经递质乙酰胆碱（ACh），ACh 作用于肌接头的 ACh 受体（AChR），引起肌肉收缩。B. 抗 AChR 的自身抗体与 AChR 结合之后，不仅不引起肌肉收缩，而且还阻断了 ACh 与 AChR 的结合，阻断了肌肉的收缩，引起重症肌无力的症状。

二、自身反应性 T 细胞介导的组织细胞损伤（Ⅳ型超敏反应）

自身反应性 T 细胞攻击靶组织，在局部引起炎症反应。造成自身组织损伤效应的细胞主要为 CD4$^+$Th1 细胞和 CD8$^+$CTL 细胞。活化的自身反应性 CD4$^+$Th1 细胞通过释放多种细胞因子引起淋巴细胞、单核/巨噬细胞浸润为主的炎症反应，活化的自身反应性 CD8$^+$CTL 细胞对自身组织细胞进行直接杀伤作用。1 型糖尿病患者体内存在的自身反应性 CD8$^+$CTL 细胞可持续杀伤胰岛 β 细胞，使胰岛素分泌减少而引起糖尿病；多发性硬化症（MS）患者体内存在髓鞘碱性蛋白（MBP）特异性 CD4$^+$Th1 细胞，引起中枢神经系统的炎症损伤。

第三节 │ 自身免疫病的分类和基本特征

一、自身免疫病的分类

自身免疫病分为系统性和器官特异性自身免疫病。系统性自身免疫病（systemic autoimmune diseases）由针对多种器官和组织的靶抗原的自身免疫反应引起，患者的病变分布广泛，可见于多种器官和组织的免疫病理损伤，如皮肤、肾脏和关节等均发生病变，表现出各种相关临床体征和症状。器官特异性自身免疫病（organ specific autoimmune disease）是指由针对特定器官的靶抗原的自身免疫反应引起的组织损伤或炎症，患者的病变一般局限于某一特定的器官。

二、常见的人类自身免疫病及其主要临床症状

自身抗原、自身抗体和自身反应性 T 细胞是引起自身免疫病的关键要素，免疫学检测特异性的自身抗体可为临床诊断自身免疫病提供重要的参考指标，为分析患者可能出现的主要临床症状提供理论依据。引起临床常见的自身免疫病的自身抗原/靶点基因、免疫效应物质及其相关联的主要临床症状如表 14-2 所示。

三、自身免疫病的基本特征

不同的自身免疫病临床表现各异，诊断标准也不同。根据自身免疫病病理机制与临床表现，一般

NOTES

157

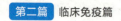

表 14-2　常见的人类自身免疫病的免疫学因素与症状

疾病	自身抗原/靶点基因	免疫效应物质	主要临床症状
系统性			
系统性红斑狼疮（SLE）	DNA,核蛋白,血小板膜蛋白,核糖体等	抗 ANA、抗 ENA、抗 dsDNA 抗体等	面部蝶形红斑,肾炎,关节炎
类风湿关节炎（RA）	关节滑膜组织,IgG/HLA-DRB1	类风湿因子（RF）、抗瓜氨酸化蛋白抗体和自身反应性 T 细胞（auto-T）	多关节肿痛伴有晨僵,类风湿结节
系统性硬化症（SSc）	髓鞘伴随蛋白,脑苷脂,神经节苷脂,髓鞘碱性蛋白,脑组织,Scl-70,着丝点,核仁	auto-T/ 抗 ANA、抗 Scl-70、抗着丝点、抗 RNA 聚合酶 I/III 等抗体	雷诺现象,皮肤僵硬,间质性肺炎
急性炎症性脱髓鞘性多发性神经病（吉兰-巴雷综合征）	神经节苷脂	抗 GQ1b、抗 GD1a、抗 GM1、抗 GD1b 和抗 GT1a 等抗体	四肢无力,麻木,感觉异常,四肢疼痛
1 型糖尿病	胰岛 β 细胞,胰岛素,谷氨酸脱羧酶	抗胰岛细胞、抗胰岛素抗体和抗谷氨酸脱羧酶抗体	多尿,多饮,多食,体重减轻,血糖升高
器官特异性			
重症肌无力	乙酰胆碱受体	抗 AChR 抗体	全身呈波动性无力和易疲劳,上睑下垂
视神经脊髓炎谱系疾病	水通道蛋白 4	抗 AQP4 抗体	视力丧失,肌肉痉挛,四肢瘫痪和大小便失禁
风湿性心脏病	心瓣膜	链球菌感染,自身抗体,IC	心脏杂音,心力衰竭
IgA 肾病	IgA-纤维粘连蛋白 IC	IgA 多聚体/IC,RF	无症状性血尿
自身免疫性溶血性贫血	红细胞膜蛋白及红细胞表面某些小分子药物(半抗原)	相应的自身抗体 IgG/IgM	贫血,黄疸,脾肿大

认为自身免疫病具有下述基本特征:①存在高效价的自身抗体和/或自身反应性 T 细胞。②患者病变组织表现为慢性炎症:如自身抗体作用于自身抗原,不断激活补体,释放炎症介质;此外,炎性细胞因子,如 IL-6、TNF-α 浓度增高;病灶呈现慢性炎症与损伤的症状;因补体消耗过多还可能出现补体活性（CH50）和血清 C3 含量等检测指标降低。③免疫抑制性试验治疗有效:可疑自身免疫病患者用糖皮质激素或/和免疫抑制剂治疗后,病情一般会缓解,停药后又加重。④与家系遗传和性别有关:有一定家族遗传倾向,多数自身免疫病在女性多发。

第四节 | 自身免疫病的防治原则

　　自身免疫病主要是由免疫耐受异常和自身抗原改变所引起的对自身组织器官的免疫应答反应导致的疾病。因此,该病防治策略主要是去除引起免疫耐受异常的因素,抑制自身免疫应答反应和重建对自身抗原的特异性免疫耐受。对自身免疫病治疗的总原则是:降低或抑制自身反应性细胞和自身抗体对自身抗原的免疫应答反应,但不影响免疫系统抗感染和抗肿瘤的功能。

一、去除引起免疫耐受异常的因素

1. 预防和控制微生物感染 采用疫苗和抗生素等防治微生物的感染,尤其是控制微生物持续性感染,可降低某些自身免疫病的发生率。

2. 谨慎使用药物 小分子药物如青霉素、头孢菌素等可吸附到红细胞表面,成为完全抗原,刺激机体产生自身抗体,引起溶血性贫血。临床使用这些药物后需进行随访观察。

二、免疫抑制疗法

1. 应用免疫抑制剂 一些真菌代谢物如环孢素和他克莫司(FK506)可抑制 IL-2 等基因活化,进而抑制 T 细胞介导的免疫应答,对多种自身免疫病有明显的治疗效果。糖皮质激素具有广泛而强力的抗炎作用,可改善自身免疫病的预后。

2. 应用抗细胞因子制剂 抗细胞因子制剂包括抗细胞因子的单克隆抗体、抗细胞因子受体抗体或细胞因子阻断剂。如应用抗 IL-6 和抗 TNF-α 单克隆抗体治疗类风湿关节炎和系统性红斑狼疮;可溶性 TNF 受体-Fc 融合蛋白和 IL-1 受体拮抗剂(IL-1Ra)治疗类风湿关节炎。

3. 清除 B 细胞 针对自身抗体的生成,输注抗 CD20 单克隆抗体(利妥昔单抗),清除体内 B 细胞,可快速降低机体产生抗体的水平。尽管这是一种无选择性地清除 B 细胞的药物,降低了总抗体产生,有抗感染能力降低的风险,但仍然是治疗自身抗体介导的自身免疫病的常用方法,如治疗 SLE、类风湿关节炎和视神经脊髓炎谱系疾病等。

4. 细胞治疗 如从患者外周静脉血中获得 Treg,在体外培养和扩增 Treg,再回输患者体内,被称为 Treg 的过继疗法,对一些自身免疫病的急性发作具有显著的缓解作用。

三、重建免疫耐受

1. 异基因骨髓/造血干细胞移植 造血干细胞移植是一种治疗自身免疫病的有效方法,将供体的造血干细胞植入到患者体内,以替代患者自身免疫系统的免疫细胞,能够改善免疫功能,缓解患者的症状。移植前需做供/受者 HLA 配型。

2. 通过口服自身抗原诱导免疫耐受 口服自身抗原有助于诱导肠相关淋巴组织(GALT)产生对自身抗原的免疫耐受,抑制自身免疫病的发生。

3. 通过模拟胸腺阴性选择诱导免疫耐受 胸腺基质细胞表达的自身组织特异性抗原是胸腺阴性选择中诱导自身反应性 T 细胞凋亡的关键分子。向胸腺导入自身抗原肽的治疗方案仍处于研究阶段。

四、其他

脾脏是清除包被有自身抗体的红细胞、血小板或中性粒细胞的主要场所。因此,脾脏切除是治疗自身免疫性溶血性贫血、自身免疫性血小板减少性紫癜和自身免疫性中性粒细胞减少症的一种疗法。补充维生素 B_{12} 可治疗由抗内因子自身抗体引起的恶性贫血。

思考题

1. 为什么说 T 细胞和 B 细胞在分化发育过程中形成对自身抗原的免疫耐受是十分必要的?
2. 微生物感染与自身免疫病发生有何关联?
3. 自身免疫病的发生与什么因素最相关?
4. 治疗自身免疫病的基本原则是什么?

本章思维导图

本章目标测试

(邹义洲)

第十五章 | 肿瘤免疫

免疫系统与肿瘤发生发展有着十分密切的关系:一方面,免疫系统通过多种免疫效应机制杀伤和清除肿瘤细胞;另一方面,肿瘤细胞通过多种机制抵抗或逃避免疫系统对其杀伤和清除。因此,免疫系统及其功能状态是肿瘤发生发展的关键。对肿瘤这一严重危害人类健康的重大疾病,基于其发生的免疫学机制进行有效防治是人类攻克癌症的希望所在。正因为免疫学在肿瘤研究和防治中的重要作用,应运而生了一门新的交叉学科——肿瘤免疫学(tumor immunology)。这是一门研究肿瘤细胞的免疫原性、机体杀伤和清除肿瘤细胞的免疫效应机制、肿瘤免疫逃逸的机制以及肿瘤免疫诊断与防治的学科。对肿瘤免疫学进行深入研究并将其成果推广应用,是未来肿瘤防治的关键。

第一节 | 肿瘤的免疫原性

肿瘤的免疫原性是指肿瘤组织成分刺激机体免疫系统产生免疫应答的能力。和其他能激发机体免疫应答的物质一样,肿瘤内的细胞(包括肿瘤细胞)死亡后也能释放出可诱导机体固有免疫反应的损伤相关分子模式(DAMP)和能够诱导机体产生适应性免疫应答的抗原。遗憾的是,在肿瘤患者体内,肿瘤来源的 DAMP 和抗原不足以诱导机体产生能够清除肿瘤细胞的强大免疫应答,这成为肿瘤形成的关键因素之一。肿瘤的恶性程度越高,其免疫原性往往越低。

一、肿瘤抗原

动画

肿瘤抗原是指细胞癌变过程中出现的新生抗原(neoantigen)或肿瘤细胞过度表达的抗原物质。直到 20 世纪 50 年代才确认了肿瘤抗原的存在并证明其可以诱发机体的适应性抗肿瘤免疫应答,此后陆续发现和鉴定了多种肿瘤抗原。如比利时学者 Boon T. 等做出了独创性的工作,他们制备了人黑色素瘤特异性 CTL,通过将该 CTL 与转染了人黑色素瘤 cDNA 文库基因的肿瘤细胞共培养进行特异性杀伤,筛选出了几种人黑色素瘤的特异性抗原如 MAGE、BAGE、MART、gp100 等(人黑色素瘤特异性抗原的发现与鉴定过程见图 15-1)。随着技术的发展,更多先进的肿瘤抗原鉴定技术不断涌现,应用这些先进技术发现和鉴定的肿瘤抗原包括肿瘤新生抗原,为后续免疫疗法的研发和应用奠定了基础。

(一)肿瘤抗原的分类和产生机制(表 15-1)

根据肿瘤抗原的特异性,可将肿瘤抗原分为两类,一是表达于某种或某几种肿瘤细胞而不存在于正常细胞的肿瘤特异性抗原(tumor specific antigen,TSA),二是存在于正常组织或细胞但在肿瘤细胞中过量表达的肿瘤相关抗原(tumor associated antigen,TAA)。严格意义上的 TSA 数量极少,临床实践中更关注的是肿瘤抗原作为肿瘤标志物在肿瘤诊断和预后判断中的意义以及作为靶标在肿瘤治疗中的价值。

根据产生的机制,肿瘤抗原可大致分为四类。

1. 致瘤病毒的表达产物 某些肿瘤由病毒感染引起,例如 EB 病毒(Epstein-Barr virus,EBV)与 B 细胞淋巴瘤及鼻咽癌的发生有关。病毒通过将其 DNA 或其 RNA 反转录形成的 cDNA 整合到宿主基因中,使细胞发生恶性转化并表达出新的肿瘤抗原。如 SV40 病毒转化细胞表达的 T 抗原、人腺病毒诱发肿瘤表达的 E1A 抗原、EBV 诱发 B 细胞淋巴瘤和鼻咽癌的 EBNA-1 抗原以及人乳头瘤病毒

（human papilloma virus, HPV）诱发人宫颈癌的 E6 和 E7 抗原等。与物理化学因素诱发的肿瘤抗原不同，同一种病毒诱发的不同类型肿瘤（无论其组织来源或宿主种类），均可表达相同的病毒肿瘤抗原且免疫原性较强。预防这些病毒的感染，如使用 HPV 疫苗和乙肝疫苗等，是降低相关肿瘤发生的有效途径。

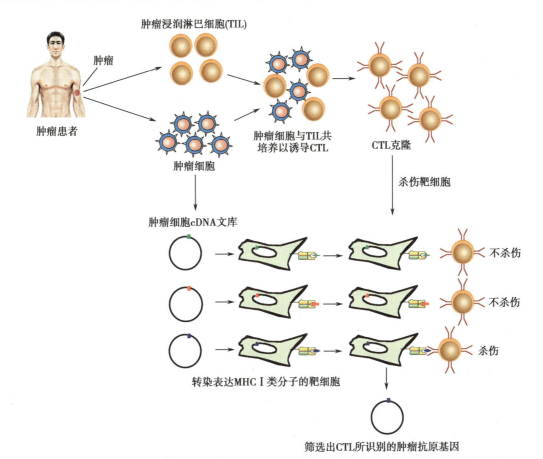

图 15-1　人黑色素瘤特异性抗原的发现与鉴定

表 15-1　不同机制产生的常见人类肿瘤抗原

产生机制	肿瘤抗原	肿瘤
致癌病毒产物	人乳头瘤病毒 E6 和 E7 蛋白 EB 病毒核抗原 1（EBNA-1）蛋白 猿猴空泡病毒 40（SV40）T 抗原	宫颈癌 EBV 相关淋巴瘤、鼻咽癌 SV40 诱导的啮齿类动物肿瘤
基因突变产物	突变的 p53 蛋白 突变的 Ras 蛋白	约 50% 人类肿瘤 约 10% 人类肿瘤
胚胎抗原	甲胎蛋白（AFP） 癌胚抗原（CEA）	肝癌 消化道肿瘤、乳腺癌等
静止基因异常活化	黑色素瘤抗原（MAGE）-1、MAGE-3 等	黑色素瘤等
癌基因产物	过表达的 Her-2/neu	乳腺癌等
过量表达的细胞蛋白	gp100、MART	黑色素瘤
分化抗原	CD20、CD19 前列腺特异性抗原（PSA）	起源于 B 细胞淋巴瘤和白血病 前列腺癌
糖基化蛋白异常	神经节苷脂 GM2 和 GD2 黏蛋白 MUC1	黑色素瘤 黑色素瘤、腺癌等

2. **突变基因编码的新生抗原** 基因突变是肿瘤细胞恶性增殖的重要机制,重要癌基因或抑癌基因突变与多种肿瘤的发生发展密切相关,如 TP53、KRAS 等。肿瘤细胞中突变的基因所表达的蛋白分子如果与正常蛋白不同且具有免疫原性,即可视为新的肿瘤抗原。物理因素、化学因素、病毒感染、细胞衰老以及自发突变等均可导致基因突变,基因突变的机制包括点突变、DNA 碱基对缺失、染色体易位以及病毒基因的插入等。这类肿瘤抗原是细胞癌变过程中新合成的蛋白质分子,机体对其未形成自身耐受,可诱导机体产生一定程度的肿瘤抗原特异性免疫应答,有可能成为肿瘤治疗的潜在靶点。

3. **基因异常表达的抗原** 某些抗原为正常细胞所表达(无基因突变),但在肿瘤细胞出现了异常表达。常见的此类抗原如下。

(1)肿瘤胚胎抗原(oncofetal antigen):胚胎抗原是指在胚胎发育阶段由胚胎组织产生、在胚胎后期减少、出生后逐渐消失或仅存微量的正常成分。但当细胞癌变时,此类抗原可重新合成并大量表达,如肝癌细胞等产生的甲胎蛋白(alpha fetoprotein,AFP),以及结肠癌细胞等表达的癌胚抗原(carcinoembryonic antigen,CEA),已作为肿瘤血清标志物成为相应肿瘤诊断、复发和预后判断的常规辅助性指标。

(2)异常表达的癌-睾丸抗原:癌-睾丸抗原(cancer testis antigen,CTA)在机体出生后只表达于睾丸或卵巢等生殖母细胞,由于生殖细胞不表达 MHC I 类分子,故不会被 CTL 杀伤。正常时 CTA 在其他组织不表达,但可在多种肿瘤细胞激活表达,且能诱导 CTL 或抗体应答。已发现的有 MAGE、BAGE 等。

(3)分化抗原:分化抗原指细胞在其正常分化成熟的不同阶段及活化过程中,出现或消失的细胞表面标志。恶性肿瘤细胞通常停留在细胞发育的某个幼稚阶段,可表达其他正常组织的分化抗原,如胃癌细胞可表达 ABO 血型抗原,或表达该组织自身的胚胎期分化抗原。分化抗原一般不会诱导免疫反应,因为它们是正常的自身抗原。但分化抗原在肿瘤学中很重要,因为它们有助于准确诊断肿瘤的类型,并可以用作肿瘤免疫治疗的靶点。例如,一些淋巴瘤和白血病起源于 B 细胞,并表达该谱系的表面标志物,如 CD19 和 CD20 等,CD19 已成为 CAR-T 细胞疗法治疗急性白血病最有效的靶点;靶向 CD20 的基因工程抗体(利妥昔单抗)能够通过多种机制杀伤表达 CD20 的肿瘤细胞,成为全球第一个被批准用于临床治疗非霍奇金淋巴瘤的单克隆抗体。又如前列腺特异性抗原(prostate specific antigen,PSA)是前列腺癌早期诊断、监测及判断预后的重要血清标志物。

(4)异常表达的其他抗原:有些抗原的基因不一定出现突变,但表达时因基因异常扩增或在转录调控等水平发生异常,导致抗原高表达。如 HER-2 是一种原癌基因,它表达的 Her-2 蛋白在多种恶性肿瘤特别是部分乳腺癌细胞中过量表达,针对此类抗原的抗体对于高表达 Her-2 蛋白的肿瘤具有较好疗效,已应用于临床治疗。

4. **修饰异常的抗原** 蛋白水平的异常糖基化修饰等,也会导致新生抗原的产生,如多种肿瘤细胞表面表达结构异常的糖脂(如神经节苷脂)或糖蛋白(如黏蛋白)等,此类肿瘤抗原既可以用作肿瘤诊断的标志物,也可用作肿瘤免疫治疗的靶分子。

(二)发现和鉴定肿瘤抗原的意义

肿瘤抗原是肿瘤免疫诊断和免疫防治的分子基础。某种肿瘤抗原一经发现,很可能对该类肿瘤的诊断、预防和治疗以及预后判断产生巨大的推动作用,意义重大。20 世纪末以来,肿瘤免疫研究取得的一个关键进展就是发现了越来越多具有应用价值的肿瘤抗原和相关靶点,随之带来了肿瘤诊断与治疗的突破性进展。基于新发现的肿瘤抗原或相关靶点的免疫疗法,已经成为肿瘤治疗的第四大疗法,并在临床得到应用和推广,为肿瘤患者带来新的希望。

二、肿瘤来源的损伤相关分子模式

(一)肿瘤来源 DAMP 的产生途径和作用

肿瘤组织产生 DAMP 已得到确认,且已发现和鉴定了多种 DAMP,如 HMGB1、胞外 ATP、MICA/B、钙网蛋白(CALR)、热休克蛋白 90(HSP90)等。这些 DAMP 主要来自三条途径:①在肿瘤形成早期机体细胞突变后修复失败而死亡的细胞:这些 DAMP 在肿瘤形成早期发挥重要的抵抗作用;②慢性炎症部位浸润后死亡的炎性细胞:这些 DAMP 在肿瘤形成早期也会发挥抗肿瘤作用,但在瘤体形成后其诱发的抗肿瘤作用很有限,受此类 DAMP 诱导而浸润的部分炎性细胞甚至被肿瘤驯化而助纣为虐,促进肿瘤的发生发展;③在肿瘤形成后因为缺氧或营养缺乏而死亡的肿瘤细胞:尽管这些 DAMP 也可激发固有免疫应答,但此时机体处于严重的免疫抑制状态,且在肿瘤局部强大的免疫抑制微环境下,其激发机体产生固有免疫应答的抗肿瘤作用十分有限。

(二) 认识肿瘤来源 DAMP 及其作用的意义

认识肿瘤来源 DAMP 及其作用,不仅有助于深入理解机体的抗肿瘤固有免疫应答机制,具有理论意义,而且有助于建立更有效的肿瘤联合治疗策略,具有应用价值。如在解除机体免疫抑制状态的同时,可以发挥被其他疗法包括化疗或放疗等杀伤的机体细胞(包括肿瘤细胞)所释放的 DAMP 和抗原的免疫激活作用,联合多种免疫疗法,进一步提高肿瘤的治疗效果。

第二节 ｜ 抗肿瘤免疫效应机制

免疫系统的主要功能之一是监视并清除体内突变的细胞以防止肿瘤的形成,维持正常的抗肿瘤免疫效应机制是机体免受肿瘤侵害的重要保障。

一、机体抗肿瘤免疫应答的特点

由于肿瘤细胞具有一定的免疫原性,健康的机体免疫系统可产生抗肿瘤免疫应答,并通过多种抗肿瘤免疫效应机制杀伤肿瘤细胞以保持机体的健康。这种抗肿瘤的免疫效应具有如下特点。

1. 机体对肿瘤的免疫应答是以一种较为独特的过程启动和发生的。机体内多种因素引起肿瘤细胞死亡时,死亡的肿瘤细胞除了释放抗原,还会释放 DAMP,这些具有免疫原性的物质会诱导机体发生抗肿瘤免疫反应。这种能够引起抗肿瘤免疫应答的肿瘤细胞的死亡称为肿瘤的免疫原性细胞死亡(immunogenic cell death,ICD)。释放的 DAMP 和抗原能够被固有免疫细胞包括树突状细胞等抗原提呈细胞识别,活化的 NK 细胞、巨噬细胞等固有免疫细胞可直接杀伤肿瘤细胞,树突状细胞等还可将抗原信息提呈给淋巴结等处的 T 细胞,激活适应性免疫应答,激活的 T 细胞通过血液和淋巴系统进入肿瘤部位识别和杀伤肿瘤细胞,杀伤的肿瘤细胞死亡后可再次释放抗原和 DAMP。有学者将这一过程称为肿瘤免疫循环,此过程不断反复,使得机体的抗肿瘤应答不断放大。

2. 机体针对肿瘤可产生抗肿瘤固有免疫和适应性免疫应答,这种抗肿瘤的免疫应答机制和效应在不同患者和不同肿瘤里,存在一些共同的特点:①肿瘤细胞起源和发生机制各异导致其免疫原性的强弱有很大差别,因此诱导的抗肿瘤免疫应答的类型和强度也有很大差异,肿瘤的恶性程度也因此而高低不一。②尽管肿瘤细胞可表达肿瘤抗原及 DAMP,但肿瘤患者产生的抗肿瘤免疫应答常不能有效清除肿瘤细胞。③机体抗肿瘤免疫应答的产生及其强度不仅取决于肿瘤的免疫原性,还受到宿主免疫功能和其他因素的影响。④固有免疫和适应性免疫的抗肿瘤效应作用不一,如固有免疫在肿瘤发生发展中具有双向作用。体内突变细胞或转化细胞因各种原因死亡后释放的 DAMP 激活的 NK 细胞及巨噬细胞等具有直接杀伤突变细胞的作用,是抗肿瘤的主力军之一。但机体内肿瘤一旦形成,多种固有免疫细胞如巨噬细胞等又会被肿瘤驯化,成为促进肿瘤发生发展的重要推手。肿瘤抗原也可以诱导机体产生适应性免疫应答,其中,特异性 T 细胞是抗肿瘤免疫应答最重要的效应细胞,而抗体的抗肿瘤作用有限,甚至有阻碍肿瘤免疫应答的可能性并促进肿瘤的生长,对于肿瘤的发生发展也具有双向作用。

二、机体抗肿瘤的主要免疫效应机制

(一) 免疫效应细胞的抗肿瘤作用

适应性免疫效应细胞包括 $CD8^+CTL$、$CD4^+Th1$ 细胞和固有免疫细胞包括 NK 细胞、巨噬细胞、$\gamma\delta T$

细胞、NKT 细胞、粒细胞等均参与了机体的抗肿瘤作用。其中,CTL 和 NK 细胞的抗肿瘤效应最为关键。

1. T 细胞介导的特异性抗肿瘤免疫 T 细胞的数量和功能是患者免疫功能及预后判断指标之一。基于 T 细胞研发的以肿瘤特异性 T 细胞为基础的免疫细胞治疗产品包括 TCR-T 细胞、CAR-T 细胞等,已展现出良好的临床应用潜力。

(1) CTL:CTL 是抗肿瘤免疫的主要效应细胞(图 15-2)。凋亡或坏死的肿瘤细胞释放抗原,被 DC 摄取并通过 MHC Ⅱ 类途径和 MHC Ⅰ 类途径(交叉提呈)分别加工提呈给 CD4+T 细胞或 CD8+T 细胞,导致这两类 T 细胞的活化和增殖。CTL 主要通过两条途径对突变细胞或肿瘤细胞进行特异性杀伤,一是通过穿孔素/颗粒酶途径直接裂解肿瘤细胞,二是通过 Fas/FasL 途径和 TNF/TNFR 途径诱导肿瘤细胞凋亡(也称死亡受体途径)。

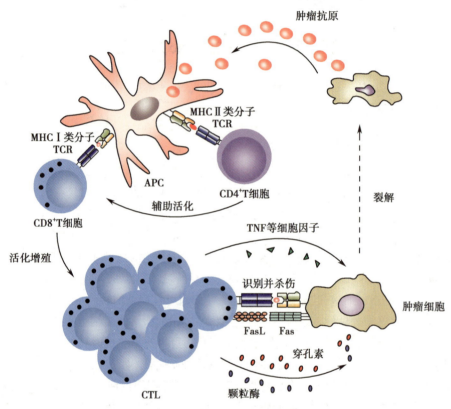

图 15-2 CTL 活化和杀伤肿瘤细胞的机制

(2) Th 细胞:CD4+Th 细胞不仅在 CD8+CTL 激活中起重要辅助作用,本身也能产生细胞因子和趋化因子间接参与抗肿瘤免疫效应。如 CD4+Th1 细胞产生的趋化因子能招募 CTL 和巨噬细胞等到肿瘤局部发挥效应;IFN-γ 可激活巨噬细胞,增强其对肿瘤细胞的吞噬和杀伤作用;TNF-α 能直接诱导肿瘤细胞凋亡并诱导肿瘤血管坏死等。因此,在开展肿瘤免疫治疗研发时,需要考虑到 CD4+T 细胞的作用,这有助于提高相关治疗产品的治疗效果。

2. 固有免疫细胞的抗肿瘤效应 固有免疫细胞包括 NK 细胞和巨噬细胞也是抗肿瘤的重要效应细胞。此外,γδT 细胞、NKT 细胞和粒细胞等也具有直接杀伤肿瘤细胞的作用。

(1) NK 细胞:NK 细胞是早期抗肿瘤的重要效应细胞,是抗肿瘤的第一道防线。NK 细胞在趋化因子作用下迁移至肿瘤局部。由于突变细胞或肿瘤细胞表面的 MHC Ⅰ 类分子缺失或降低,不能与 NK 细胞表面的杀伤抑制受体(killer inhibitory receptor,KIR)结合,不会启动杀伤抑制信号;但肿瘤细胞表面糖类配体可与 NK 细胞表面的杀伤活化受体(killer activation receptor,KAR)结合,从而激活 NK 细胞并发挥杀伤效应。NK 细胞也可通过两种方式杀伤靶细胞,包括穿孔素/颗粒酶途径及死亡受体途径（Fas/FasL 及 TNF/TNFR 途径）（图 15-3）。基于 NK 细胞的免疫治疗已经在临床应用:即将功能正常或经过修饰的 NK 细胞（如CAR-NK 细胞）过继回输用于肿瘤的治疗。

（2）巨噬细胞:巨噬细胞在肿瘤免疫中具有双向作用(图 15-4）。一方面,巨噬细胞作为专职性 APC 可通过提呈肿瘤抗原诱导特异性抗肿瘤免疫应答（与 DC 相比,其抗原提呈能力很弱,且无证据表明其具有交叉提呈功能）,活化的巨噬细胞还可以非特异吞噬,或通过 ADCC、调理

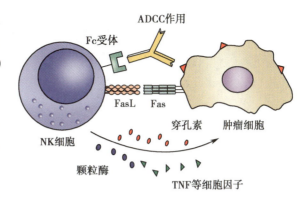

图 15-3 NK 细胞杀伤肿瘤细胞的机制

作用等杀伤肿瘤细胞,或可通过分泌 TNF、NO 等细胞毒性因子间接杀伤肿瘤细胞。发挥抗肿瘤作用的为 M1 型巨噬细胞。另一方面,巨噬细胞可被肿瘤微环境产生的某些因子驯化,成为具有 M2 型巨噬细胞特征的肿瘤相关巨噬细胞（TAM）,能促进肿瘤的发展。靶向清除或抑制 TAM 的功能以解除肿瘤局部的免疫抑制状态是肿瘤免疫治疗的策略之一。

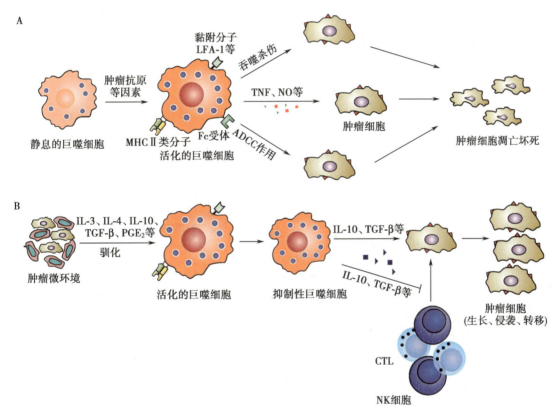

图 15-4 巨噬细胞在肿瘤免疫中的双向作用
A. 抑瘤作用;B. 促瘤作用。

（二）免疫效应分子的抗肿瘤作用

免疫细胞产生的免疫分子包括抗体以及一些酶类分子等,也参与了机体的抗肿瘤作用。

1. 抗体在抗肿瘤免疫中的作用　肿瘤细胞因表达肿瘤抗原而能激活 B 细胞形成浆细胞分泌抗体。这些抗体可通过如下机制发挥抗肿瘤作用(图 15-5):激活补体经典途径溶解肿瘤细胞;IgG 可介导巨噬细胞、NK 细胞发挥 ADCC 效应;抗体的调理吞噬作用;抗体封闭肿瘤细胞上的某些受体,如封闭肿瘤细胞表面转铁蛋白受体,抑制肿瘤细胞生长。由于抗体独特的功能,各种以抗体为基础的肿瘤免疫疗法在临床得到广泛的应用,部分抗体药物已成为临床一线治疗药物,产生了巨大的社会和经济效益。

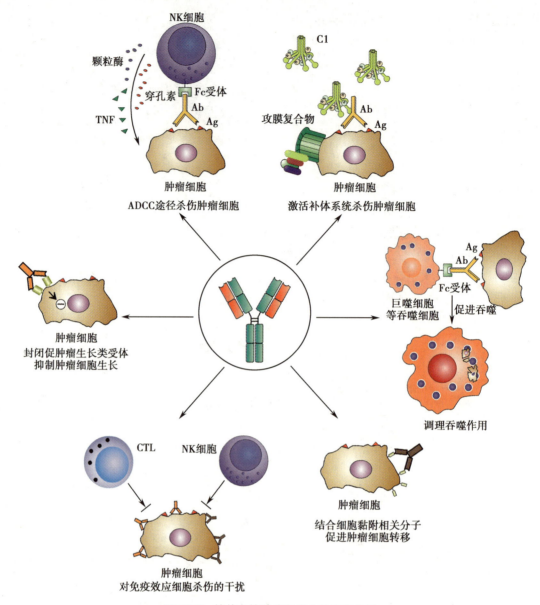

图 15-5　抗体在抗肿瘤免疫中的双向作用

由于肿瘤抗原的免疫原性较弱,肿瘤患者体内自然产生的抗体往往不能发挥有效的抗肿瘤效应。相反,在某些情况下,患者体内自然产生的抗体反而会干扰特异性肿瘤细胞的杀伤作用。此外,抗体还可使肿瘤细胞的黏附特性改变或丧失,从而促进肿瘤细胞转移。因此,抗体在肿瘤免疫中具有双向作用。

2. **其他免疫效应分子在抗肿瘤免疫中的作用**　IFN、TNF 等细胞因子、补体分子以及多种酶类也具有非特异性的抑制或杀伤肿瘤细胞的作用。基于这些免疫分子的抗肿瘤作用,通过基因工程制备的多种分子已经作为药物应用于临床治疗,如各种细胞因子疗法等。

第三节 | 肿瘤的免疫逃逸机制

健康人群的免疫系统可通过免疫监视功能每天清除大约 $10^7 \sim 10^9$ 个突变细胞以维持机体的生理平衡和稳定。在肿瘤细胞和免疫系统博弈过程中,部分突变细胞逃避了免疫系统的监视而发展为肿瘤,此为肿瘤的免疫逃逸。21 世纪初,美国肿瘤生物学家 Schreiber R. D. 提出了"肿瘤免疫编辑"学说。该学说根据肿瘤的发展将其分为三个阶段:第一阶段是发挥机体免疫监视功能清除突变细胞的清除期(elimination phase);第二阶段是免疫系统和肿瘤细胞的斗争处于势均力敌态势的平衡期(equilibrium phase),肿瘤细胞在此阶段通过不断改变重塑(reshape)自身特点的过程称为肿瘤免疫编辑(cancer immunoediting);第三阶段为肿瘤细胞具备了抵抗免疫系统清除的能力,并发展至具有临床表现的肿瘤免疫逃逸期(escape phase)。该学说较好地解释了肿瘤在与免疫系统斗争的过程中是如何实现免疫逃逸的,在肿瘤免疫学领域内认可度较高。肿瘤的免疫逃逸机制十分复杂,涉及肿瘤细胞本身、肿瘤生长的微环境和机体免疫功能状态等多个方面。

一、肿瘤细胞所具有的逃避免疫监视的能力

突变细胞在体内生长和增殖的过程中,部分免疫原性较强的细胞被机体的免疫系统所识别和杀伤,部分突变细胞通过多种机制逃避免疫系统的识别和清除(图 15-6),导致肿瘤的形成。肿瘤细胞能通过自身改变适应机体的内环境,阻碍机体产生有效的免疫应答,且能抵抗或抑制机体的免疫效应功能。

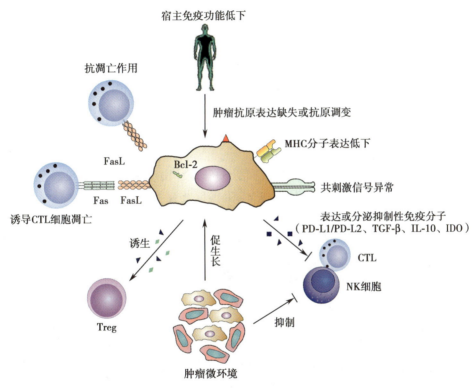

图 15-6　肿瘤免疫逃逸机制

1. **肿瘤细胞的抗原调变及抗原覆盖**　肿瘤细胞表达的抗原与正常蛋白差别很小,免疫原性弱,无法诱发机体产生有效的抗肿瘤免疫应答。在机体抗肿瘤免疫的压力下,免疫原性较强的肿瘤细胞易被免疫系统消灭清除,而那些免疫原性相对弱的肿瘤细胞则能逃脱免疫监视而选择性地增殖。随着肿瘤的进展,肿瘤细胞的免疫原性越来越弱。肿瘤细胞表达的肿瘤抗原减少或丢失,从而使肿瘤细胞逃避免疫识别和杀伤,此为抗原调变(antigenic modulation)。肿瘤细胞表面抗原被某些因子如糖蛋白、抗体等封闭或覆盖也可影响效应细胞对肿瘤的免疫识别与攻击。

2. **肿瘤细胞 MHC I 类分子缺陷或表达低下**　肿瘤细胞表面 MHC I 类分子通常缺陷或表达低下,致使肿瘤细胞不能或弱提呈肿瘤抗原,无法被 CTL 有效识别和杀伤。提高肿瘤细胞被 CTL 识别的效率是研发 T 细胞相关疗法需要考虑的一个重要科学问题。

3. **肿瘤细胞表达或分泌某些免疫分子抑制机体的抗肿瘤免疫功能**　肿瘤细胞可产生能促进其生长的表皮细胞生长因子以及可抑制机体抗肿瘤免疫功能的 PD-L1/PD-L2、TGF-β、IL-10、IDO 等免疫

抑制分子,这些分子聚集于肿瘤局部,形成一个较强的免疫抑制区,抑制进入其中的免疫细胞的功能,或招募可分泌免疫抑制因子的 Treg 等。对这些免疫抑制分子的认识具有重要的临床应用价值,如阻断这些分子纠正肿瘤微环境的免疫抑制状态,有助于对肿瘤的治疗。

4. 肿瘤细胞主动诱导抑制性免疫细胞的产生　肿瘤细胞可主动诱导荷瘤机体产生 Treg、TAM、MDSC 等抑制性免疫细胞抑制机体的抗肿瘤免疫应答。肿瘤患者体内的这些免疫细胞亚群已经成为肿瘤治疗重要的靶细胞。

5. 肿瘤细胞的抗凋亡作用　肿瘤细胞可高表达多种抗凋亡分子如 Bcl-2 等,不表达或低表达 Fas 等凋亡诱导分子,从而抵抗杀伤细胞诱导的凋亡,逃避杀伤效应,甚至还可通过表达 FasL 诱导肿瘤特异性 T 细胞凋亡。

二、肿瘤微环境的作用

肿瘤发生的微环境内包含各种能抑制和促进肿瘤细胞分化、增殖、转移的复杂成分,也包含能抑制和促进机体免疫细胞分化、功能和效应的复杂成分,如免疫效应细胞和免疫效应分子、各种抑制性免疫细胞(如 Treg、MDSC、TAM)及免疫抑制分子等。这些免疫激活和抑制性的细胞和分子部分来源于肿瘤细胞和肿瘤局部免疫细胞或基质细胞,或由机体其他部位趋化而来。

肿瘤微环境主要通过下述三种机制参与肿瘤免疫逃逸。

1. 功能缺陷的 DC 诱导产生肿瘤耐受性 T 细胞　在肿瘤微环境内的 DC 因受到免疫抑制分子的作用多为处于未成熟状态的耐受性 DC,其表达的 CD80、CD86 等共刺激分子降低或缺失。如肿瘤细胞表达的肿瘤抗原被耐受性 DC 摄取和加工提呈,不仅不能有效激活 T 细胞,还诱导了 T 细胞对于肿瘤抗原的耐受。

2. 通过微环境内的抑制性免疫细胞、免疫抑制分子以及代谢紊乱等抑制免疫细胞的功能　肿瘤微环境内的抑制性免疫细胞包括 Treg、TAM 和 MDSC 等以及 IL-10、TGF-β 等抑制性细胞因子对于免疫细胞的功能具有很强的抑制作用。其中,Treg 和 MDSC 不仅在肿瘤局部发挥作用,对于机体全身性免疫功能也具有抑制作用。肿瘤微环境中的代谢紊乱,如乳酸、乏氧微环境等也是导致免疫细胞功能抑制的重要因素。

3. 在肿瘤周围形成物理屏障阻止淋巴细胞浸润　肿瘤细胞可以分泌胶原蛋白等分子,在肿瘤周围形成一道比较严密的物理屏障,阻止淋巴细胞进入。

三、宿主免疫功能的影响

宿主免疫功能的高低也是肿瘤细胞能否实现免疫逃逸的关键。当宿主处于免疫功能低下状态时,如长期服用免疫抑制剂或 HIV 感染等,都有助于肿瘤逃避宿主免疫系统的攻击。肿瘤细胞本身产生的免疫抑制因子及其诱导产生的抑制性免疫细胞也能导致宿主免疫功能低下或免疫抑制,从而在免疫应答诱导和效应等多个环节抑制机体抗肿瘤免疫应答。此外,衰老人群免疫功能较低也与肿瘤高发密切相关。

第四节 | 肿瘤免疫诊断和免疫防治

一、肿瘤的免疫诊断

通过生化和免疫学技术检测肿瘤抗原、抗肿瘤抗体或其他肿瘤标志物,有助于辅助对肿瘤患者的诊断及肿瘤状态的评估。检测肿瘤抗原是最常用的肿瘤免疫诊断方法,例如,AFP 水平的升高对原发性肝细胞癌有诊断价值,CEA 的升高有助于诊断结直肠癌,CA19-9 的检出有助于胰腺癌的诊断,PSA 的升高有助于前列腺癌的诊断。除血清或其他体液内肿瘤标志物外,采用特异性单抗通过免疫组织化学或流式细胞术等对细胞表面肿瘤标志物的检测愈来愈受到重视。例如对淋巴瘤和白血病细胞表面 CD 分子的检测,有助于淋巴瘤和白血病的诊断和组织分型,为其治疗提供有价值的线索。此外,将放射性核素如 ^{131}I 与特异性抗肿瘤单抗结合后,从静脉或腔内注入体内可清晰显示和追踪肿瘤的形态和转移,已应用于肿瘤诊断。对肿瘤抗原、抗肿瘤抗体或其他肿瘤标志物水平的动态检测和评估还有助于对肿瘤患者预后的判断。

二、肿瘤的免疫治疗

(一) 肿瘤免疫治疗的意义

肿瘤的免疫治疗是通过激发和增强机体的免疫功能,以达到控制和杀伤肿瘤细胞的目的。免疫疗法主要清除少量的或已播散的肿瘤细胞,对于晚期负荷较大的实体肿瘤的疗效有限。故常将其作为一种辅助疗法与手术、放化疗等常规疗法联合应用。先用常规疗法清扫大量肿瘤细胞后,再用免疫疗法清除残存的肿瘤细胞,可提高肿瘤综合治疗的效果并有助于防止肿瘤复发和转移。单一免疫疗法常常效果有限,将不同的免疫疗法联合应用,是临床应用的趋势。此外,采用基于患者免疫状态及肿瘤特点的个体化治疗方案也可实现对患者更为精准的肿瘤个体化免疫治疗(图 15-7)。

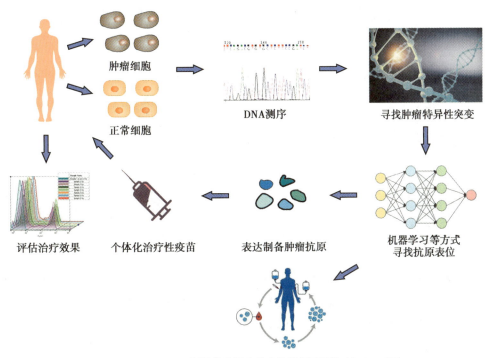

图 15-7　个体化肿瘤免疫治疗策略

(二) 肿瘤免疫治疗的策略和分类

肿瘤免疫治疗的基本策略是解除患者的免疫抑制状态,增强其特异性或非特异性抗肿瘤免疫功能。根据机体抗肿瘤免疫效应机制,肿瘤免疫治疗主要分为主动免疫治疗和被动免疫治疗两大类。

主动免疫治疗是利用肿瘤的免疫原性,采用各种有效的手段激活患者自身产生针对肿瘤的免疫应答(如肿瘤疫苗可激发机体自身产生特异性抗肿瘤免疫应答,被视为特异性主动免疫治疗)。而细胞因子疗法及一些免疫调节剂如卡介苗、短小棒状杆菌、酵母多糖、香菇多糖、OK432 等可非特异性地增强宿主的免疫功能、激活宿主的抗肿瘤免疫应答,也具有一定的抗肿瘤效果,严格意义上说也应该属于主动免疫治疗的范畴,可视为非特异性主动免疫治疗。

被动免疫治疗则是给机体输注外源性免疫效应物质,包括抗体、免疫效应细胞等,由这些外源性的免疫效应物质在宿主体内发挥抗肿瘤作用。该疗法不依赖于宿主本身的免疫功能状态,可比较快速地发挥治疗作用。有些免疫治疗方法输注的外源性免疫效应物质既可激发宿主抗肿瘤免疫应答,又可直接作用于肿瘤细胞。比较特殊的是肿瘤的免疫检查点治疗,其通过抗体阻断免疫检查点分子的作用,以激活机体自身的免疫功能从而发挥抗肿瘤作用,对其归类存在争议,严格区分意义不大。

(三) 常用肿瘤免疫疗法

除下述四种常用免疫疗法外,溶瘤病毒、细胞因子及共刺激免疫激动剂等也在临床多有研究和应用。常用肿瘤免疫疗法见图 15-8。

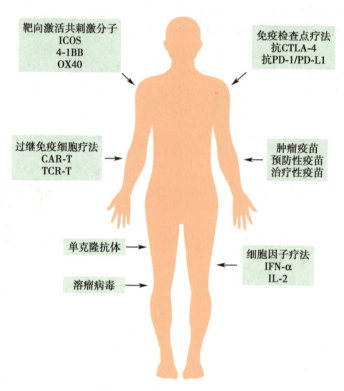

图 15-8　常用肿瘤免疫疗法

1. 单克隆抗体或抗体样分子的被动免疫治疗　此疗法是一种快速且理论上非常具有特异性的方法,但不会形成长期免疫。应用基因工程抗体治疗肿瘤是肿瘤免疫治疗方面最令人瞩目的进展之一,疗效确切的多种基因工程抗体已广泛应用于临床,例如用于乳腺癌治疗的靶向抗原为人类表皮生长因子受体-2(Her-2)的基因工程抗体;治疗 B 细胞淋巴瘤的靶向抗原为 CD20 的基因工程抗体。抗体偶联某些能够直接杀伤肿瘤细胞的物质(如毒素、化疗药物、放射性核素等)可望取得更佳疗效。此外,也已开发出靶向不同抗原的双特异性抗体及具有抗体样抗原结合位点的抗体单链可变区片段等用于肿瘤治疗。

2. 过继免疫细胞治疗　将体外扩增和激活的免疫效应细胞包括淋巴因子激活的杀伤细胞(lymphokine activated killer cell,LAK)、肿瘤浸润淋巴细胞(tumor infiltrating lymphocyte,TIL)、细胞因子诱导的杀伤细胞(cytokine induced killer cell,CIK)、肿瘤抗原特异性 CTL、活化的单核/巨噬细胞、NK 细胞等过继回输入荷瘤宿主体内,也具有一定的抗肿瘤效果。该方面最重要的成果是将抗原特异性 TCR 导入患者 T 细胞而制备的 TCR 工程 T 细胞(T-cell receptor-engineered T cell,TCR-T)以及嵌合抗原受体(chimeric antigen receptor,CAR)修饰的 T 细胞(CAR-T)疗法在肿瘤治疗中的成功。CAR-T 的原理是将识别肿瘤细胞表面肿瘤相关抗原的单链抗体(scFv)和 T 细胞的活化基序相结合,通过基因转染使得 T 细胞对肿瘤细胞具备良好的靶向性和更强的杀伤活性。新研发的 CAR 含有共刺激分子胞内段,具备更好的 T 细胞活化作用。该疗法在实体瘤治疗方面效果不佳,有待突破。

3. 免疫检查点治疗 解除肿瘤患者的免疫抑制状态以治疗肿瘤是肿瘤免疫治疗理论和应用方面的最大突破。其中,最突出的进展是免疫检查点疗法。免疫检查点分子是一类免疫抑制分子如 CTLA-4 和 PD-1 等,可调节免疫应答的强度和广度,从而避免正常组织细胞的损伤和破坏。免疫检查点分子在肿瘤的发生、发展过程中是诱导肿瘤免疫耐受、导致肿瘤免疫逃逸的主要原因之一。免疫检查点疗法是通过靶向这些分子以调节 T 细胞活性来提高抗肿瘤免疫应答的治疗方法。针对 CTLA-4 和 PD-1 或其配体 PD-L1 研制的系列抗体在临床治疗肿瘤中取得一定效果,被认为是肿瘤免疫治疗的里程碑成果。

4. 肿瘤疫苗 给荷瘤宿主注射具有免疫原性的肿瘤疫苗(瘤苗),例如将肿瘤细胞经过 X 线照射制备的不具有肿瘤活性的灭活瘤苗、抗独特型抗体瘤苗等,有助于诱导抗肿瘤免疫应答。比较受到关注的有蛋白多肽瘤苗、基因修饰瘤苗和 DC 瘤苗等。

（1）蛋白多肽瘤苗:蛋白多肽瘤苗是采用化学合成或基因重组的方法制备的肿瘤抗原多肽,或多肽与佐剂等的融合蛋白。

（2）基因修饰瘤苗:基因修饰瘤苗是将某些细胞因子基因、共刺激分子基因、MHC I 类抗原分子基因等转入肿瘤细胞后所制成的免疫原性增强的瘤苗。

（3）DC 瘤苗:基于 DC 具有很强的抗原加工与提呈能力,用已知的肿瘤抗原或肿瘤细胞甚至肿瘤组织的裂解物(含有已知和未知的肿瘤抗原)预先在体外致敏患者的 DC,然后将携带肿瘤抗原信息的 DC 瘤苗免疫荷瘤宿主,可诱导有效的抗肿瘤免疫应答。

2010 年,美国食品药品监督管理局（FDA）批准了首个免疫细胞治疗性疫苗治疗前列腺癌。这款治疗性疫苗的研发人、树突状细胞的发现者 Steinman R. M. 教授,获得了 2011 年诺贝尔生理学或医学奖。应用现代生物学技术,提取或合成肿瘤抗原多肽或其 mRNA,通过不同途径免疫患者,也可实现对肿瘤患者的精准免疫治疗。

三、对病原体所致肿瘤的预防

已知多种病原体感染与肿瘤发生密切有关,如 HBV 或 HCV 感染与原发性肝癌、HPV 感染与宫颈癌、EBV 感染与鼻咽癌、HTLV-1 感染与成人 T 细胞白血病等。制备相关病原体疫苗或探索新的干预方式将可能降低这些肿瘤的发生率。成功的范例是 HPV 疫苗应用于宫颈癌的预防;HBV 疫苗的免疫接种在降低乙型肝炎发生率的同时,也大大降低了肝癌的发生率。

思考题
1. 试述肿瘤抗原的分类及各类肿瘤抗原的主要特点。
2. 简述机体抗肿瘤免疫的效应机制。
3. 试述肿瘤细胞免疫逃逸的方式和机制。
4. 简述肿瘤免疫治疗的类型、原理及特点。

本章思维导图

本章目标测试

（于益芝）

第十六章 | 移植免疫

移植（transplantation）指应用正常细胞、组织、器官置换病变的或功能缺损的细胞、组织、器官，以维持和重建机体生理功能的方法。随着组织配型技术、器官保存技术和外科手术方法的不断改进，高效免疫抑制剂的使用以及免疫耐受诱导的建立，移植已成为多种终末期疾病的有效治疗手段。

提供移植物（graft）的个体称为供者（donor），而接受移植物的个体称为受者（recipient）。移植物被受者接受后发挥相应生理功能，若受者对移植物接受较差，移植物通常会发生炎症反应和坏死，称为移植排斥反应。根据移植物的来源及供、受者间免疫遗传背景的差异，可将移植分成以下四种类型（图16-1）：①自体移植（autologous transplantation）：指移植物取自受者自身，通常不发生排斥反应；②同系移植（syngeneic transplantation）：指遗传基因完全相同或基本近似个体间的移植，如同卵双生子间的移植或近交系动物间的移植，一般不发生排斥反应；③同种异型移植（allogeneic transplantation）：指移植物来自同种但遗传基因型有差异的另一个体，一般均会引起不同程度排斥反应，其反应强度与供、受者间遗传背景差异呈正相关；④异种移植（xenogeneic transplantation, xenotransplantation）：指不同种属个体间的移植，由于异种动物间遗传背景差异甚大，移植后可能发生严重的排斥反应。在移植免疫学中，移植物中引起移植排斥反应的抗原称为移植抗原。在供受者遗传背景相差较大的情况下，受者免疫系统会对移植抗原产生免疫应答，清除移植抗原，形成移植排斥。移植抗原与受者免疫系统相似性越大，其移植排斥反应越弱。同种异型移植是临床组织器官移植的主要类型，故本章重点介绍同种异型移植的相关免疫学问题。

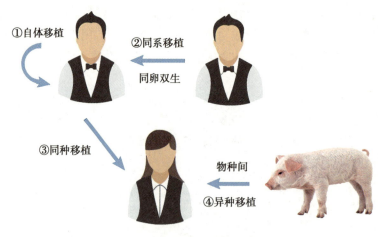

图 16-1 移植的四种类型

第一节 | 同种异型移植物诱导免疫应答的机制

早在1943年，Medawar根据临床皮肤移植排斥反应的特点，开启了移植免疫学研究。后续Medawar等利用近交系小鼠进行了一系列皮肤移植实验。1954年Murray等成功完成首例孪生同胞间肾移植。1956年Thomas施行首例同卵双生间骨髓移植，成功治疗白血病。Thomas和Murray因对器官移植研究做出的贡献共获1990年诺贝尔生理学或医学奖。

一、同种异型抗原的类型和特点

引起移植排斥反应的抗原称为移植抗原。移植抗原能够决定组织器官移植后的相容性,故又称为组织相容性抗原或组织相容性分子。同一种属不同个体之间,组织相容性抗原不同等位基因表达的多态性产物形成同种异型抗原,包括主要组织相容性抗原、次要组织相容性抗原、ABO血型抗原和组织特异性抗原等。供受者之间的差异决定了排斥反应的强度。

(一) 主要组织相容性抗原

引起强烈排斥反应的移植抗原被称为主要组织相容性抗原(MHC抗原),人类的MHC分子即人类白细胞抗原(HLA),因其极为复杂的多态性而成为最重要的同种异型抗原。由于MHC具有高度多态性,人群中随机个体之间MHC分子通常是不完全相同的,这种MHC抗原型别的差异是发生急性移植排斥反应的主要原因。所以,供受体配型中HLA相似性对于减轻移植排斥反应极为重要。

(二) 次要组织相容性抗原

次要组织相容性抗原(minor histocompatibility antigen,mH抗原)是引起弱而缓慢排斥反应的组织相容性抗原,主要包括雄性动物所具有的Y染色体基因编码的产物及常染色体编码的产物。

(三) 其他参与排斥反应发生的抗原

1. **人类ABO血型抗原**　主要分布于红细胞表面,也表达于肝、肾等组织细胞和血管内皮细胞表面,其中血管内皮细胞表达的ABO血型抗原在排斥反应发生中具有重要作用。若供、受者间ABO血型不合,受体体内预存的ABO血型IgM抗体会与供者移植物血管内皮细胞表面的血型抗原结合,激活补体经典途径,引起血管内皮细胞损伤和血管内凝血,导致快速而强烈的免疫排斥反应。

2. **组织特异性抗原**　指特异性表达于某一器官、组织或细胞表面的抗原,如血管内皮细胞的MICA抗原、皮肤抗原等。不同组织、器官所表达的组织特异性抗原的免疫原性存在明显差异,故同一对供受者间进行不同组织器官移植,各器官的排斥反应程度不同,从强至弱依次为皮肤、肾、心、胰、肝等。

二、移植排斥反应的免疫机制

同种异型细胞、组织或器官移植排斥反应,主要是一种针对异体移植抗原(基本是MHC抗原)的适应性免疫应答,包括T细胞介导的细胞免疫和B细胞介导的体液免疫等。

1601

动画

(一) 参与移植排斥反应的固有免疫应答机制

手术的多种损伤及细胞组织的应激产物,导致移植物发生炎症、坏死。损伤相关分子模式诱导趋化因子等炎症介质产生,募集并活化中性粒细胞、巨噬细胞、DC等固有免疫细胞,产生更多炎性细胞因子、脂类炎症介质及氧自由基,放大炎症反应。同时,DC等APC摄取处理抗原,高表达共刺激分子CD80/CD86,启动抗原提呈。此外,移植物的同种异型MHC I类分子无法结合受者NK细胞表面抑制性受体,受者NK细胞容易活化,损伤移植物。再灌注损伤也会引发补体旁路途径的活化而损伤移植物。

(二) 参与移植排斥反应的适应性免疫应答机制

1. **T细胞介导的细胞免疫**　同种反应性T细胞是参与同种异型移植排斥反应的关键效应细胞。T细胞识别同种异型抗原后活化,多个T细胞亚群参与同种移植排斥反应,介导器官或组织损伤。

与普通抗原相比,同种异型抗原诱导机体产生的T细胞应答具有如下特点:①体内被激活的淋巴细胞克隆数极高,从而引起强烈免疫应答;②供受者双方的APC(主要是DC)和淋巴细胞都参与对同种异型抗原的应答。因此,同种异型抗原的提呈和识别具有其特殊性。移植器官与受者血管接通后,存在于移植物血管内的供者的免疫细胞(包括DC、巨噬细胞和淋巴细胞)进入受者血液循环,并向受者外周淋巴器官迁移。上述供者来源的免疫细胞又称过路白细胞(passenger leukocyte),供者DC与巨噬细胞是参与同种抗原提呈和识别的重要APC。同时,受者来源APC也可进入移植物组织,通过摄取和提呈同种抗原而参与移植排斥反应。

(1) T细胞识别同种异型抗原(图16-2)

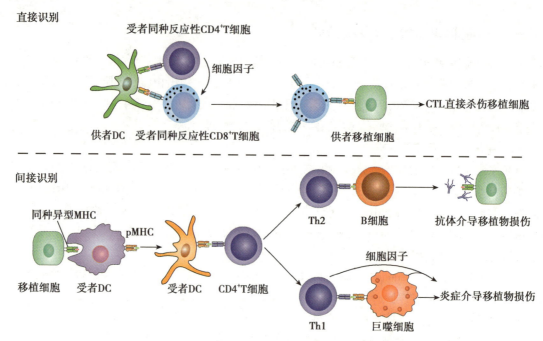

图 16-2　同种异型抗原的直接识别和间接识别

1）直接识别（direct recognition）：指受者 T 细胞可直接识别移植物中供者 APC 表面的抗原肽-同种异型 MHC 分子复合物。直接识别在急性排斥反应中发挥重要作用。按照经典的 MHC 限制性理论，若同种移植供者的 APC 与受者的 T 细胞间 MHC 型别不同，则不能发生相互作用，故不能用经典理论解释直接识别的机制。关于直接识别的确切机制尚不清楚，比较公认的观点认为 TCR 交叉识别可能是直接识别的分子基础（图 16-3）。TCR 识别抗原肽-MHC 分子复合物（peptide-MHC，pMHC），三者（TCR-peptide-MHC）的结合界面由 TCR 互补决定区（CDR）、MHC 分子抗原结合槽的 α 螺旋及抗原肽共同组成。TCR 识别靶分子并非绝对专一，而是具有一定的简并性与包容性。在同种异基因移植中，受者同种异型反应性 T 细胞不仅能识别"外源肽-受者 MHC 复合物"，也能识别结构上与"外源肽-受者 MHC 复合物"相似的"供者自身肽-供者 MHC 分子复合物"。T 细胞在胸腺发育成熟过程中经历了阳性选择和阴性选择。阳性选择时，识别自身 MHC 的 T 细胞克隆存活，其中包括可识别同种异型 MHC 分子的克隆。阴性选择时，由于自身胸腺中没有同种异型 MHC 分子的表达，故识别同种异型 MHC 分子的 T 细胞克隆不会被清除，而是发育成熟为同种异型反应性 T 细胞，输出到外周免疫器官。

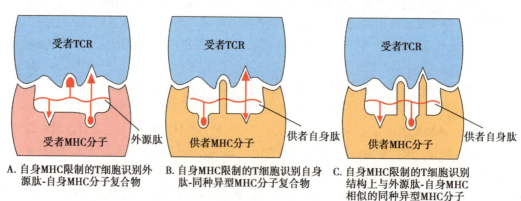

图 16-3　同种异型 MHC 分子直接识别的分子机制

识别外源肽-自身 MHC 的 T 细胞（A）也能识别结构上与外源肽-自身 MHC 相似的自身肽-同种异型 MHC 分子的复合物（B,C）。

与一般抗原诱导的免疫应答不同，直接识别导致的排斥反应有以下两个特点：①因为无需经历抗原摄取和加工，所以速度快，在急性移植排斥反应的早期发挥重要作用；②因为每一个体针对一般异源性抗原的 T 细胞克隆仅占总数的 1/100 000～1/10 000,而具有同种抗原反应性的 T 细胞克隆约占 T 细胞库总数的 1%～10%,故反应强度大。实验证明,参与初次移植排斥的同种反应性 T 细胞中,许多具有记忆细胞的表型,接受器官移植后,受者体内的记忆 T 细胞通过交叉识别机制识别移植物 APC 表面的某种供者自身肽-MHC 分子复合物而活化。由于交叉识别,受者体内原本仅针对普通外来抗原的 T 细胞成为数目庞大的同种反应性 T 细胞并介导强烈的移植排斥反应。

2）间接识别(indirect recognition):是指受者 T 细胞识别受者 APC 提呈的同种异型抗原肽-受者 MHC 分子复合物。供者 MHC 分子是同种异型抗原的主要来源(图 16-4)。间接识别机制在急性排斥反应的中、晚期以及慢性排斥中发挥重要作用。移植物细胞脱落的同种异型 MHC 分子,主要通过受者 APC 的 MHC II 类分子途径提呈给受者 CD4+T 细胞,诱导 Th 细胞形成。部分移植物 MHC 分子可被受者 APC 通过交叉抗原提呈活化 CD8+T 细胞。在数量上,间接识别 T 细胞仅为直接识别 T 细胞的 1%。尽管间接识别诱导免疫应答的强度较直接识别低,但仍可通过抗体、炎性因子及 CTL 等多种机制破坏移植物。供者与受者 MHC 分子间差异越大,免疫原性越强,导致的同种异型免疫应答亦更强烈。

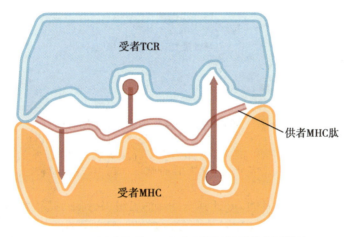

图 16-4　同种异型 MHC 分子间接识别的分子基础
从移植器官脱落的移植物细胞或从移植物细胞脱落的膜分子,被受者 APC 进行抗原摄取并加工,
形成"供者 MHC 来源的抗原肽-受者 MHC II 类分子复合物",被提呈给受者 CD4+T 细胞。

（2）同种反应性 T 细胞的活化:一般来说,同种反应性 T 细胞的活化需要双信号刺激。受者 TCR 识别 APC 上的抗原肽-MHC 分子复合物传递第一信号;T 细胞上的共刺激分子受体与 APC 表面的共刺激分子相互作用为 T 细胞的活化提供第二信号,主要共刺激分子对包括 CD28 和 CD80/CD86、CD40 和 CD40L、ICOS 和 ICOSL、4-1BB 和 4-1BBL 以及 CD27 和 CD70 等。IL-2 促进活化。在双信号刺激下,同种反应性 T 细胞增殖、分化为效应性 CD4+T 细胞和 CD8+T 细胞,发挥免疫效应(图 16-5)。

（3）同种反应性 T 细胞的效应功能

1）CD8+CTL:同种异型移植排斥反应的一类主要效应细胞。CD8+T 细胞活化、增殖并分化成效应性 CTL,通过穿孔素/颗粒酶途径、死亡受体途径及炎性因子释放,引起移植细胞的凋亡或死亡。

2）CD4+Th 细胞及其亚群:尽管已知同种反应性 Th 细胞可介导皮肤等移植物的排斥反应,但研究发现不同 Th 细胞亚群在移植排斥反应中的作用不尽相同:①Th1 细胞:分泌 IL-2、IFN-γ 和 TNF-α 等促炎细胞因子,募集单核/巨噬细胞等炎性细胞,促进局部组织产生炎性因子和趋化因子,同时促进 CTL 发挥杀伤作用;②Th2 细胞:分泌 IL-4,促进 B 细胞转化为浆细胞,产生针对移植物抗原的抗体;③Th17 细胞:分泌 IL-17,作用于局部肾小管上皮细胞产生炎性因子和趋化因子(如 IL-6、IL-8、MCP-1 等),同时募集中性粒细胞表达基质金属蛋白酶,介导炎性细胞浸润和组织破坏。

3）Treg 细胞:产生 IL-10、吲哚胺 2,3-双加氧酶等免疫抑制分子,抑制 CTL、Th1 细胞及 Th17 细胞的作用。

4）记忆 T 细胞:记忆 T 细胞的持续存在,是移植排斥反应反复发生的重要原因。

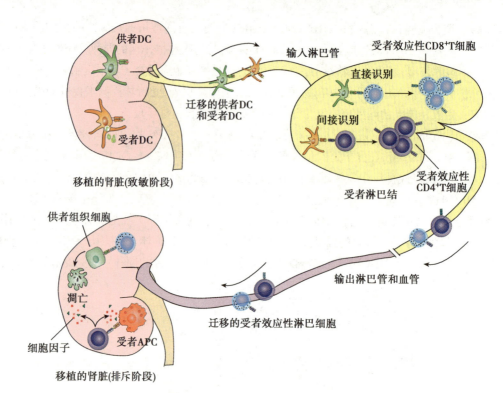

图 16-5 同种异型反应性 T 细胞的活化和功能

在直接识别中,移植物中的供者 DC 迁移至受者外周淋巴组织(淋巴结),活化受者 CD8⁺T 细胞。在间接识别中,受者 DC 进入移植物,摄取供者 MHC 分子后,将其转运到受者外周淋巴组织,主要活化受者 CD4⁺T 细胞。受者 T 细胞活化后分化为 Th 细胞与 CTL,再迁移到移植物,造成移植物损伤。

在直接识别中,移植物中供者的 DC 迁移至外周淋巴组织,其细胞膜表面的同种异型 MHC 分子-肽复合物被受者 T 细胞识别。图 16-5 中仅显示 CD8⁺T 细胞识别供者提呈的 MHC Ⅰ类分子,但 CD4⁺T 细胞可以直接识别供者提呈的 MHC Ⅱ类分子。在间接识别中,受者的 DC 进入移植物中,摄取供者 MHC 分子,将其转运到外周淋巴组织,并提呈给受者 T 细胞,供者 MHC 肽-受者 MHC 复合物被受者 T 细胞识别。经过直接识别与间接识别后,T 细胞活化并且分化为 CD4⁺Th 细胞和 CD8⁺CTL,迁移至移植物并介导杀伤(图 16-6)。

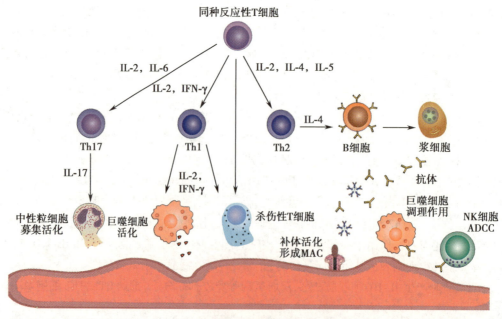

图 16-6 特异性免疫应答杀伤移植物

2. B 细胞介导的体液免疫　针对同种异型抗原的供者特异性抗体（donor specific antibody，DSA）既有供者 MHC 抗原激发受者 B 细胞产生的抗体，也有体内预存的抗体，如针对 ABO 的血型抗体及多次输血或移植形成的抗体，这些抗体通过调理作用、ADCC、激活补体等作用，损伤靶细胞，释放的补体片段造成移植物局部炎症反应加重。抗同种异型抗原的抗体在超急性排斥反应与急性排斥反应中发挥作用，这在肾移植中最为常见。

第二节 ｜ 移植排斥反应的临床类型

同种异型移植排斥反应包括宿主抗移植物反应（host versus graft reaction，HVGR）和移植物抗宿主反应（graft versus host reaction，GVHR）两大类。HVGR 指受者免疫系统对供者移植物产生的排斥反应，见于一般器官移植。GVHR 指移植物中免疫细胞对受者组织器官产生的排斥反应，主要见于富含免疫细胞的组织或器官的移植，如骨髓移植、造血干细胞移植（HSCT）、脾移植与胸腺移植。HVGR 与 GVHR 都是免疫系统对非己抗原的免疫应答。

一、宿主抗移植物反应

根据移植排斥反应发生的快慢和病理变化特点，将 HVGR 分为超急性排斥反应、急性排斥反应和慢性排斥反应。

1. 超急性排斥反应　超急性排斥反应（hyperacute rejection）指移植器官与受者血管接通后数分钟至 24 小时内发生的排斥反应。超急性排斥反应常见于移植术前反复多次输血、多次妊娠、长期血液透析或再次移植的个体。

该反应的机制是受者体内预存的抗供者组织抗原（供者 ABO 血型抗原、血小板抗原、HLA 抗原及血管内皮细胞抗原）的抗体介导的体液免疫反应。受者体内预存的抗体可随血流而迅速进入移植物，与其细胞表面相应抗原结合，特别是血管内皮细胞抗原及黏附移植物血管内皮细胞表面的 ABO 血型抗原，激活补体系统，破坏移植物细胞；同时，血管内皮细胞受损引起血管炎症，并启动血管内凝血系统，局部血栓形成，最终导致移植器官发生不可逆性缺血、变性和坏死（图 16-7）。病理表现为局部中性粒细胞与血小板聚集，纤维蛋白沉积，血栓形成。

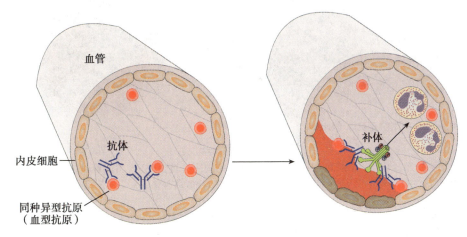

图 16-7　超急性排斥反应
在超急性排斥反应，预先形成的抗体与血管内皮上的抗原结合，激活补体引起内皮细胞损伤、炎症和血栓的形成。

超急性排斥反应一旦启动就难以控制，免疫抑制药物的治疗效果不佳。预防超急性排斥反应的主要策略为：确保供受者 ABO 血型相配；借助受者血清与供者淋巴细胞的交叉配型试验进行筛选；对曾反复多次输血、多次妊娠、长期血液透析或再次移植的受者，在不同时期多次反复进行淋巴细胞交叉配型试验。

2. **急性排斥反应**　急性排斥反应(acute rejection)是同种异型器官移植中最常见的排斥反应,一般在移植术后数天至2周左右出现,80%~90%发生于术后1个月内,3个月后反应强度逐渐减弱,但1年内常反复发生。随着免疫抑制剂的有效应用,实体器官移植的急性排斥反应已经得到较好控制,但受者需要检查血清免疫抑制剂浓度,如果抑制剂用量不足,术后仍会发生急性排斥反应。

急性排斥反应主要由细胞免疫应答介导:供受者血液循环沟通后,早期阶段表达同种异型抗原的供者APC(尤其是DC)迁移至受者外周淋巴组织,受者同种反应性T细胞通过直接识别模式活化;后期阶段,受者APC在移植物局部摄取供者同种异型抗原,迁移至受者外周淋巴组织,T细胞通过间接识别模式活化。Th1细胞、Th17细胞和CTL是主要的效应细胞,受者体内产生的抗同种异型抗原的抗体和抗内皮细胞表面分子的抗体通过ADCC和调理作用,促进效应细胞杀伤和吞噬移植物细胞,还与相应抗原形成抗原-抗体复合物,通过激活补体系统而损害移植物血管(图16-8)。病理表现为组织、器官实质性细胞坏死,伴有淋巴细胞和巨噬细胞浸润。

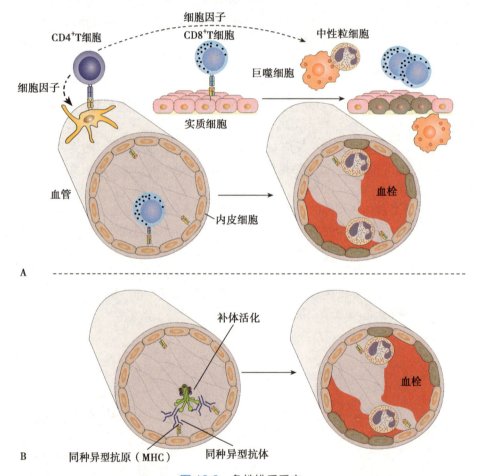

图16-8　急性排斥反应

A. 在急性细胞排斥反应中,CD4$^+$和CD8$^+$T细胞介导的免疫应答抗原反应,引起血管内皮细胞和实质细胞的损伤;B. 在急性抗体排斥反应中,同种异型抗体与抗原结合激活补体,导致内皮细胞损伤和血栓形成。

3. **慢性排斥反应**　慢性排斥反应(chronic rejection)指发生在移植后数月,甚至数年的排斥反应,病程进展较缓慢,常呈隐匿性。慢性排斥反应对免疫抑制疗法不敏感,是影响移植物长期存活的主要原因。

慢性排斥反应是多种损伤效应的综合表现。主要涉及免疫学机制和非免疫学机制。免疫学机制:反复发作的排斥反应导致的损伤与修复可能是导致慢性排斥反应组织损伤的重要原因。体液免疫与细胞免疫均参与慢性排斥所致损伤,其免疫学机制可能为:①特异性抗体结合移植物血管内皮细胞,导致ADCC及CDC效应,引发微血管内皮细胞损伤;②同种反应性T细胞(主要是CD4$^+$T细胞)的活化及IFN-γ、IL-17等细胞因子的分泌,募集并活化炎性细胞,引发了血管内皮细胞损伤;③反复的急性炎症刺激、血管损伤及慢性迟发型超敏反应、血管壁炎性细胞浸润、巨噬细胞活化、平滑肌细胞生长因子及生长转化因子分泌,导致动脉血管内膜平滑肌细胞增生,成纤维细胞分化,最终血管壁增厚、动脉硬化、管腔狭窄或堵塞(图16-9)。非免疫学机制包括原发病的进展及长期服药的毒副作用等。病理表现为组织结构损伤,纤维增生和血管平滑肌细胞增生,导致移植器官功能进行性丧失。

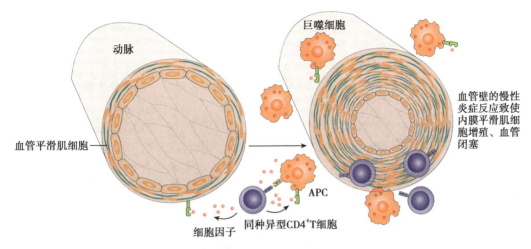

图 16-9　慢性排斥反应

同种异型反应性 CD4+T 细胞活化并释放细胞因子,导致血管壁慢性炎症反应、血管壁增厚、管腔狭窄。

二、移植物抗宿主反应

GVHR 是同种异型骨髓移植及其他富含免疫细胞的移植物(如脾脏、胸腺)移植术后,移植物中免疫细胞针对宿主组织器官的排斥反应。其免疫学机制是:存在于移植物中的(供者)淋巴细胞,可识别受者同种异型抗原(主要是 MHC 分子),产生针对受者抗原的免疫应答,形成对受者组织的排斥反应。

GVHR 主要见于造血干细胞移植,包括骨髓移植(bone marrow transplantation,BMT),也可见于某些富含淋巴细胞的器官(如胸腺、小肠、脾和肝)移植以及免疫缺陷个体接受大量输血时。GVHR 可损伤宿主组织和器官,引起移植物抗宿主病(graft versus host disease,GVHD),是影响造血干细胞移植效果的首要因素。根据临床表现和病理改变,将 GVHD 分为急性 GVHD(acute GVHD,aGVHD)和慢性 GVHD(chronic GVHD,cGVHD)。

1. **急性 GVHD**　移植后数天或 2 个月内发生的 GVHD。在病理上,急性 GVHD 表现为皮肤、肝脏和肠道等多器官细胞凋亡、死亡和炎性细胞的浸润,临床表现为皮疹、黄疸、腹泻等,严重者皮肤和肠黏膜剥落,常继发感染,导致患者死亡。急性 GVHD 主要是以细胞免疫为主的应答。除 T 细胞以外,NK 细胞、DC、巨噬细胞和中性粒细胞也参与该过程。

2. **慢性 GVHD**　慢性 GVHD 是一种最为严重的,也是长期影响移植后患者生存质量的并发症。生存超过移植后 100 天的患者中 20%～70% 发生慢性 GVHD,其发病机制尚不清楚。

第三节 | 移植排斥反应防治原则

器官移植术的成败在很大程度上取决于移植排斥反应的防治是否及时,其主要策略包括:供者与受者间组织配型尽可能相符,以降低移植物组织抗原的免疫原性;移植物与受者的预处理;术后免疫监测;免疫抑制疗法抗排斥反应;诱导受者对移植物建立特异性免疫耐受。

一、供者的选择

器官移植的成败主要取决于供、受者间的组织相容性。因此,术前须进行一系列检测,以尽可能选择较理想的供者。

1. **红细胞血型抗原的检查** 人红细胞 ABO 血型抗原与 Rh 血型抗原是重要的同种异型抗原。因受者体内存在针对天然血型抗原的抗体，故供者血型抗原（特别是 ABO）必须与受者相同，或至少符合输血原则，必须严格执行。但在临床实践中，肝脏因为其特殊免疫微环境，可跨血型肝移植。

2. **受者血清中预存抗体的检测** 取供者淋巴细胞和受者血清进行交叉细胞毒试验，可检出受者血清中是否含有针对供者淋巴细胞的预存细胞毒抗体，以防止超急性排斥反应发生。

3. **HLA 基因配型** HLA 型别匹配程度是决定供、受者间组织相容性的关键因素。不同 HLA 基因座位产物对移植排斥的影响各异。一般而言，HLA-DR 对移植排斥最为重要，其次为 HLA-B 和 HLA-A，故临床上常规检测 A、B、DR 基因座位上的 6 个基因。不同器官移植对 HLA 分型的要求严格程度不同，骨髓、造血干细胞移植及肾移植对 HLA 的相配度要求高。中国造血干细胞捐献者资料库（中华骨髓库）已为十几万患者提供了 HLA 配型检索服务。

4. **HLA 交叉配型** 由于导致排斥反应的同种抗原不仅限于 HLA，故有必要进行交叉配型，这对骨髓移植尤为重要。交叉配型指的是供者和受者淋巴细胞互为反应细胞，分别与经照射的受者和供者淋巴细胞进行单向混合淋巴细胞培养。任何一组反应过强，均提示供者选择不当。

二、移植物和受者的预处理

1. **移植物预处理** 实质脏器移植时，尽可能清除移植物中过路白细胞，有助于减轻或防止急性排斥反应。同种骨髓移植中，为预防 GVHD，可预先清除骨髓移植物中的 T 细胞。

2. **受者预处理** 主要使用针对 T 细胞的抗体（如兔抗人胸腺细胞抗体）对受者进行免疫抑制诱导，同时根据需要使用血浆置换术去除体内预存抗体。

三、移植后排斥反应的监测

除监测移植物功能、血中药物浓度外，移植后的免疫检测极为重要，早期诊断和发现排斥反应，对及时采取防治措施具有重要指导意义。

1. **体液免疫的检测** 移植排斥反应相关的体液免疫指标主要是 DSA，包括血型抗体、HLA 抗体、供者组织细胞抗体以及血管内皮细胞抗体等，抗体的存在预示着排斥反应发生的可能性。

2. **细胞免疫的检测** 细胞免疫相关的检测包括参与细胞免疫的主要细胞（$CD4^+$ T 细胞、$CD8^+$ T 细胞、Th1 细胞和 Th17 细胞等）的数量、功能和细胞因子水平的检测。细胞免疫水平的定期检测，对急性排斥的早期发现以及与病毒感染的鉴别诊断，具有重要价值。

3. **补体水平的检测** 补体的含量及活性与急性排斥反应的发生密切相关。若发生急性排斥反应，因补体的消耗，会出现补体含量的下降。外周血补体水平与移植物活体 C4d 沉积水平是临床常用的补体检测指标。

四、免疫抑制剂的应用

借助免疫抑制药物预防和治疗移植排斥反应，是临床器官移植的常规疗法。然而，长期免疫抑制剂的使用也会造成整体免疫力下降，容易出现感染与肿瘤。

1. **T 细胞抑制** T 细胞应答是移植排斥反应的核心环节，以 T 细胞为靶点的免疫抑制取得了良好效果。

（1）T 细胞活化抑制剂

1）IL-2/IL-2 受体通路阻断剂：IL-2/IL-2 受体通路是 T 细胞活化增殖中极为重要的细胞因子作用通路。大环内酯类免疫抑制剂如环孢素（cyclosporin A，CsA）与他克莫司（tacrolimus，FK506）通过抑制 T 细胞钙调磷酸酶，阻断 IL-2 基因转录合成；西罗莫司（雷帕霉素）阻断 IL-2 受体下游的哺乳动物雷帕霉素靶蛋白（mammalian target of rapamycin，mTOR）的活化；阻断型抗 IL-2 受体（CD25）单抗抑制 IL-2 受体。

2）共刺激信号阻断剂：利用 CTLA-4 比 CD28 更容易结合 CD80 的特点，使用 CTLA-4/Ig 融合蛋白与 CD28 竞争性结合 CD80，可抑制共刺激信号的作用。

（2）T 细胞代谢抑制剂：肌苷单磷酸脱氢酶是淋巴细胞合成鸟嘌呤核苷酸过程的关键酶，吗替麦考酚酯等药物抑制其作用从而影响 T、B 淋巴细胞中鸟嘌呤核苷酸的合成及核酸合成。硫唑嘌呤（azathioprine）则直接拮抗嘌呤而发挥作用。

（3）T 细胞清除剂：抗 CD3 特异性抗体、抗 CD52 特异性抗体以及兔抗人胸腺细胞抗体均可结合 T 细胞，通过 ADCC、活化补体、调理吞噬等机制，清除 T 细胞。

2. 抗炎药物　激素类药物，特别是糖皮质激素具有强烈的抗炎作用，抑制炎症性细胞因子及代谢产物引发的炎症反应，同时抑制巨噬细胞及 T 细胞等多种免疫细胞活化，有效降低移植物炎症反应，减轻组织损伤。

五、免疫耐受的诱导

在移植领域中，诱导对同种异型移植物抗原持久稳定且无需药物的免疫耐受是迫切需要解决的问题。与免疫抑制相比，移植物免疫耐受具有明显的优势，然而机制十分复杂，现仅处于临床试验或动物实验阶段。

（一）诱导中枢耐受的方法

1. 诱导同种异基因嵌合体　同种异基因嵌合状态指同种移植受者体内检出供者细胞或遗传物质的现象。

（1）同种异基因造血干细胞嵌合体：先使用大剂量全身放射线照射以破坏受者造血系统和免疫系统，同种异型骨髓移植的供者造血干细胞输注后，其形成的 T 细胞经历受者抗原的阴性选择，针对受者同种异型抗原的供者淋巴细胞克隆会被清除，最终形成同种异基因造血干细胞嵌合体。

（2）混合嵌合体：在持续应用免疫抑制剂的情况下，供者骨髓细胞移植入受者，功能低下的受者免疫系统不能完全"消灭"供者骨髓移植物，而供者骨髓移植物中少量供者 T 细胞也不能引起 GVHR，最终形成供、受者免疫细胞共存的混合嵌合状态。

2. 应用供者抗原主动诱导移植耐受　通过向青少年受者胸腺内注射供者抗原或进行同种胸腺移植，使胸腺中的幼稚 T 细胞将供者抗原认为自身抗原，供者抗原反应性 T 细胞在阴性选择中被淘汰。

（二）诱导外周耐受的方法

1. 阻断共刺激通路诱导同种反应性 T 细胞失能　①应用 CTLA-4/Ig，阻断 CD28/B7 共刺激通路；②应用抗 CD40L 单抗，阻断 CD40L/CD40 共刺激通路。

2. 免疫抑制性细胞（Treg、耐受性 DC、MDSC 等）输入

（1）同种抗原特异性 Treg：可抑制 T 细胞介导的同种移植排斥反应，诱导移植物长期耐受。因为 Treg 具有抑制同种反应性 CTL 的细胞毒作用，并下调 DC 表达共刺激分子和黏附分子，抑制同种反应性 T 细胞激活、增殖，并诱导其失能或凋亡。

（2）耐受性 DC 亚群：低表达共刺激分子和 MHC Ⅱ类分子，可分泌具有免疫抑制作用的细胞因子和效应分子。

（3）髓源性抑制细胞和骨髓来源的间充质干细胞：髓源性抑制细胞（MDSC）可在体外扩增并通过多种途径抑制免疫功能，过继转输 MDSC 后能显著抑制同种异基因皮肤移植排斥反应。间充质干细胞（mesenchymal stem cells，MSCs）是一种存在于人体多种组织和器官间质中的成体干细胞，抑制 Th1 细胞、Th17 细胞、CTL、B 细胞、NK 细胞和 DC 的分化、增殖或功能，也可诱导 Treg 产生。

?

思考题
1. 简述同种异基因移植排斥反应的免疫学机制。
2. 同种异型抗原直接识别与间接识别有何区别？
3. 简述同种异基因移植排斥的防治原则。

（吴　砂）

本章思维导图

本章目标测试

第十七章 | 免疫缺陷病

免疫缺陷病（immunodeficiency disease，IDD）是因先天或后天因素造成免疫系统一个或多个组成成分发育障碍或功能受损所致的疾病。IDD包括一组异质性免疫系统疾病，由于免疫缺陷发生的免疫细胞发育阶段、细胞亚群或免疫分子不同，其临床表现各异。常见的临床表现为对病原体（细菌、病毒、真菌及寄生虫）高度易感，恶性肿瘤发生率增高，甚至对自身免疫病及超敏反应性疾病也易感。免疫缺陷病按病因不同分为原发性免疫缺陷病（primary immunodeficiency disease，PID）和获得性免疫缺陷病（acquired immunodeficiency disease，AID）两大类。PID与基因缺失或突变等遗传因素及胚胎发育相关，常发生在婴幼儿，表现为反复感染、病死率高。AID是由于感染、营养不良或药物等因素导致的免疫系统损伤引起的相关疾病，常发生于成人。

第一节 | 原发性免疫缺陷病

PID是由遗传异常及非遗传异常性因素（如辐射、感染等）导致参与或控制免疫应答的任何一个基因发生破坏性突变或缺失引起的，缺陷可分别涉及免疫细胞的发育和功能，或两者兼而有之，因此，这类疾病的临床特征是多样的。PID常见于婴幼儿，这类患者与正常个体感染的特征有所不同，常反复感染相同或相似的病原体，甚至对正常人不致病的"机会病原体"易感。通过感染病原体的类型可以推测其免疫缺陷的类型，如反复的化脓性感染提示抗体、补体及吞噬细胞缺陷；皮肤念珠菌感染或复发性病毒感染提示是T细胞介导的细胞免疫缺陷。得益于基因诊断技术的快速发展，能明确诊断的PID种类逐年增多，现已发现450多种PID。相信随着基因诊断技术的普及，PID种类还会不断增加。依据基因缺陷所导致的免疫应答缺陷类型不同，PID可分为固有免疫应答缺陷、获得性免疫应答缺陷、固有免疫应答与适应性免疫应答联合缺陷、造血干细胞异常造成的全免疫系统缺陷。

一、固有免疫应答缺陷

固有免疫应答缺陷包括参与固有免疫细胞（单核/巨噬细胞、中性粒细胞及NK细胞等）识别、活化、迁移及发挥免疫效应的基因缺陷及编码固有免疫应答分子（如补体或细胞因子等）的基因缺陷。

（一）吞噬细胞功能缺陷

吞噬细胞功能缺陷包括识别、呼吸爆发、黏附迁移、溶酶体转运和炎症小体等相关基因缺陷（图17-1）。

1. **模式识别受体信号转导缺陷** Toll样受体（TLR）是表达在吞噬细胞上的一大类模式识别受体，MyD88（myeloid differentiation primary response gene 88）是TLR传递信号所必需的衔接蛋白。临床上有两类免疫缺陷病涉及TLR信号转导缺陷。其一是MyD88缺陷症，这类患者由于MyD88缺陷，无法将TLR识别信号传递给下游的NF-κB信号通路，吞噬细胞功能障碍，表现为严重的化脓性细菌感染，包括肺炎链球菌和沙门菌感染，可危及生命。其二是IL-1R相关激酶-4（interleukin-1 receptor associated kinase 4，IRAK4）缺陷症，IRAK4是多种吞噬细胞膜TLR及炎性细胞因子受体的衔接蛋白，IRAK4缺陷既可导致TLR受体下游信号转导障碍，又可导致炎症信号通路缺陷，患者常见的表现是革兰氏阳性细菌感染（如肺炎链球菌和金黄色葡萄球菌），但由于炎症信号缺陷，患者并不伴有发热等全身炎症的症状。

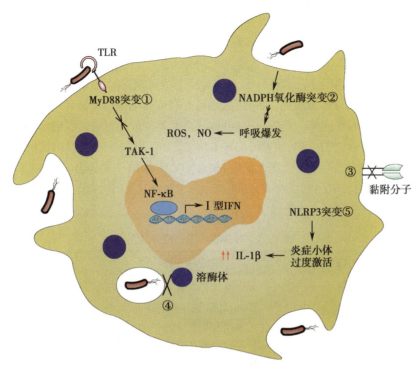

图 17-1 吞噬细胞功能缺陷

①TLR-MyD88 通路缺陷,细胞不能获得活化信号;②NADPH 氧化酶系统缺陷,不能产生呼吸爆发;③黏附分子突变,细胞无法进入病变部位;④溶酶体运输蛋白缺陷,病原体不能进入溶酶体降解;⑤NLRP3 突变,炎症小体过度活化,IL-1β 水平过高,引起非可控炎症。

2. 吞噬细胞 NADPH 氧化酶缺陷 微生物等物质被吞噬细胞吞入后,激活还原型烟酰胺腺嘌呤二核苷酸磷酸(NADPH)氧化酶系统产生呼吸爆发,通过生成活性氧、诱发型一氧化碳合酶及一氧化碳等物质,杀伤及清除微生物等有害物质。临床上代表性疾病为慢性肉芽肿病(chronic granulomatous disease,CGD),该病是由吞噬细胞中 NADPH 氧化酶系统存在缺陷,不能产生活性氧中间体引起的。患者容易出现全身各部位的化脓性感染,累及肺、肝、鼻部、淋巴结等部位,病变组织以巨噬细胞及中性粒细胞浸润等病变为特点,多数患者为男性。NADPH 氧化酶包含多个亚基,根据突变亚基编码基因定位及遗传特点的不同,CGD 包括 X 连锁慢性肉芽肿病(X-linked chronic granulomatous disease,X-CGD)及常染色体隐性遗传慢性肉芽肿病(autosomal recessive chronic granulomatous disease,AR-CGD)。

3. 吞噬细胞溶酶体转运缺陷 病原体等有害物质被吞噬细胞吞噬后首先形成吞噬体,然后吞噬体与溶酶体融合,并在溶酶体运输分子介导下将溶酶体中多种水解酶释放到吞噬体,降解有害物质。当细胞缺乏溶酶体运输分子后,溶酶体不能将其中的水解酶转运到与之融合的吞噬体内,导致细胞质内巨大溶酶体颗粒积聚,吞噬细胞杀死吞噬体中微生物的速度和能力低下。患者会罹患致命的化脓性感染,尤其是金黄色葡萄球菌感染。临床上代表性疾病为先天性白细胞颗粒异常综合征,由于这种疾病分别由 Chediak M. M. 及 Higashi O. 发现,故名 Chediak-Higashi 综合征(CHS)。CHS 是常染色体隐性遗传性疾病,是溶酶体运输调节因子基因(lysosomal trafficking regulator gene,LYST)缺陷导致的,多见于近亲结婚的后代。

此外,临床上还常见由于吞噬细胞黏附分子缺陷导致中性粒细胞丧失向炎性区域迁移能力,由于基因突变导致的重症先天性中性粒细胞减少症(SCN)会发生反复感染,以及吞噬细胞基因突变导致的炎症小体异常活化而引起自身炎症性疾病等。

(二) NK 细胞缺陷

NK 细胞既可通过直接杀伤病毒感染细胞及肿瘤细胞发挥免疫防御作用,又可通过产生细胞因子(如 IFN-γ)促进 T 细胞活性。因此,NK 细胞功能缺陷易发生病毒感染及恶性肿瘤,同时,也会导致细胞免疫功能缺陷。临床上已发现多种基因突变导致的 NK 细胞缺乏或功能缺陷性疾病。如编码 DNA 解旋酶成分的 MCM4 基因突变导致的 NK 细胞缺失以及 MAGT1 缺陷导致的 NKG2D 表达缺失。

(三) 补体系统缺陷

1. 补体系统固有成分缺乏（表 17-1）　任何补体固有成分缺乏都可出现化脓性细菌的反复感染。尤其是 C3 缺乏，因其影响补体激活的三种途径，患者对有荚膜细菌的易感性增高，常发生呼吸道、中耳、脑膜、皮肤的反复化脓性感染。此外，一些补体成分及其片段还可通过吞噬细胞表面的补体受体促进吞噬细胞对免疫复合物的清除，如 C1q、C1r、C1s、C2、C3 以及 I 因子的缺陷都可导致免疫复合物介导的自身免疫病的发生，如系统性红斑狼疮（SLE）。C1q 缺陷小鼠还会产生高滴度的抗核抗体，常死于严重的肾小球肾炎；攻膜复合物成分（即 C5、C6、C7、C8、C9）、D 因子及 B 因子缺乏的患者对播散性淋病奈瑟菌和脑膜炎奈瑟菌的易感性增加。

表 17-1　补体系统固有成分缺乏

补体激活途径	补体成分缺陷	发病机制	临床常见疾病
经典途径	C1、C2、C4	免疫复合物及病原体清除不力	肾病、SLE 等自身免疫病；感染
旁路激活途径	备解素、D 因子、B 因子	奈瑟菌、肺炎链球菌及脑膜炎奈瑟菌清除不力	奈瑟菌脑膜炎、肺炎
凝集素激活途径	MASP2	肺炎链球菌及脑膜炎奈瑟菌清除不力	肺炎链球菌感染性肺炎；溃疡性结肠炎等
共同激活途径	C3、C5～C9	奈瑟菌等多种细菌清除不力	奈瑟菌脑膜炎等

2. 补体调控蛋白缺陷　由于补体系统不具有靶细胞识别的特异性，所以正常细胞表面或体液中存在多种抑制补体活化的调控蛋白，以保护正常细胞不被杀伤。已发现有几种疾病与补体调控蛋白缺失有关，如阵发性睡眠性血红蛋白尿症（paroxysmal nocturnal hemoglobinuria，PNH）就是由于编码磷脂酰肌醇 N 糖基化修饰酶缺失，导致细胞膜上促进 C3b 分解的衰变加速因子（DAF）缺失（PNH Ⅱ型）或攻膜复合物的同源限制因子（homologous restriction factor，HRF）及 CD59 等不能锚定在红细胞膜（PNH Ⅲ型），引发补体对红细胞的损伤（图 17-2）。此外，C1 抑制剂的缺陷可导致血管活性 C2 片段介导的急性局限性非炎症性水肿，即遗传性血管性水肿。

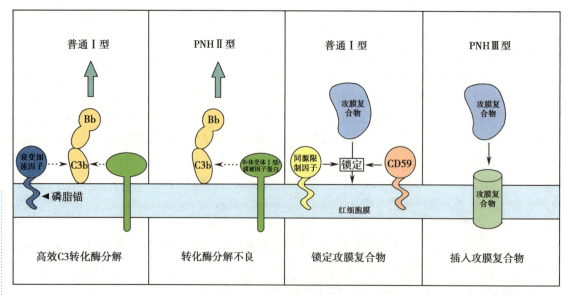

图 17-2　阵发性睡眠性血红蛋白尿症（PNH）发病机制

PIGA 基因编码 α-1,6-N-乙酰葡萄糖胺基转移酶，其突变导致无法合成糖基磷脂酰肌醇锚定物，使红细胞膜失去补体调控蛋白，并使细胞易受补体介导的裂解。PNH Ⅱ型与 DAF 缺陷相关，更严重的Ⅲ型与 CD59 和 HRF 缺陷相关。

（四）细胞因子和细胞因子受体缺陷

临床上最具代表性的细胞因子和细胞因子受体缺陷性疾病是 IL-12/IL-23-IFN-γ 信号缺失导致的孟德尔遗传分枝杆菌易感病。孟德尔遗传分枝杆菌易感病（Mendelian susceptibility to mycobacterial disease，MSMD）是一组罕见的先天性免疫缺陷病，主要易感卡介苗（Bacillus Calmette-Guérin，BCG）、非结核分枝杆菌（nontuberculous mycobacteria，NTM）等低致病分枝杆菌。由于 IFN-γ 信号在针对分枝杆菌的天然免疫中起重要作用，IFN-γ 信号缺失导致分枝杆菌反复感染。在生理条件下，IFN-γ 与 IL-12 及 IL-23 形成正反馈调节环路：T 细胞及 NK 细胞可分泌 IFN-γ，作用于单核/巨噬细胞及树突状细胞，使其产生及分泌 IL-12 及 IL-23，IL-12 及 IL-23 再结合到 T 细胞及 NK 细胞等 IL-12 及 IL-23 受体，促进 IFN-γ 分泌。如果这一环路任何基因缺陷，都可导致 IFN-γ 产生不足或缺陷。MSMD 常见的突变为 IL-12 受体、IL-23 受体、IFN-γ 受体及其下游的 STAT1 基因突变等，导致 IL-12-IFN-γ 轴或 IL-23-IFN-γ 轴缺陷引发的免疫功能缺陷（图 17-3）。

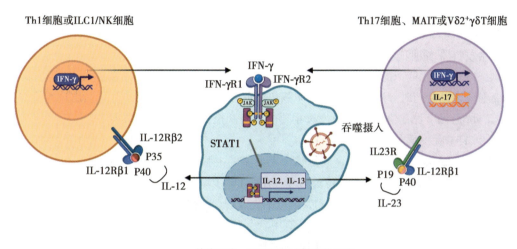

图 17-3　IL-12/IL-23-IFN-γ 信号通路轴缺陷导致对分枝杆菌防御功能受损

正常情况下，Th1、ILC 或 NK 细胞分泌的 IFN-γ 可与单核细胞、巨噬细胞或树突状细胞膜上的 IFN-γ 受体结合激活 JAK-STAT1 通路，促进单核细胞、巨噬细胞或树突状细胞产生 IL-12 及 IL-23。其中 IL-12 可与 Th1、ILC 或 NK 细胞表面的 IL-12 受体结合促进 IFN-γ 表达；而 IL-23 则与 Th17 表面的 IL-23 受体结合促进 IL-17 表达；与 MAIT 或 Vδ2+γδT 细胞上的 IL-23 受体结合促进 IFN-γ 表达，IL-12 受体、IL-23 受体、IFN-γ 受体及 STAT1 基因缺陷，抗分枝杆菌免疫功能受损。

二、适应性免疫应答缺陷

适应性免疫应答包括 B 细胞介导的体液免疫应答及 T 细胞介导的细胞免疫应答，临床上常见 B 细胞发育及功能障碍介导的体液免疫应答缺陷、T 细胞发育与功能缺陷介导的细胞免疫及体液免疫联合免疫缺陷（T⁻B⁺CID）及 T 细胞与 B 细胞联合缺陷导致的重症联合免疫缺陷（T⁻B⁻SCID）。

（一）原发性 B 细胞缺乏症

临床上发现，多种参与 B 细胞发育成熟及促进 B 细胞功能的基因缺陷可导致免疫缺陷性疾病。

1. **无丙种球蛋白血症**　X 连锁无丙种球蛋白血症（X-linked agammaglobulinemia，XLA）也称 Bruton 病，是由 X 染色体上 Bruton 酪氨酸激酶（BTK）基因突变导致的。BTK 是早期发育 B 细胞受体传递信号的 Tec 激酶家族的成员，可促进前 B 细胞（pre B）进一步分化。在正常人体内，B 细胞发育到 pre B 阶段，首先经历 Ig μ 链重排及表达并与替代 Ig 轻链 λ5 及 VpreB 组成 pre BCR 细胞受体，进而通过 BTK 传递信号，触发 B 细胞的进一步发育。缺乏 Btk 导致了 B 细胞发育停滞在 pre B 阶段，引起选择性体液免疫缺陷病，患者淋巴结中几乎没有淋巴滤泡或浆细胞。Bruton 病儿童反复感染化脓性细菌，如金黄色葡萄球菌、化脓性链球菌和肺炎链球菌、脑膜炎奈瑟菌、流感嗜血杆菌等。

2. **普通变异型免疫缺陷病**（common variant immunodeficiency disease，CVID） CVID 是一种常见的低丙种球蛋白血症，其病因及遗传方式尚不清楚。患者血清 Ig 含量普遍降低。绝大多数 CVID 患者血清 IgG 含量不超过 0.3g/L，血清 IgM 和 IgA 水平也甚低，患者对各种抗原刺激缺乏体液免疫应答。但尚无合理解释的是，多数 CVID 患者外周血 B 细胞数目正常，少数病例 B 细胞减少。患者常表现为反复细菌性感染，如急性和慢性鼻窦炎、中耳炎、咽炎、气管炎和肺炎。病原菌为流感嗜血杆菌、链球菌、葡萄球菌等。

3. **抗体类别缺陷** 选择性 IgA 缺乏症是所有原发性免疫缺陷中最常见的疾病。表现为循环型 IgA 和分泌型 IgA 完全缺乏或水平降低，同时伴有 IgG2 水平降低，患者可出现黏膜部位反复感染。另一种抗体同种型缺陷的表现形式是 IgG、IgA 和/或 IgM 较低，通常与选择性 IgA 缺乏症患者发生在同一家族中。大多数患者缺陷的基因尚未完全确定。此外，还有一类由于 B 细胞类别转化障碍引起的高 IgM 血症，患者表现为 IgG、IgA 和 IgE 水平明显低下。这是因为 B 细胞上与 T 细胞相互作用的 CD40 分子缺陷，得不到 CD4⁺T 细胞上 CD40L 的信号辅助；或 B 细胞中介导抗体类别转换的活化诱导的胞苷脱氨酶（activation-induced cytidine deaminase，AID）基因突变造成的。

（二）原发性 T 细胞缺陷

T 细胞缺陷或功能低下的患者更容易受到机会性感染，由于 B 细胞功能在很大程度上依赖于 T 细胞，T 细胞缺乏也会同时导致细胞免疫及体液免疫联合免疫缺陷（T⁻B⁺CID），频繁出现感染、过敏、恶性肿瘤。此外，调节性 T 细胞（Treg）发挥重要的负向调控作用，维持机体的免疫稳态，Treg 及其功能缺陷也导致自身免疫病及炎症性疾病的发生。

1. **胸腺发育缺陷** DiGeorge 综合征是临床上典型的由胸腺发育异常引起的免疫缺陷病，TBX1 是参与胚胎发育和胸腺发育的重要转录因子，编码 TBX1 基因位于 22 号染色体长臂 11.2 区域。DiGeorge 综合征是由于 22 号染色体长臂 11.2 区域缺失、胸腺未能从第三和第四咽弓正常发育导致的。DiGeorge 综合征儿童除了胸腺缺如，还常常伴有甲状旁腺功能与智力低下、面部异常并伴有严重的心血管异常。尽管 B 细胞正常，但由于 T 细胞无法发育，细胞免疫应答及体液免疫应答均缺陷。一般来说，胸腺完全缺失是非常罕见的，部分 DiGeorge 综合征相对常见。

2. **胸腺上皮细胞 MHC 分子表达缺陷** MHC 分子是 T 细胞识别抗原及获得第一活化信号所必需的，MHC 分子缺陷会导致 T 细胞功能缺陷。临床上有一类被称为"裸淋巴细胞综合征"的患者，是由于控制 MHCⅡ类基因表达的转录因子突变导致 MHCⅡ类分子缺陷。例如编码Ⅱ类反式激活剂（CⅡTA）分子的基因突变，导致胸腺上皮细胞上 MHCⅡ类分子表达较低，阻碍了 CD4⁺T 细胞的阳性选择，患儿在遇到病原体感染后不能诱导产生细胞免疫及体液免疫应答。患者常在出生后第一年内发生复发性支气管肺泡感染和慢性腹泻，平均 4 岁时死于严重病毒感染。此外，TAP1、TAP2 或 tapasin 基因突变也会导致 MHCⅠ类分子缺陷，进而导致 CD8⁺T 细胞功能缺陷。

3. **TCR-CD3 复合体相关基因突变导致 T 细胞活化缺陷** TCR-CD3 复合体包括 TCR 分子及 CD3 复合体，TCR-CD3 复合体负责 T 细胞发育过程中及成熟 T 细胞的抗原识别及信号转导。现已发现，CD3 复合体中 CD3δ、CD3ε 或 CD3ζ 链突变的个体存在前 TCR（pre TCR）信号转导障碍，T 细胞不能分化为双阳性阶段胸腺细胞。CD3 复合物 γ 链突变也是一类罕见的 T 细胞功能缺陷病，患者循环 T 细胞水平正常，但细胞表面 TCR 表达减少，患者对病毒感染的抵抗能力低下。

4. **细胞因子受体缺陷导致 T 细胞发育缺陷** 细胞因子受体缺陷也会导致 T 细胞发育和功能缺陷。其中编码白细胞介素 IL-2、IL-4、IL-7、IL-9、IL-15 和 IL-21 受体的共同 γ（γc）链的 IL2RG 基因发生突变导致的 T 细胞发育完全停滞，引起细胞与体液免疫严重缺陷（T⁻B⁺SCID），这类缺陷大约占 SCID 患者的 40%。尽管 IL-2Rα（CD25）缺陷同样阻断效应 T 细胞的发育和功能，并导致免疫缺陷和感染增加，但由于 IL-2Rα 在 Treg 上也存在缺陷，其导致的多器官自身免疫病常常掩盖了效应 T 细胞缺陷。此外，IL-7R 对淋巴细胞分化至关重要，IL-7Rα 链或转导 γc 信号的 JAK3 的突变也会导致 T⁻B⁺SCID。

5. T 细胞 CD40L 基因突变导致高 IgM 综合征 B 细胞缺失 CD40 或 AID 基因突变可导致高 IgM 综合征（high IgM syndrome,HIGM），而 T 细胞 CD40L 缺陷也可以导致 HIGM,其中一类 HIGM 是由于 X 染色体上 CD40L 基因突变所致,故又称 X 连锁高 IgM 综合征。这种疾病的特点是反复发生细菌感染,IgG、IgA 和 IgE 水平极低或缺失。其发病机制是由于患有 X 连锁型疾病 CD40L 突变导致 B 细胞的 CD40 接受不到 CD40L 刺激信号,使得 B 细胞不能发生抗体类别转换。

（三）T/B 细胞联合缺失导致的严重 T/B 联合免疫缺陷（T⁻B⁻SCID）

SCID 是最严重的原发性免疫缺陷,包括 T⁻B⁺SCID（如前所述）及 T⁻B⁻SCID 两大类,涉及 20 多种疾病。其中 T⁻B⁻SCID 为 T 细胞与 B 细胞联合缺失,表现为 T 细胞、B 细胞及各类 Ig 严重缺乏,易发生致死性感染。主要涉及腺苷脱氨酶（adenosine deaminase,ADA）缺陷、嘌呤核苷磷酸化酶（purine nucleoside phosphorylase,PNP）缺陷以及 TCR 及 BCR 基因重排机制缺陷。

1. ADA 缺陷 ADA 缺陷为常染色体隐性遗传导致的严重免疫缺陷。哺乳动物细胞中 ADA 可催化腺苷酸和脱氧腺苷酸的脱氨基作用,ADA 缺乏可导致细胞中腺苷酸、脱氧腺苷酸、脱氧腺苷三磷酸（dATP）以及 S-腺苷同型半胱氨酸浓度的增加和 ATP 的耗尽。dATP 对正在分裂的淋巴细胞有高度选择性毒性,它通过抑制核糖核酸还原酶和转甲基反应,阻滞 DNA 的合成。ADA 在淋巴组织浓度较高,故 ADA 缺陷导致成熟 T、B 淋巴细胞的严重不足,引发 SCID。通常导致婴儿出生几个月后死亡。患者的症状可因注射 ADA 得到一定程度的缓解,通过移植相合的正常造血干细胞得到纠正（图 17-4）。

2. PNP 缺陷 PNP 催化肌苷和鸟苷分别转化为次黄嘌呤和鸟嘌呤,该酶缺乏会导致有毒前体在 T 细胞积累,对发育中的 T 细胞的影响比 B 细胞更严重,也是 SCID 的一种罕见形式（图 17-4）。

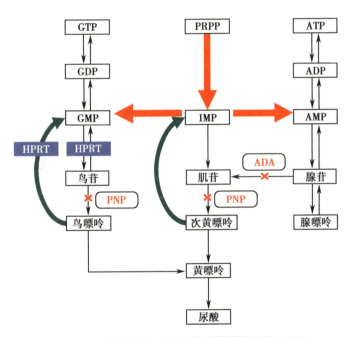

图 17-4 嘌呤补救合成途径的遗传缺陷导致 SCID

90% 以上的嘌呤都来源于补救合成途径。腺苷脱氨酶（ADA）或嘌呤核苷磷酸化酶（PNP）的遗传性缺陷会导致严重的联合免疫缺陷症,因为嘌呤补救合成途径中间产物的积累会对发育中的 B 细胞和 T 细胞产生毒性。PRPP,磷酸核糖焦磷酸。

3. TCR 及 BCR 基因重排机制缺陷

（1）重组活化基因（RAG1/RAG2）突变:重组酶 RAG1 和 RAG2 特异性介导 TCR 及 BCR 基因重排。重组酶突变不能催化 TCR 及 BCR 基因双链断裂,导致 TCR 及 BCR 基因座不能发生重排,不能产生成熟 T 细胞及 B 细胞。Omenn 综合征是一种罕见的常染色体隐性遗传病,Omenn 综合征就是由 RAG1 或 RAG2 基因突变导致 V(D)J 重排过程异常引起的,表现为早期即可出现表皮剥脱的红皮病、长期腹泻、淋巴结病、肝脾肿大,以及反复严重的感染,实验室检查示患儿外周血中的 B 淋巴细胞非常少甚至缺失,嗜酸性粒细胞增多,血清 IgE 水平升高。Omenn 综合征的患儿若不及时进行免疫重建,多数死于 1 岁以内。Omenn 综合征有效的治疗方式是造血干细胞移植。

（2）非同源末端连接（NHEJ）相关的基因突变:V(D)J 重排过程需要通过非同源末端连接(non-homologous end joining,NHEJ)途径进行连接,NHEJ 途径至少涉及 7 个主要成员的协同作用,如 DNA-PKcs、KU70/KU80、Artemis、XRCC4、DNA 连接酶Ⅳ、XLF 等。NHEJ 蛋白的任一成员缺陷或失活均表现为 DNA 双链断裂(DSBs)修复缺陷,导致染色体缺失、变异,最终发生细胞死亡。如 DNA-PKcs 突变或缺陷会导致人类放射敏感性严重联合免疫缺陷(radiosensitivity-SCID,RS-SCID)综合征,表现为由 V(D)J 重组障碍所致的免疫功能缺陷及对离子射线的高度敏感。实验室常用的 SCID 小鼠的遗传背景即为 DNA-PKcs 突变。

(四) 淋巴细胞发育障碍导致 T/B/NK 联合缺陷（T⁻B⁻NK⁻SCID）

ADA、γc 及 JAK-3 是 T 细胞、B 细胞及 NK 细胞早期发育所必需的,如果其中任一基因突变或缺失都会导致所有淋巴细胞发育缺陷。

三、单基因或多基因突变导致固有免疫与适应性免疫联合缺陷

(一) 细胞骨架相关蛋白突变

Wiskott-Aldrich 综合征蛋白(WASp)是重要的细胞骨架蛋白,通过 GTPase Cdc42 和调节肌动蛋白聚合的 Arp2/3(肌动蛋白相关蛋白)复合物与肌动蛋白物理聚集,促进细胞骨架形成及细胞迁移。WASp 缺陷代表性疾病为血小板减少症伴湿疹和免疫缺陷综合征(Wiskott-Aldrich 综合征),患者表现为多种免疫细胞运动受到明显抑制。

(二) ATM 激酶基因突变或缺失

ATM 激酶是造血干细胞自我更新所必需的,ATM 激酶基因突变或缺失可造成全血细胞减少。共济失调毛细血管扩张症(ataxia telangiectasia,AT)是一种染色体断裂综合征,是常染色体隐性遗传性儿童疾病,其特征是进行性小脑共济失调伴浦肯野细胞变性,患者常有体液免疫和细胞免疫功能低下,特别是缺乏分泌型 IgA,易反复发生呼吸道感染,并易发生恶性肿瘤,主要为恶性淋巴瘤、淋巴细胞性白血病等。

(三) DOCK8 基因突变(高 IgE 综合征)

胞质分裂因子 8(dedicator of cytokinesis 8,DOCK8)是非典型鸟嘌呤交换因子,在调控细胞骨架(主要是微丝)重排过程中发挥重要调控作用。DOCK8 在免疫细胞中高表达,其功能为促进免疫细胞迁移、增殖、吞噬及免疫突触形成等。临床上发现有一类 DOCK8 免疫缺陷综合征表现为多种免疫细胞联合缺陷。此外,DOCK8 免疫缺陷综合征的特征在于高 IgE 血症,故该病也被称为高 IgE 综合征。但导致高 IgE 血症的机制尚不清楚。

(四) 单基因骨髓衰竭综合征

单基因骨髓衰竭综合征的临床特点为全血细胞减少、先天性畸形及易患肿瘤,多数还表现为反复感染、T 细胞、B 细胞或 NK 细胞数量异常或功能缺陷、低免疫球蛋白血症等典型 PID 表现。

1. **范科尼贫血** 范科尼贫血(Fanconi anemia,FA)是一种罕见的遗传综合征,主要与染色体不稳定性有关,先天性畸形和智力发育障碍占 FA 患者临床表现的 70%,贫血是 FA 患者的重要临床特征之一,早期表现为单系或全血细胞减少、巨细胞贫血和胎儿血红蛋白增高;以后逐渐出现骨髓增生低下,多以巨核细胞减少最明显;疾病晚期,约 90% 的 FA 患者可死于骨髓衰竭。但有约 30% 以上的患者缺乏上述典型症状,易造成诊断的延误。此外,FA 患者可能发生的继发性肿瘤包括恶性血

液肿瘤和实体瘤。如急性髓细胞白血病、急性淋巴细胞白血病和淋巴瘤等血液系统肿瘤及多种实体瘤。

2. **先天性角化不良** 先天性角化不良（dyskeratosis congenita, DKC）伴骨髓衰竭和端粒功能失调，多种与端粒功能相关的基因突变或 TP53 基因突变均导致不同 DKC 疾病表型，表现为端粒缩短、指甲营养不良、皮肤白斑及网状色素斑等。严重者亦可出现骨髓衰竭、全血细胞减少、生长发育迟缓、肺纤维化、肝硬化、内分泌及生殖系统异常、小头畸形和/或神经发育迟滞。

第二节 | 获得性免疫缺陷病

获得性免疫缺陷病（acquired immunodeficiency disease, AID）是因感染、肿瘤、理化等因素导致暂时或永久性免疫功能受损，人群发病率较高，各年龄组人群均可发病。

一、诱发获得性免疫缺陷病的因素

1. **感染因素** 许多病原微生物包括病毒、细菌及真菌等感染常引起机体防御功能低下，使病情迁延且易合并其他病原体感染。如先天性风疹综合征的患儿，伴有 T、B 细胞免疫缺陷和血 IgG、IgA 明显降低；其中 HIV 感染引起的艾滋病是最具代表性疾病。

2. **恶性肿瘤** 恶性肿瘤通过重重的免疫逃逸机制来维持自身的生存，其可通过减少 MHC 分子表达、分泌免疫抑制因子、表达 PD-L1 等免疫检查点分子抑制 T 细胞及 NK 细胞的杀伤，以及诱导免疫抑制性细胞等机制使免疫系统功能缺陷。尤其是免疫系统肿瘤如霍奇金淋巴瘤、各类急慢性白血病以及骨髓瘤等，更易发生化脓性细菌感染，并伴有细胞免疫缺陷。

3. **放射线和药物** 大剂量放射线及化疗药物应用会导致免疫缺陷，使机会性感染和肿瘤的发病率增加。糖皮质激素是常见的免疫抑制剂，可抑制多种免疫细胞的功能，引起暂时性外周淋巴细胞（T 细胞）显著减少，但停药 6 个月内免疫功能可恢复至正常。环磷酰胺、硫唑嘌呤、甲氨蝶呤及环孢素是常用的细胞毒性药物，可使多种免疫细胞功能受损。

4. **营养不良** 营养不良常导致继发性免疫缺陷病。蛋白质营养缺乏，维生素 A、B_6、B_{12} 及叶酸缺乏显著抑制 T、B 细胞功能；维生素 B_1 及 B_2 缺乏影响 B 细胞功能；锌、铁及硒缺乏影响 T 细胞功能；维生素 B_{12}、B_6、铁及铜缺乏则抑制中性粒细胞和巨噬细胞功能。

二、获得性免疫缺陷综合征（艾滋病）

获得性免疫缺陷综合征（acquired immunodeficiency syndrome, AIDS）即艾滋病，是一种因人类免疫缺陷病毒（human immunodeficiency virus, HIV）感染并破坏机体 $CD4^+T$ 细胞，引起细胞免疫严重缺陷，导致以机会性感染、恶性肿瘤和神经系统病变为特征的临床综合征，其病死率极高。艾滋病防控仍面临严峻挑战。

（一）HIV 的致病机制

1. **HIV 感染免疫细胞的机制** HIV 主要侵犯宿主的 $CD4^+$ 细胞（T 细胞、单核/巨噬细胞、DC 和神经胶质细胞等）。HIV 通过其外膜糖蛋白 gp120 与靶细胞膜表面 CD4 分子结合，导致病毒膜蛋白变构，暴露新的位点与靶细胞膜表面的趋化因子受体 CXCR4（T 细胞）或 CCR5（巨噬细胞或 DC）结合，导致 gp120 构象改变，暴露出被其掩盖的 gp41。gp41 的 N 末端疏水序列（融合肽）直接插入靶细胞膜，介导病毒包膜与细胞膜融合，使病毒核衣壳进入靶细胞。

2. **HIV 损伤免疫细胞的机制** HIV 在靶细胞内复制，可通过直接或间接途径损伤免疫细胞。$CD4^+T$ 细胞是 HIV 在体内感染的主要靶细胞，AIDS 患者体内 $CD4^+T$ 细胞数量减少。HIV 感染并损伤 $CD4^+T$ 细胞通过以下三种机制。

（1）HIV 直接杀伤靶细胞：病毒颗粒以出芽方式从细胞释放，引起细胞膜损伤；抑制细胞膜磷脂合成,影响细胞膜功能;HIV 感染导致 CD4$^+$T 细胞融合形成多核巨细胞,加速细胞死亡。

(2)HIV 间接杀伤靶细胞:HIV 诱导感染细胞产生细胞毒性细胞因子(旁观者效应),损伤 CD4$^+$T 细胞;HIV 诱导特异性 CTL 或抗体,通过细胞毒作用或 ADCC 效应杀伤 HIV 感染的 CD4$^+$T 细胞。

(3)HIV 直接诱导细胞凋亡:HIV 感染 DC 表面的 gp120 可与 T 细胞表面 CD4 分子交联,导致胞内 Ca^{2+} 升高,引起细胞凋亡;gp120 与 CD4 分子交联,促使靶细胞表达 Fas,通过 Fas/FasL 途径诱导凋亡。

HIV 感染也导致其他免疫细胞功能紊乱和功能低下。如 HIV 的 gp41 羧基末端肽能诱导多克隆 B 细胞激活,导致高丙种球蛋白血症并产生多种自身抗体,但由于 B 细胞功能紊乱和 Th 细胞功能缺陷,患者抗体应答能力下降;HIV 感染单核/巨噬细胞可损伤其黏附和杀菌功能;HIV 感染还会使组织和外周血 DC 数目大幅减少。然而,HIV 感染后 NK 细胞数目并不减少,但其分泌 IL-2、IL-12 等细胞因子的能力下降,使其细胞毒活性下降。

3. HIV 逃逸免疫攻击的机制　HIV 感染机体后,可通过不同机制逃避免疫识别和攻击,以利于病毒在体内长期存活。

(1)表位变异与免疫逃逸:HIV 抗原表位可频繁发生变异,从而干扰 CTL 识别,产生免疫逃逸的病毒株。同样,HIV 抗原表位氨基酸的改变使其逃避中和抗体的作用。

(2)DC 与免疫逃逸:DC 表面的 DC-SIGN(dendritic cell-specific intercellular adhesion molecule-3 grabbing non-integrin)作为模式识别受体以高亲和力结合 HIV 的 gp120,使 DC 内吞病毒颗粒并储存于细胞内,从而使 HIV 免于失活。在适当条件下,DC 可直接或间接将病毒颗粒传递给 CD4$^+$T 细胞,从而提高病毒感染率。DC-SIGN 在 HIV 性传播中起着决定性的作用。

(3)潜伏感染与免疫逃逸:HIV 感染细胞后也可进入潜伏状态。潜伏感染细胞表面并不表达 HIV 蛋白,有利于逃避机体免疫识别和攻击。

(二)HIV 诱导的机体免疫应答

HIV 感染机体后,进行性破坏机体免疫系统(尤其是细胞免疫),但在病程不同阶段,机体免疫系统可通过不同应答机制阻止病毒复制。

1. 体液免疫应答　HIV 感染后机体可产生不同的抗病毒抗体。

(1)中和抗体:HIV 的中和抗体一般靶向病毒包膜蛋白,可阻断病毒向淋巴器官播散。但由于 HIV 能诱发中和抗体的抗原表位常被遮蔽,故体内中和抗体的效价一般较低。

(2)抗 p24 壳蛋白抗体:CD4$^+$T 细胞数量下降及出现艾滋病症状常伴随抗 p24 抗体消失,但尚不清楚该抗体是否对机体具有保护作用。

(3)抗 gp120 和抗 gp41 抗体:主要为 IgG,通过 ADCC 效应而损伤感染细胞。

2. 细胞免疫应答　机体主要通过细胞免疫应答阻遏 HIV 感染。

(1)CD8$^+$T 细胞应答:HIV 感染早期,可刺激机体产生特异性激活 CD8$^+$T 细胞,杀伤 HIV 感染的靶细胞,其细胞毒效应和血浆病毒水平与病程及预后相关。但在疾病晚期,随着 CD4$^+$T 细胞大幅度减少,AIDS 患者出现细胞免疫及体液免疫联合缺陷。

(2)CD4$^+$T 细胞应答:在无症状期,AIDS 患者外周血淋巴细胞以分泌 IL-2、IFN-γ 为主,提示 Th1 型细胞免疫对宿主有保护作用。但疾病中晚期,随着 CD4$^+$T 细胞减少,导致体液免疫和细胞免疫联合缺陷。

(三)临床分期及免疫学特征

HIV 感染的整个临床过程分为急性期、潜伏期和 AIDS 发病期。HIV 感染不同时期具有不同的临床特点及免疫学特征。

1. 急性期　感染 HIV 后约 3～6 周,多数患者无明显症状或仅表现为流感样症状,此时血液病毒水平很高,且 CD4+T 细胞数量有一定降低但很快恢复正常。急性期血浆可检出抗病毒外膜蛋白 gp41、gp120 和抗 p24 的抗体,并可检出 p24 特异 CTL。这些特异性免疫应答对急性期清除 HIV 病毒有重要意义。

2. 潜伏期　即急性期恢复后无任何临床表现的阶段,一般持续 6 个月至几年。患者在潜伏期内通常无症状或仅有轻微感染。潜伏期的免疫系统逐渐衰竭受损,表现为:①CD4+T 细胞数目稳定下降,而 CD8+T 细胞数目相对不变,CD4/CD8 比值降低甚至倒置(<1);②外周淋巴组织含大量 CD4+T 细胞、巨噬细胞和 FDC,成为 HIV 持续复制的场所,并促进病情进展,淋巴组织中 CD4+T 细胞遭破坏,不能有效补充外周血 CD4+T 细胞;③CD4+T 细胞数目不断减少,淋巴组织逐渐破坏。

3. AIDS 发病期　首先出现 AIDS 相关症候群(AIDS related complex,ARC),表现为发热、盗汗、消瘦、腹泻和全身淋巴结肿大等。此期 CD4+T 细胞持续下降,免疫功能极度衰退。进一步发展为 AIDS 的终末期,此时血液中 CD4+T 细胞绝对数低于 200 个/μl,病毒载量急剧上升,患者出现广泛机会性感染、肿瘤、恶病质、肾衰竭及中枢神经系统变性等并发症。机会性感染是 AIDS 患者死亡的主要原因(图 17-5)。

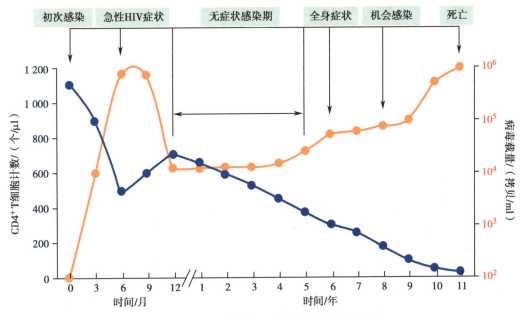

图 17-5　AIDS 病程及 CD4+T 细胞严重缺陷
蓝线表示 CD4+T 细胞数目变化;橙线表示 AIDS 患者病毒载量。

第三节 ｜ 免疫缺陷病诊断与防治

一、免疫缺陷病诊断

(一)原发性免疫缺陷病诊断

1. 免疫球蛋白缺陷　①可以通过定量来评估:<0.2g/L 的水平表明抗体缺乏;②天然抗体产生能力:可以通过筛选年龄大于 6 个月的个体血清中细菌多糖的 IgM 天然抗体,或用 A 和 B 等血凝素作为抗原检测非 AB 血型的 A 和 B 血型的天然 IgM 抗体水平;③获得性抗体产生能力:接种破伤风类毒素、白喉类毒素、B 型流感嗜血杆菌和其他亚单位或灭活疫苗(但不接种减毒活疫苗)后,可以测量特异性 IgG 抗体反应;④检测 B 细胞的数量:用 CD19、CD20 和 CD22 作为 B 细胞的标志物,分析 B 细胞的数量。

2. **T细胞缺陷症** ①T细胞的计数：最容易通过流式细胞术实现（使用CD3、CD4和CD8单克隆抗体）。②功能检测：患者对结核菌素、念珠菌和腮腺炎病毒等抗原反应的皮肤测试；T细胞受体切除环（TRECs）来自TCR基因重组，可以通过聚合酶链式反应（PCR）分析该环状DNA分子；外周血单个核细胞对凝集素（T细胞有丝分裂原）的反应性是T淋巴细胞反应性的良好指标。此外，单向混合淋巴细胞反应、用抗CD3及抗CD28抗体刺激等也可用于检测T细胞的活化能力。

3. **中性粒细胞及巨噬细胞** ①呼吸爆发：慢性肉芽肿性疾病患者的中性粒细胞中没有氧化/呼吸爆发。可以用二氢罗丹明123（DHR 123）和过氧化氢酶孵育白细胞，再用佛波醇12-肉豆蔻酸13-乙酸酯（PMA）激活；然后使用流式细胞术检测中性粒细胞将DHR 123氧化为罗丹明的能力。②趋化能力：用趋化检测小室分析中性粒细胞对趋化因子的反应能力。

4. **NK细胞活性检测** 用流式细胞术方法分析NK细胞的比例；体外培养分析细胞因子分泌能力；与靶细胞共培养分析NK细胞的杀伤能力。

5. **免疫分子水平** 用酶联免疫吸附试验（enzyme linked immunosorbent assay，ELISA）或放射免疫等方法检测补体及细胞因子水平；用流式细胞术检测细胞膜分子表达水平。

6. **基因检测** 上述原发性免疫缺陷，均可通过相关基因突变的基因检测来确诊。

(二) 获得性免疫缺陷病诊断(主要针对AIDS诊断)

AIDS的免疫学诊断方法主要包括检测病毒抗原、抗病毒抗体、病毒核酸、免疫细胞数目和功能等指标的检测。

1. **核心抗原p24检测** HIV的核心抗原p24出现于急性感染期和AIDS晚期，可作为早期或晚期病毒量的间接指标。在潜伏期，该抗原检测常为阴性。

2. **抗HIV抗体检测** 用于AIDS诊断、感染者血液筛查及监测等。

3. **$CD4^+$和$CD8^+$T细胞计数** $CD4^+$T细胞和$CD8^+$T细胞的数量可评价HIV感染者免疫状况，辅助临床进行疾病分期、疾病进展评估、预后判断、抗病毒治疗适应证选择及疗效评价。如当$CD4^+$T细胞<200个/μl时，应给予抗肺孢子菌肺炎的预防性治疗。

4. **HIV核酸定性或定量检测** HIV核酸检测可用于疾病早期诊断、疑难样本的辅助诊断、HIV遗传变异监测及耐药性监测、病程监控及预测和指导抗病毒治疗及疗效判定。

二、免疫缺陷病治疗

(一) 原发性免疫缺陷病治疗

一旦诊断原发性免疫缺陷病，抗生素和抗真菌药物的早期干预至关重要，可以选择长期低剂量的预防性抗菌药物，以防止反复感染和随后的并发症。

1. **造血干细胞移植** 骨髓、脐带血或成人外周血造血干细胞移植是首选治疗方法，恢复和重建各种原发性免疫缺陷病患者的免疫系统，可用于治疗SCID、慢性肉芽肿病、白细胞黏附缺陷、Chediak-Higashi综合征和Wiskott-Aldrich综合征等。

2. **补充缺失的酶** 如缺失ADA时，可以通过每周肌内注射与聚乙二醇偶联的牛ADA来代替；可显著提高ADA的生物半衰期，将其从游离酶的几分钟提高到偶联物的48~72小时。

3. **补充Ig** 体液(抗体)免疫的缺陷可以通过每3~4周静脉注射一次人免疫球蛋白（IVIG）来弥补。

4. **补充细胞因子** G-CSF可提高中性粒细胞减少症患者的中性粒细胞数量；IFN-γ可刺激慢性肉芽肿病患者的吞噬细胞，IL-2可刺激联合免疫缺陷患者的淋巴细胞。

5. **基因治疗** 理想的治疗方法是纠正基因缺陷。如将正常ADA基因插入逆转录病毒载体，然后将ADA基因转入患者的$CD34^+$造血干细胞中，已经使一些患者获益。最近，这种方法被用于治疗γc细胞因子受体缺陷的SCID患者，也取得了持续的临床改善。基因治疗在多种类型的PID患者都显示了很好的潜质,如 Wiskott-Aldrich 综合征、X 连锁慢性肉芽肿病患者。

(二)获得性免疫缺陷病的防治

1. **HIV 疫苗**　尽管很多传染病都可开发出有效的疫苗,但不幸的是,HIV-1 疫苗的开发却面临巨大挑战,尚无有效的疫苗。其原因包括病毒的不断变异及宿主免疫细胞受损,尤其是 CD4⁺T 细胞严重缺陷难以产生对疫苗的免疫记忆。

2. **HIV 治疗**　病毒生命周期中的许多步骤都是药物的潜在靶点,包括 HIV 与细胞膜受体结合、与细胞膜融合、病毒 RNA 逆转录及病毒 cDNA 与宿主 DNA 整合、转录、组装和成熟。针对以上四个步骤的五类药物正在临床使用。第一类抗逆转录病毒药物是核苷/核苷酸逆转录抑制剂。第二类药物是非核苷/核苷酸逆转录抑制剂,其变构结合到远离底物结合位点的位点。第三类是病毒蛋白酶抑制剂,抑制 Gag 和 Pol 多蛋白的切割。第四类是融合抑制剂,恩夫韦肽于 2003 年获得美国 FDA 批准,它是一种与 gp41 结合以抑制融合的肽。第五类是整合酶抑制剂,于 2007 年在美国获得批准。

由于单独使用时所有抗 HIV 药物的耐药性发生相对较快,因此,抗逆转录病毒疗法(ART)通常是不同机制的药物组合给药(鸡尾酒疗法),并已被证明在管理感染者的病毒水平方面非常有效。在治疗的前 2 周,血浆病毒载量迅速下降;在 2 周结束时,病毒血浆水平下降超过 95%,这意味着感染的 CD4⁺T 细胞几乎完全丧失。随着 HIV 复制和感染得到控制,外周血 CD4⁺T 细胞计数也随之增加。总之,鸡尾酒疗法在遏制 HIV 在感染者中的复制以及减缓或阻断艾滋病的发展方面取得了巨大进展。临床研究表明,每天口服替诺福韦或替诺福韦和恩曲他滨的组合可以大大减少高危人群的感染(图 17-6)。

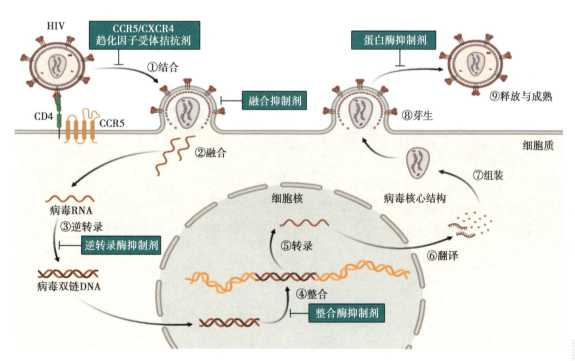

图 17-6　HIV 感染细胞后的生命周期及药物可干预的关键节点
①HIV 首先与 CD4 结合,进而与辅助受体(趋化因子受体)结合,此阶段可用趋化因子受体拮抗剂干预;②HIV 与细胞膜融合,此阶段可用融合抑制剂干预;③病毒 RNA 的基因组逆转录为双链 DNA,此阶段可用逆转录酶抑制剂干预;④病毒双链 DNA 整合到宿主基因组中,此阶段可用整合酶抑制剂干预;⑤病毒基因转录;⑥病毒转录本翻译和多肽切割;⑦组装成病毒核心结构;⑧芽生,此阶段可用蛋白酶抑制剂干预病毒颗粒释放;⑨病毒释放与成熟。

本章思维导图

本章目标测试

思考题

1. 哪些基因缺陷可导致重症联合免疫缺陷？

2. 哪些基因缺陷可导致高IgM血症？

3. 常见的T细胞缺陷病有哪些？

4. HIV感染可损伤哪些免疫细胞？

（邱晓彦）

第三篇 免疫学应用篇

第十八章 | 免疫学检测和诊断技术

特异性好、效价高的抗体是免疫诊断的基础。1975 年英国科学家塞萨·米尔斯坦（César Milstein）和德国科学家乔治·吉恩·弗兰茨·克勒（Georges J. F. Köhler）发明了杂交瘤技术，自此，体外制备高特异性的抗体成为可能。用杂交瘤技术制备的单克隆抗体为临床疾病的诊断、治疗和预防提供了新工具，促进了免疫检测和诊断技术的迅速发展，堪称"20 世纪 70 年代生物医学方面最重要的一项方法论进展"。由于此项革命性的创新，1984 年他们与丹麦科学家尼尔斯·杰尼（Niels K. Jerne）一起获得了诺贝尔生理学或医学奖。随着现代免疫学、细胞生物学及分子生物学等相关学科的进展，免疫学检测技术不断发展，免疫学诊断方法日趋完善。

第一节 │ 基于抗原抗体反应的免疫学检测技术

一、经典的抗原抗体检测技术

抗原与抗体的特异性结合常以氢键、静电引力、范德瓦耳斯力和疏水键等非共价方式结合，结合不够稳定，易受抗体亲和力及外部环境因素（如温度、酸碱度和离子强度）的影响而解离。只有在抗原与抗体的浓度和比例适当的时候，形成的抗原-抗体复合物体积大、数量多，才会出现肉眼可见的反应。经典的抗原抗体检测技术有沉淀反应（precipitation reaction）和凝集反应（agglutination reaction），两者的区别如图 18-1 所示。

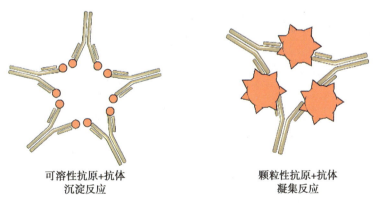

可溶性抗原+抗体　　　　　颗粒性抗原+抗体
沉淀反应　　　　　　　　　凝集反应

图 18-1　沉淀反应和凝集反应的区别

（一）沉淀反应

沉淀反应是指可溶性抗原与相应抗体结合后出现肉眼可见的沉淀物的现象，可分为液态内沉淀反应、凝胶内沉淀反应及免疫电泳技术。液态内沉淀反应有环状沉淀反应、絮状沉淀反应和免疫比浊法，前两者因灵敏性差已被免疫比浊法取代。凝胶内沉淀反应在半固体凝胶中进行，分为单向扩散和双向扩散试验等。免疫电泳技术有对流免疫电泳、火箭免疫电泳、免疫电泳、免疫固定电泳等多项技术。对流免疫电泳与火箭免疫电泳技术由于电渗的缘故已不推荐使用;免疫电泳所需扩散时间长,沉淀线的数目和分辨率受多因素影响,结果较难分析。临床常用免疫固定电泳技术,其分辨率强,灵敏度高,结果易于分析。以下介绍临床上应用的免疫比浊法和免疫固定电泳。

1. **免疫比浊法**　属于液态内沉淀反应,是将现代光学测量仪器与自动化分析检测系统相结合应用于沉淀反应,包括透射比浊和散射比浊,主要用于血液、体液中蛋白质的测定,如免疫球蛋白 IgG、IgA、IgM、κ 轻链、λ 轻链,补体 C3、C4,血浆蛋白、前白蛋白、巨球蛋白、血浆铜蓝蛋白、结合球蛋白、转铁蛋白,尿微量蛋白系列和半抗原(如某些激素、毒物和多种治疗性药物)。

2. **免疫固定电泳**　临床常用的免疫固定电泳是通过琼脂凝胶蛋白电泳对样本中的各种蛋白成分进行分离,再进行免疫沉淀显色分析。除了用于检测免疫球蛋白,还用于血清中 M 蛋白、尿液中本周蛋白、脑脊液中寡克隆蛋白的鉴定与分型。

(二) 凝集反应

凝集反应是指颗粒性抗原(如细菌、细胞以及吸附或包被在颗粒性载体上的可溶性抗原)与抗体结合出现肉眼可见的凝集团块的现象。凝集反应分为直接凝集反应(direct agglutination reaction)和间接凝集反应(indirect agglutination reaction)两种。

1. **直接凝集反应**　颗粒性抗原直接与相应的抗体结合出现凝集现象,常用于临床红细胞 ABO、Rh 血型鉴定及交叉配血。直接凝集反应可分为玻片法和试管法。玻片法简便快速,虽只能定性但仍是临床常用的血型鉴定初筛方法。试管法是交叉配型试验中最基础的实验方法之一,相比玻片法更加准确可靠。直接凝集反应的原理如图 18-2 所示。

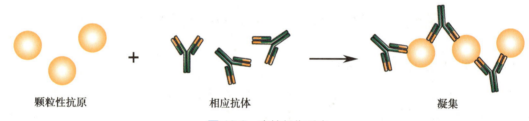

颗粒性抗原　　　　相应抗体　　　　　　凝集

图 18-2　直接凝集反应

2. **间接凝集反应**　将可溶性抗原或抗体先吸附在某些颗粒载体上,形成致敏颗粒,再与相应抗体或抗原进行反应出现凝集的现象,称为间接凝集反应。常见载体有红细胞、聚苯乙烯乳胶颗粒和活性炭颗粒等。临床乳胶凝集试验用于检测抗链球菌溶血素 O、类风湿因子;明胶颗粒凝集试验用于检测梅毒螺旋体抗体等。间接凝集反应的原理如图 18-3 所示。

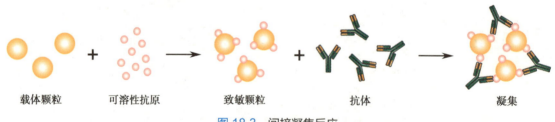

载体颗粒　　　可溶性抗原　　　致敏颗粒　　　　抗体　　　　凝集

图 18-3　间接凝集反应

二、免疫标记技术

免疫标记技术(immunolabeling technique)是将抗原抗体反应与标记技术相结合,将已知的抗体或抗原标记上示踪物质,通过检测标记物来测定抗原-抗体复合物的一类实验方法。常用的标记物有酶、荧光素、放射性核素、化学发光物质及胶体金等。免疫标记技术极大地提高了检测的灵敏度,结合光镜或电镜技术,还能观察抗原、抗体或抗原-抗体复合物在组织细胞内的分布和定位。还可利用生物素-亲和素系统（biotin-avidin system，BAS）放大抗原抗体反应信号。

（一）酶免疫测定

酶免疫测定（enzyme immunoassay，EIA）将抗原抗体反应的高度特异性与酶对底物的高效催化作用结合起来，用酶标记抗体或抗原，测定酶催化底物产生的有色物质的量来计算抗原或抗体的含量。用于标记的酶有辣根过氧化物酶（horseradish peroxidase，HRP）、碱性磷酸酶（alkaline phosphatase，AP）等。实验室常用的方法有酶联免疫吸附试验（enzyme linked immunosorbent assay，ELISA）、酶免疫组化技术（enzyme immunohistochemistry technique）、免疫印迹（immunoblotting）和酶联免疫斑点试验（enzyme-linked immunospot assay，ELISPOT 试验）。

1. **ELISA**　是最常用的 EIA，分为双抗体夹心法、直接法、间接法等。

（1）双抗体夹心法：可检测未知可溶性抗原，将已知抗体作为捕获抗体包被在固相表面，加入待检标本，标本中的可溶性抗原与固相上已知抗体结合，再加入已知的酶标抗体，加底物后，酶催化底物产生呈色反应，从而确定抗原含量。

（2）直接法：主要用于检测未知抗原，将抗原包被于固相载体，洗涤后加酶标抗体进行孵育，再加底物显色。

（3）间接法：常用于检测未知抗体，将抗原连接到固相载体上，待检抗体与之结合形成固相免疫复合物，再用酶标抗体与免疫复合物中的抗体结合，加底物显色来确定待检抗体含量。

ELISA 的种类及原理如图 18-4 所示。

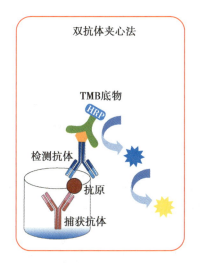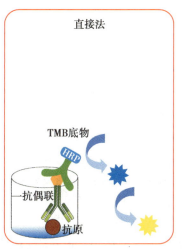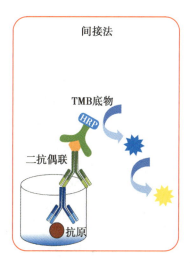

图 18-4　ELISA 的种类及原理
3,3′,5,5′-四甲基联苯胺（TMB）是辣根过氧化物酶的常用底物。

2. **酶免疫组化技术**　是应用酶标记的特异性抗体在组织（或细胞）原位通过抗原抗体反应和显色反应，对相应抗原进行定位、定性和半定量检测的技术。该技术具有免疫反应的特异性和组织化学的可见性，可在组织、细胞和亚细胞水平检测各种抗原物质。

3. **免疫印迹法**　又称蛋白质印迹法，即 Western blotting 法，为常规蛋白分析技术。可分析蛋白质和多肽纯度，测定其相对分子量。先利用十二烷基硫酸钠-聚丙烯酰胺凝胶电泳（sodium dodecylsulfate-polyacrylamide gel electrophoresis，SDS-PAGE）分离蛋白质，再将蛋白质转移到固相载体，利用抗原抗体的特异性反应原理分析复杂样品中的某种蛋白，具有高分辨率、高特异度和灵敏度，可对目的蛋白进行定性和半定量分析。

4. **ELISPOT 试验**　用于细胞因子或抗体分泌细胞的检测，是 T 细胞和 B 细胞功能检测的重要手段，具有较高的特异度，直观且可信度高。其原理是将被刺激（或激活）后的细胞，沉淀在已经包被了捕获抗体的培养板上，活化 T 细胞分泌的细胞因子或者 B 细胞产生的抗体能被细胞周围的捕获抗体捕捉，除去细胞后，加入抗细胞因子酶标抗体或者针对抗体的酶标二抗，酶催化底物即可显示结合

动画

在激活细胞周围的"斑点",通过计数斑点(数目及大小),并结合最初添加的细胞数量,计算出 T 细胞分泌特定细胞因子的频率或者分泌特定抗体的 B 细胞数量。ELISPOT 试验与双抗体夹心 ELISA 法有类似之处,因其可使用 BAS 系统扩大抗原抗体反应,比 ELISA 法具有更高的灵敏度。

(二) 免疫荧光技术

免疫荧光技术(immunofluorescence technique)又称荧光抗体技术,是用荧光素标记一抗或二抗,检测特异性抗原或抗体的方法。常用的荧光素有异硫氰酸荧光素(fluorescein isothiocyanate,FITC)和藻红蛋白(phycoerythrin,PE)等,这些物质在激发光作用下可发出荧光,前者发黄绿色荧光,后者发红色荧光。荧光素的研究发展很快,现有多种荧光素可供选择。荧光素激发波长主要有 375nm、405nm、488nm 和 633nm,常用荧光素的激发波长多为 488nm 和 633nm,如 488nm 激发光激发 FITC 产生黄绿色荧光,激发 PE 产生红色荧光。

免疫荧光标记方法可分直接荧光法和间接荧光法。直接荧光法是将荧光素标记的已知抗体直接进行细胞或组织染色测定未知抗原,用荧光显微镜、激光扫描共聚焦显微镜或流式细胞仪进行观察及测定。直接荧光法的缺点是要用不同的特异性荧光抗体检测不同的相应抗原。而间接荧光法是一抗与样本中的抗原结合后再与荧光素标记的二抗结合,相同的荧光素标记二抗可用于检测不同的抗原。免疫荧光技术可用于免疫细胞(组织)荧光、流式细胞术(flow cytometry)和液相抗体芯片技术(Luminex 技术)等。

动画

1. **流式细胞术**　即在流动的状态下,对悬液中单个细胞或细胞器、质点进行快速测量和自动分析的技术。它每秒能测量上千乃至上万个细胞,测量速度快,且能进行多参数测量。可分选的流式细胞仪还可以分选出指定特征的细胞亚群。正是因其特异性强,灵敏度高,速度快,可分析、可分选的特性,被广泛应用于免疫学研究和临床实践。

2. **液相抗体芯片技术**　是一种高通量的蛋白精确定量方法,利用 96 孔板或 384 孔板作为反应板,每个孔可同时检测多达 100 种分析物。其原理是采用带有颜色编码的聚苯乙烯微球或超顺磁微球,其表面包被针对目标物的特异性抗体,这些预包被的微球混合后与待检样本孵育,微球捕获到目标物后,经由多个生物素标记的特异性检测抗体混合物识别,再与链霉亲和素-荧光素结合后进行检测。

(三) 发光免疫分析

发光免疫分析(luminescence immunoassay,LIA)是将发光分析与免疫反应相结合,灵敏度和特异性好、分离简便、可实现自动化分析,检测范围非常广泛,蛋白质(如抗原、抗体)、激素、酶以及药物均可检测。常用化学发光试剂主要有直接化学发光剂(吖啶类、鲁米诺类闪光)、间接酶促化学发光剂(辣根过氧化物酶类、碱性磷酸酶类辉光)。电化学发光主要使用发光标记物三联吡啶钌。吖啶类化学发光物质分为两类,包括吖啶酯和吖啶磺酰胺,其量子产率高,在免疫测定、寡核苷酸标记等方面得到广泛应用;鲁米诺常用于酶活性检测、蛋白质定量和免疫分析等生物学实验中。临床应用较多的是全自动化学发光免疫分析仪、全自动微粒子化学发光免疫分析仪和全自动电化学发光免疫分析仪。

(四) 免疫胶体金技术

免疫胶体金技术(immunocolloidal gold technique)是用胶体金颗粒标记抗体或抗原以检测未知抗原或抗体的方法。氯金酸在还原剂的作用下,可聚合成特定大小的金颗粒,形成带负电的疏水胶溶液,因静电作用该溶液呈稳定的胶体状态,故称胶体金。在碱性条件下,胶体金颗粒表面负电荷与蛋白质的正电荷基团靠静电引力结合。胶体金电子密度高,颗粒聚集后呈红色,可用于标记多种大分子。早孕检测试剂盒是免疫胶体金技术的应用。

第二节 │ 现代生物学技术在免疫学检测及诊断中的应用

现代生物学技术如基因工程技术、蛋白质工程技术以及各种组学技术发展迅猛,有利于人们了解疾病发病机制,开展诊断和药物研发。

一、免疫细胞增殖的检测

细胞增殖是活细胞重要的生理功能之一,免疫细胞需要通过细胞增殖来达到并维持必要的体液免疫和细胞免疫应答水平。细胞增殖的检测方法较多,此处主要介绍代谢活性检测 CCK8 法和流式细胞术检测细胞增殖。

1. 细胞活力检测法　用于测定细胞增殖或毒性实验中活细胞数目,如常用的 CCK-8(Cell Counting Kit-8)比色检测法,灵敏度高、无放射性。其中的 WST-8〔2-(2-甲氧基-4-硝苯基)-3-(4-硝苯基)-5-(2,4-二磺基苯)-2H-四唑单钠盐〕在电子载体存在的情况下可被细胞内脱氢酶氧化还原后生成水溶性的橙黄色甲臜染料,能够溶解在组织培养基中,其生成的甲臜量与活细胞数量成正比。

2. 流式细胞术

(1)细胞示踪剂标记法:示踪剂可透过细胞膜进入细胞,并转化为荧光产物,此产物荧光信号稳定且在细胞中保留数天,可用于追踪细胞在体内或体外的增殖情况。染料不影响细胞形态、增殖能力、生物学特征及生理学特性,可与其他染料同时标记进行多色流式分析。

(2)EdU 细胞增殖流式细胞术检测法:细胞增殖必定伴随 DNA 合成,利用流式细胞术测定新 DNA 合成情况是一种精确分析单个细胞或细胞群细胞增殖情况的方法。5-乙炔基-2'-脱氧尿苷(EdU)是胸腺嘧啶核苷类似物,在细胞增殖合成新 DNA 时代替胸腺嘧啶(T)掺入正在复制的 DNA 分子,通过检测 EdU 标记便能准确地反映细胞的增殖情况。

二、免疫细胞死亡检测

免疫细胞在发育过程中通过细胞死亡的形式筛选出有利于机体防御和自稳功能的免疫细胞亚群;免疫应答完成后免疫细胞开始凋亡,避免持续免疫应答造成机体免疫损伤甚至引起免疫病理性疾病。因此细胞的增殖和凋亡是机体保证免疫应答精准实施,避免出现免疫损伤或免疫失调的重要机制。

(一)免疫相关的各种细胞死亡形式

细胞死亡形式复杂多样,除细胞凋亡(apoptosis)和自噬(autophagy)外,还存在细胞焦亡(pyroptosis)、铁死亡(ferroptosis)及 NETs 的形成过程(NETosis)等形式。免疫细胞常见的死亡形式是细胞凋亡,在免疫系统的发育(如免疫细胞的阳性选择和阴性选择)、免疫应答的过程(如细胞增殖后发生凋亡,CTL 引起靶细胞凋亡)等重要过程中起到关键作用。

细胞凋亡有外源性凋亡和内源性凋亡。外源性凋亡由膜受体介导,尤其是死亡受体,如细胞表面死亡受体 FAS(CD95)和 TNF 受体超家族成员肿瘤坏死因子受体 1(TNFR1)。线粒体外膜通透性改变引发内源性凋亡,导致线粒体蛋白(如细胞色素 C 等)释放,启动 caspase 的激活,过程受到 Bcl-2 家族的严格控制,包括促凋亡分子 BAK 等和抗凋亡分子如 Bcl-2 等。一般认为 caspase 家族中 CASP3、CASP6 和 CASP7 等分子在凋亡的通路中起重要作用。

(二)细胞死亡的检测方法

本书主要介绍检测细胞凋亡的方法,其他很多细胞死亡方式的检测,主要是检测其死亡通路上的蛋白质分子。

细胞凋亡的检测方法很多,包括:可用 HE 染色观察凋亡细胞形态;用透射电镜观察凋亡小体;检测 DNA 梯状条带(DNA ladder);荧光染色观察核固缩;TUNEL 染色计算凋亡细胞数目;免疫印迹检测凋亡分子 CASP3 等的活化或剪切的蛋白片段;流式细胞术检测 PI、7-AAD/annexin V 标记的死亡细胞。

1. TUNEL 法　细胞凋亡时基因组 DNA 发生断裂,暴露的 3'-OH 可以在末端脱氧核苷酸转移酶(terminal deoxynucleotidyl transferase,TdT)的催化下掺入荧光素标记的 dUTP,可通过荧光显微镜或流式细胞仪进行检测,这就是脱氧核苷酸末端转移酶介导的原位末端转移酶标记技术(TdT-mediated dUTP-biotin nick end labeling assay,TUNEL assay)检测细胞凋亡的原理。可用于石蜡包埋组织切片、冰冻组织切片、培养的细胞和从组织中分离细胞的细胞凋亡测定。

2. **流式细胞术** 正常细胞的磷脂酰丝氨酸（phosphatidylserine，PS）只分布在细胞膜脂质分子层的内侧，凋亡早期的细胞膜 PS 由脂膜内侧翻向外侧。膜联蛋白 V（annexin V）作为一种钙离子依赖性的磷脂结合蛋白，与 PS 有高度亲和性，为细胞早期凋亡的灵敏指标。碘化丙啶（propidium iodide，PI）和 7-氨基放线菌素 D（7-amino-actinomycin D，7-AAD）都是核酸染料，可透过凋亡细胞的细胞膜，与凋亡细胞的 DNA 结合，在激发光的激发下发出明亮的红色荧光，为中晚期凋亡的标记物，和膜联蛋白 V 联合使用区分早期和晚期凋亡细胞。

三、免疫组库分析

免疫组库（immune repertoire，IR）是指某个个体在任何特定时间点，其循环系统中所有功能多样性 B 淋巴细胞和 T 淋巴细胞的总和。分析免疫组库可全面评估机体的免疫状态。免疫组库高通量测序是通过多重 PCR 等方法扩增 TCR/BCR 全长或 CDR3 区序列（主要是 TCR 的 β 链或 BCR 的重链），再结合高通量测序技术，分析机体免疫组库的多样性及每种 T、B 细胞克隆的独特性序列组成和变化，明确疾病与 T、B 细胞克隆组成及变化之间的关系。

四、单细胞测序

单细胞测序技术可以测量不同类型的遗传物质，如单细胞的基因组、转录组或甲基组。单细胞基因组测序（single cell DNA sequencing，scDNA-seq）用于分析细胞群的基因组异质性。单细胞转录组测序即单细胞 RNA 测序（single cell RNA sequencing，scRNA-seq），是检测单细胞信使 RNA（messenger RNA，mRNA），帮助分析细胞亚群。单细胞 DNA 甲基组测序是检测胞嘧啶碳（通常是 C5）上的甲基化，检测的是表观遗传机制。单细胞测序程序一般分以下四步：从细胞群中分离出单细胞；提取、处理和扩增每个分离的细胞的遗传物质；制备包括分离细胞遗传物质的测序库；测序与分析。单细胞测序已成为免疫学研究的一把利器，促进免疫学发展。单个细胞层面的深入研究，能更好地解释免疫应答多样性，发现新的免疫细胞亚群，了解免疫细胞亚群的新功能。

五、时空组学技术

时空组学技术可以从时间和空间两个维度上，解析单个细胞的基因表达模式，对细胞生命活动的调控机制和生命发育中细胞谱系形成过程的基因和细胞变化过程进行超高精度解析，拥有亚细胞级的分辨率、高灵敏度、可观性，有利于探究复杂疾病发生、发展的分子变化机制，有助于绘制疾病时空图谱及疾病时空进展图。

在空间维度上，空间转录组技术可以获取单个细胞或一组细胞的转录组信息，同时保留细胞（或细胞组）在组织中的位置信息，更好地记录了细胞的转录异质性和空间坐标。空间转录组技术有两种方法：①基于成像的空间转录组学技术是通过显微镜对 mRNA 进行原位成像，同时区分不同 mRNA 种类，即原位杂交或原位测序；②基于测序的空间转录组学技术是从组织中提取 mRNA，同时保留空间信息，测序后对 mRNA 种类进行分析。

保存空间信息的常见方法是：通过直接捕获和记录位置（如通过显微切割和微流体技术），或通过将 mRNA 与芯片中的空间编码探针连接。空间转录组涉及的方法和技术有：①空间重构的计算策略；②基于激光捕获显微切割技术结合高通量分析；③基于图像的原位转录组学；④基于寡核苷酸的空间条形码和高通量结合。其过程主要包括：制备样品、分析和构建文库、测序、分析、可视化五个步骤。

在时间的维度上，时空组学技术可在短时间内系统地分析数百个不同阶段同一组织的连续切片中的空间转录组信息。

第三节 │ 免疫功能评价方法

科学家们正运用各种组学进行联合分析,绘制中国健康人群免疫全景图,了解人群集体抗病能力。医学生在未来的医疗实践中面对的将是患者个体,需全面、客观地了解患者的免疫功能。免疫相关疾病的诊断流程如图 18-5 所示。

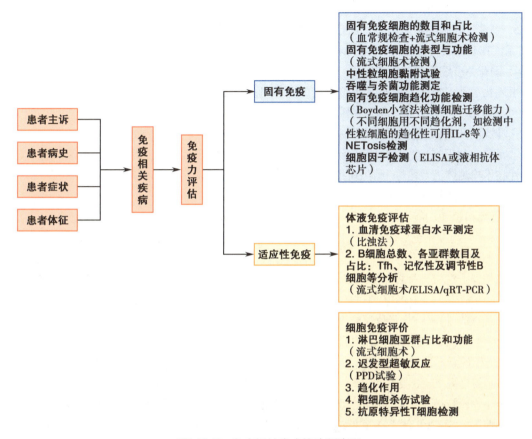

图 18-5　免疫相关疾病的诊断流程

用于机体免疫状态评估的样本,包括体液(如血液、唾液、尿液等)和免疫细胞。免疫细胞的分离是进行免疫细胞功能分析的第一步。分离免疫细胞的方法较多。根据细胞黏附性不同可以用黏附分离法、尼龙毛柱分离法等;根据细胞大小及比重的差异可以用葡聚糖-泛影葡胺(Ficoll)密度梯度离心法和 Percoll 不连续密度梯度离心法等分离外周血单个核细胞;利用细胞表面标志进行细胞分离,如 E 花环沉淀分离技术、免疫磁珠分离法、流式细胞术分离法、补体细胞毒分离法等。其中,外周血单个核细胞的分离、免疫磁珠分离法以及流式细胞术分离法是常用的免疫细胞分离方法。

一、固有免疫细胞功能检测

1. 固有免疫细胞的数目和比例　医疗机构设有血常规检查项目,有各种固有免疫细胞正常值范围,应用广泛。越来越多的医疗机构通过流式细胞术检测各种免疫细胞并计算占比情况。受到使用设备型号、采用试剂及操作人员熟练程度等因素的影响,不同单位流式细胞术检测的免疫细胞数目正常值范围有所不同。

(1)血常规检查:用以了解机体免疫系统的基本状况,可以获得各种类型白细胞(中性粒细胞、嗜酸性粒细胞、嗜碱性粒细胞、淋巴细胞和单核细胞)的绝对值和各种细胞占总白细胞的百分比等信息。

(2)流式细胞术:用于检测免疫细胞上的亚群标记物,如白细胞标记物 CD45,单核细胞表面标记物 CD14,T 细胞表面标记物 CD3、CD4 和 CD8 等分子,B 细胞表面标记物 CD19 及 NK 细胞表面标记物 CD56 等。通过流式细胞术也可以检测淋巴细胞、单核细胞和粒细胞的数量及占比。

2. **固有免疫细胞的表型与功能** 通过流式细胞术检测 NK 细胞、中性粒细胞、单核细胞等细胞表面的功能性标记物,结合分群标记物分析不同功能亚群的比例,更精准地评价机体的免疫状态。如结合 NK 细胞表面 CD16 和 CD56 的表达,可以将 NK 细胞分为 $CD56^{bright}CD16^-NK$ 细胞和 $CD56^{dim}CD16^+NK$ 细胞,两者的分布和功能不同。又如,基于 CD14 和 CD16 的表达,单核细胞可分为 3 种不同功能的亚群:经典单核细胞 $CD14^{++}CD16^-$、中间型单核细胞 $CD14^{++}CD16^+$、非经典单核细胞 $CD14^-CD16^{++}$。

3. **中性粒细胞黏附试验** 可通过流式细胞术及一些分子生物方法检测中性粒细胞黏附因子如 CD11 和 CD18 的表达,评估机体中性粒细胞的黏附功能。

4. **固有免疫细胞趋化功能检测** 中性粒细胞、单核细胞等固有免疫细胞在相应的趋化因子作用下产生趋化运动。如微生物的细胞成分及其代谢产物、补体活性片段(C5a、C3a)、某些趋化因子(IL-8)等可以趋化中性粒细胞。常用检测趋化功能的方法是 Boyden 小室法,小室由上、下两室组成,中间以微孔滤膜隔开,将趋化因子加入下室中,上室中接种细胞。受趋化因子影响,细胞会穿过膜上的微孔从上室移动到下室,固定和染色后镜下观察并计算穿过膜的细胞数。亦可通过 ELISA 法或液相抗体芯片技术检测体液及培养上清中的趋化因子;流式细胞术检测免疫细胞表面的趋化因子受体;免疫组化或免疫荧光法检测组织中趋化因子和趋化因子受体的表达。

5. **吞噬和杀菌功能测定** 经典吞噬功能检测是将白细胞与细菌或念珠菌悬液混合温育、涂片、固定,碱性亚甲蓝液染色后用显微镜观察并计数吞噬病原体的细胞。巨噬细胞吞噬功能检测可以观察其对红细胞的吞噬作用。溶菌法是将白细胞悬液与经新鲜人血清调理过的细菌按一定比例混合,温育后取培养上清接种平板培养基,计数生长菌落数,以了解中性粒细胞的杀菌能力。硝基四氮唑蓝(nitro-blue tetrazolium,NBT)还原试验:中性粒细胞吞噬 NBT 后胞内葡萄糖分解能力增强,葡萄糖氧化脱氢而使 NBT 还原为蓝紫色颗粒沉积于细胞质内。镜下观察,计算颗粒沉着细胞占白细胞总数的百分比,评价中性粒细胞吞噬杀菌功能。

近来,荧光微球分析技术常用于吞噬功能的检测,直径 $0.6\sim2.0\mu m$ 大小的荧光微球被细胞吞噬后检测荧光细胞的比例。随着技术的进步,一些新型荧光染料能特异性检测吞噬作用和内吞作用。荧光素标记的细菌生物颗粒被吞噬到细胞内会发出明亮的红色荧光,当其周围环境酸性增强时,荧光强度增加。该试验操作简单、客观可定量、灵敏度高,可以结合其他荧光染料作多重分析,可用流式细胞术分析。

细胞杀菌功能检测可用杀菌试验来验证。感染细菌的细胞用含抗生素的磷酸盐缓冲溶液(PBS)洗涤并用含抗生素的培养基孵育,去除细胞外细菌,再裂解细胞,接种平板培养,评估细胞杀菌能力。

6. **NETosis 检测** NETosis 是中性粒细胞的炎性细胞死亡方式。活化的中性粒细胞通过向细胞外释放由解聚的染色质、瓜氨酸化组蛋白和细胞内颗粒蛋白组成的中性粒细胞胞外诱捕网(neutrophil extracellular traps,NETs),以捕获和杀死病原体。在 NETs 形成过程中,伴随着中性粒细胞的死亡,这种新型的死亡方式不同于细胞凋亡和细胞坏死。NETs 形成的标志物为瓜氨酸化组蛋白(CitH3),可用 ELISA 法和免疫印迹法检测。NETs 所含有的 DNA 和中性粒细胞衍生蛋白的复合物,通过 ELISA 检测液体样品中髓过氧化物酶-DNA(MPO-DNA)复合物等来检测 NETosis,结果客观,可定量。对 MPO 等蛋白进行免疫染色,同时染色 DNA,显微镜观察其共定位情况以检测 NETs,具可视化。

二、适应性免疫水平检测与评估

对适应性免疫细胞的分离和纯化与固有免疫细胞的分离纯化方法相似。一般先用 Ficoll 密度梯度离心法分离外周血单个核细胞,再用磁珠分离法或者流式细胞分选技术纯化目标细胞。

(一)体液免疫评估

1. **血清免疫球蛋白水平测定** 临床上多用比浊法测血清中的免疫球蛋白,科研常用 ELISA 法检测。

2. **B 细胞数目、亚群和功能检测** 常用的方法有:流式细胞术检测 B 细胞表面标记物,定量反转录 PCR(quantitative reverse transcriptase-mediated PCR,qRT-PCR)法或免疫印迹法检测转录因子,

ELISA 法检测细胞因子。B 细胞通用标志物包括 CD19、CD20、CD21、CD22、CD23。CD19 阳性细胞数量或者百分比是 B 细胞总数的重要参数,常根据 CD5 表达情况再分为 B1 细胞和 B2 细胞两个亚群。表 18-1 为 B2 细胞亚群标记物。

表 18-1　B2 细胞亚群标记物

细胞类型	表面标记
记忆 B 细胞	$CD20^+$,$CD38^-$,$CD27^+$,$CD80^+$,$CD84^+$,$CD86^+$
浆细胞	$CD20^-$,$CD38^{hi}$,$CD27^{hi}$,$CD138^+$,TACI 和/或 $BCMA^+CD126^+$,$CD319^+$,$CD78^+$
早期祖 B 细胞	$CD34^+$,$CD10^+$,$CD38^+$,c-kit^{low}
晚期祖 B 细胞	$CD19^+$,$CD10^+$,$CD38^+$,$CD34^+$,$CD127^+$,$CD24^+$,$CD43^+$,$CD45^+$,c-kit^{low}
前 B 细胞	$CD20^+$,$CD19^+$,$CD10^+$,$CD40^+$,$CD127^+$,$CD24^+$,$CD43^+$,c-kit$^+$
不成熟 B 细胞	$CD40^+$,$CD24^{high}$,$CD38^{high}$,$CD124^+$,$CD127^+$,$CD21^+$,$CD10^+$,$CD19^+$,$CD20^+$,c-kit$^+$
成熟 B 细胞	$CD20^+$,$CD19^+$,$CD22^+$,$CD23^+$

(二)细胞免疫水平检测与评价

1. **淋巴细胞亚群占比和功能**　用流式细胞术检测各亚群细胞表面标记物,qRT-PCR 法或免疫印迹法检测特定的转录因子,ELISA 法检测某些细胞因子。表 18-2 为 T 细胞亚群标记物。

表 18-2　T 细胞亚群标记物

细胞类型	表面标记	转录因子
T 细胞	α/βTCR,CD3,CD4,CD8	
Th1 细胞	IL-12R,IFN-γR,CXCR3	T-bet,STAT4,STAT1
Th2 细胞	IL-4R,IL-33R,CCR4,IL-17RB,CRTH2	GATA3,STAT6
Th17 细胞	IL-23R,CCR6,IL-1R	RORγt,STAT3,RORα
Treg 细胞	CD25,CTLA-4,GITR	Foxp3,STAT5,FoxO1,FoxO3
CTL 细胞	CD3,CD8	EOMES,T-bet,BLMP1

2. **结核菌素纯蛋白衍生物试验**　皮内注射结核菌素纯蛋白衍生物(tuberculin purified protein derivative,PPD),根据注射部位皮肤状况,评价结核分枝杆菌感染所致Ⅳ型超敏反应,对诊断结核病和测定机体细胞免疫功能有参考意义。

(三)趋化作用

检测方法同固有免疫细胞的趋化作用检测。

(四)靶细胞杀伤试验

即细胞毒实验,用来评价 CTL、NK 细胞等细胞杀伤靶细胞的功能。

1. **^{51}Cr 释放法**　用放射性元素 ^{51}Cr(同位素标记的铬酸钠)标记靶细胞,当效应细胞杀伤靶细胞后,^{51}Cr 可释放到培养基中,用 γ 计数仪测定放射活性,计算效应细胞的细胞毒活性。因 ^{51}Cr 具有放射性,需做好安全防护。

2. **乳酸脱氢酶释放法**　效应细胞杀伤靶细胞,靶细胞受损细胞膜通透性改变,乳酸脱氢酶(lactate dehydrogenase,LDH)从细胞内释放至培养液中,可催化底物后与硝基氯化四氮唑蓝形成有色的甲䐶类产物,通过读取上清液光密度(optical density,OD),可计算出效应细胞的细胞毒活性。

3. **活细胞代谢指示剂荧光测定法** 活细胞代谢指示剂易溶于水,进入细胞后经线粒体酶促还原产生荧光及颜色变化,可用以定量检测靶细胞状态,灵敏度高,重复性好,使用方便,不影响细胞正常代谢及基因表达,可测淋巴细胞增殖或细胞毒性及细胞凋亡。

4. **流式细胞术** 通过流式细胞术检测靶细胞的凋亡,也可以来评价细胞毒作用。

第四节 | 免疫相关疾病动物模型的建立与应用

人类对疾病的认知、治疗方法的进步都离不开人类疾病动物模型,即在小鼠、大鼠、猪甚至灵长类动物体内建立类似人类疾病的模型。免疫学研究炙手可热,各种颠覆性的成果不断产生,各项免疫学原理和免疫致病机制的发现离不开各类疾病的动物模型。现简单介绍几种常见的免疫系统疾病动物模型,主要有免疫缺陷疾病动物模型、肿瘤动物模型以及自身免疫病动物模型。

一、免疫缺陷疾病动物模型

1. **B淋巴细胞缺陷疾病模型** 表现为免疫球蛋白缺失,细胞免疫正常。如CBA/N小鼠,X-染色体隐性遗传,起源于CBA/H品系,基因符号为xid。

2. **T淋巴细胞缺陷疾病模型** 无胸腺裸鼠,称裸鼠(nude mouse),为第Ⅷ连锁群内裸体位点基因发生纯合而形成的突变小鼠,常染色体隐性遗传,先天性胸腺缺陷导致细胞免疫功能丧失,临床表现为毛发缺乏和胸腺发育不全,能接受同种或异种组织移植。

3. **T、B淋巴细胞联合免疫缺陷疾病模型** 重症联合免疫缺陷(SCID)小鼠,其第16号染色体上隐性基因突变,会产生严重的免疫缺陷,表现为低丙种球蛋白血症、低淋巴细胞血症,B淋巴细胞缺乏导致淋巴结内生发中心消失;T淋巴细胞缺乏,脾动脉周围细胞鞘和淋巴结副皮质区缩小。

4. **NK细胞活性缺陷疾病模型** 内源性NK细胞功能缺乏,如Beige小鼠,位于第13号染色体上的bg隐性基因突变。小鼠对化脓性细菌感染非常敏感。

5. **T细胞、B细胞、NK细胞联合免疫缺陷疾病模型** 人工导入nu、xid、bg基因,为BXN(bg/bg xid/xid nu/nu)小鼠。这种BXN小鼠对于实验性的肿瘤移植和免疫功能的研究有着重要的作用。

二、肿瘤的动物模型

肿瘤动物模型的建立和应用有利于科研人员探索肿瘤的发生机制,评价药物的药效及安全性,阐明药物的作用机制。免疫缺陷动物模型的出现,避免了因异种移植排斥而造成的研究障碍,加快了人源化肿瘤模型的发展。

1. **肿瘤的动物模型分类** 肿瘤的动物模型分自发性和人工诱导的肿瘤动物模型。自发性肿瘤动物模型中,实验动物没有经过人工处置,会自然发生肿瘤。肿瘤发生类型和发病率可随实验动物的种属、品系及类型的不同而各有差异。一般选用高发病率的实验动物肿瘤模型作为研究对象,低发病率的肿瘤模型可用作对照。人工诱导的肿瘤动物模型有化学物质诱发的肿瘤模型、病毒诱发的肿瘤模型、同种移植肿瘤模型和异种移植肿瘤模型。

免疫缺陷动物为异种移植肿瘤模型带来可能,可以使用皮下成瘤、原位成瘤、尾静脉注射等方式,将人体肿瘤细胞移植于免疫缺陷动物体内。在动物体内,人体肿瘤细胞生长良好,肿瘤细胞形态、染色体含量和同工酶水平与人体肿瘤一样,已成为免疫学和肿瘤学研究中较为理想的模型。皮下成瘤模型操作简单方便,可以直观观察肿瘤的生长,可用于临床前体内评估药物疗效,研究肿瘤的发病机制。原位移植模型是指将人的肿瘤细胞或肿瘤组织块原位移植到免疫缺陷动物的相应组织器官内，使之产生肿瘤并形成自发性转移灶。原位移植模型能更好地模拟肿瘤细胞在人体内生长的微环境，模拟肿瘤生长甚至转移的过程。尾静脉注射肿瘤转移模型主要用于建立肿瘤转移模型。

2. **活体成像技术**　活体成像指在活体状态下应用影像学方法在细胞和分子水平上，对生物过程进行定性和定量分析的一门科学，主要包括生物发光与萤光、同位素成像、X线成像等。其中，生物发光技术是在动物体内利用报告基因（如萤光素酶基因）表达所产生的萤光素酶蛋白与底物萤光素在氧、Mg^{2+}存在的条件下消耗 ATP 发生氧化反应，将部分化学能转化为光能释放，并利用体外敏感的电荷耦合器件（charge coupled device，CCD）等设备形成图像。萤光素被萤光素酶氧化的过程中可以释放波长广泛的可见光光子，其波长范围为 460~630nm。在哺乳动物体内，血红蛋白是吸收可见光的主要成分，能吸收蓝绿光波段中的大部分可见光；水和脂质主要吸收红外线，但其均对波长为 590~800nm 的红光、近红外线吸收能力较差，因此波长超过 600nm 的红光虽然有部分散射消耗，但大部分可以穿透哺乳动物组织而被高灵敏 CCD 检测到。此法可在近无创条件下，实时观察体内肿瘤细胞的增殖、生长、转移情况，具有灵敏度高等特点。

三、常见自身免疫病动物模型

1. **类风湿关节炎（rheumatoid arthritis，RA）动物模型**　分诱导模型和转基因模型两大类。常见的诱导模型有佐剂诱导关节炎（adjuvant induced arthritis，AIA）、胶原诱导关节炎（collagen induced arthritis，CIA）、胶原抗体诱导的关节炎（collagen antibody induced arthritis，CAIA）及其他的药物诱导的关节炎模型；转基因小鼠模型有人 TNF-α 转基因模型等。CIA 是 RA 研究使用最广泛的诱导型动物模型。RA 患者血清及滑液中存在抗胶原抗体，与胶原组织发生自身免疫反应，CIA 模型可以模拟这一特点。

2. **多发性硬化症动物模型**　即实验性变态反应性脑脊髓炎（experimentally allergic encephalomyelitis，EAE）模型，也称实验性自身免疫性脑脊髓炎（experimentally autoimmune encephalomyelitis，EAE）。EAE 是一种以特异性致敏的 $CD4^+T$ 细胞介导为主的，以中枢神经系统内小血管周围出现单个核细胞浸润及髓鞘脱失为特征的自身免疫病，是人类多发性硬化症的理想动物模型，在临床神经免疫学的研究中具有重要意义。常用的致敏抗原有髓鞘碱性蛋白（myelin basic protein，MBP）或其多肽片段（如 MBP peptide 89-101）以及髓鞘蛋白脂质蛋白质（myelin proteolipid protein，MPLP）等。MBP 是髓鞘中抗原性最强的蛋白质，占髓鞘总蛋白的 40%，等电点在 10 以上。MPLP 是高度疏水的膜蛋白，对 MPLP 不同抗原决定簇发生反应的 $CD4^+T$ 细胞能诱导出急性、慢性复发型及慢性进展型等不同类型的 EAE。

3. **炎性肠病（inflammatory bowel disease，IBD）动物模型**　硫酸葡聚糖钠盐（dextran sulfate sodium salt，DSS）诱导的肠炎模型是 IBD 造模研究领域的"金标准"。其诱导机制仍未明，一般认为，与 DSS 可增加肠道通透性、破坏肠黏膜屏障，上调某些细胞因子（TNF、IFN、IL-10 和 IL-12），激活某些通路（如 NF-κB 通路和瞬时受体电位 1 型香草素 TRPV1 通路）或导致肠道菌群失调等有关。

？

思考题

1. 简单介绍血型检测的原理。
2. 用于标记抗体的酶有哪些？
3. 常用的荧光素有哪些？
4. 简单介绍 ELISPOT 试验的原理。
5. 试述测定细胞功能的方法。

本章思维导图

本章目标测试

（黄俊琪）

第十九章 | 疫苗与免疫预防

疫苗（vaccine）的发明和预防接种是人类最伟大的免疫学与公共卫生成就之一。接种疫苗是预防病原体感染的有效手段，这一预防传染病的方法有着悠久的历史。接种牛痘疫苗在全球消灭了天花便是利用免疫预防的方法消灭传染病的最好例证。随着卫生状况的改善和免疫接种疫苗规划的实施，传染病的预防取得了巨大成就。在突发及新发传染病的防治中，疫苗接种同样功不可没。同时，免疫预防亦扩大到传染病以外的其他领域，疫苗的内涵及应用也进一步拓展。疫苗设计新策略、免疫预防新方法的研究方兴未艾，有着广阔的应用前景。

第一节 | 疫 苗

疫苗是接种后能使机体对相应疾病产生免疫保护的生物制剂的统称。疫苗接种（vaccination）是为了预防、控制疾病的发生或流行，用无致病性或低致病性的病原体或其成分等制备的疫苗对宿主进行接种，诱导机体产生适应性免疫应答并获得长效的特异性免疫记忆。当再次接触相应的致病性病原体时，免疫系统能够更迅速有效产生免疫应答效应物质，从而抵抗或清除侵入的病原体，避免相应疾病的发生。

一、疫苗的种类

第一代疫苗（传统疫苗）包括灭活疫苗、减毒活疫苗和类毒素；第二代疫苗（组分疫苗）包括由病原体的天然成分及其产物制成的亚单位疫苗、将能激发免疫应答的抗原成分的基因重组而产生的重组载体疫苗和结合疫苗；第三代疫苗（核酸疫苗）的代表为 DNA 疫苗、mRNA 疫苗。不同种类疫苗的制备策略不同（图 19-1），特性各异。伴随着免疫学、生物化学、生物技术和病原学的发展，疫苗的研制也跨入新的发展阶段。

（一）第一代疫苗——传统疫苗

1. **灭活疫苗** 灭活疫苗（inactivated vaccine）又称死疫苗（killed vaccine），是选用免疫原性强的病原体，经人工大量培养后，用理化方法灭活制成，灭活过程中确保重要的保护性抗原不受破坏。灭活疫苗主要诱导特异性抗体的产生，为维持血清抗体水平，常需多次接种，有时会引起较严重的注射局部和/或全身反应。灭活疫苗相对稳定、安全、易储存，制备简单快速，但由于灭活的病原体不能进入宿主细胞内增殖，不能通过内源性抗原提呈途径诱导 CTL 的产生，免疫效果有一定局限性。常见的灭活疫苗有流感灭活疫苗、甲肝灭活疫苗和乙脑灭活疫苗等。

2. **减毒活疫苗** 减毒活疫苗（live-attenuated vaccine）是用减毒或无毒力的活病原体制成。传统的制备方法是将病原体在培养基或动物细胞中反复传代，使其失去毒力或明显降低毒力，但保留免疫原性。例如，牛型结核分枝杆菌在人工培养基上多次传代后可制成卡介苗，也可利用温度敏感和基因缺失突变体等新方法获得减毒病原体以制备减毒活疫苗。减毒活疫苗接种类似隐性感染或轻症感染，病原体在体内有一定的生长繁殖能力，能诱导机体产生体液免疫应答与细胞免疫应答，经自然感染途径接种还可获得黏膜局部免疫。减毒活疫苗免疫效果良好、持久，不足之处是疫苗在体内存在着回复突变的危险，但在实践中十分罕见。免疫缺陷者和孕妇一般不宜接种减毒活疫苗。常见的减毒活疫苗有麻疹减毒活疫苗、黄热病减毒活疫苗和脊灰减毒活疫苗等。

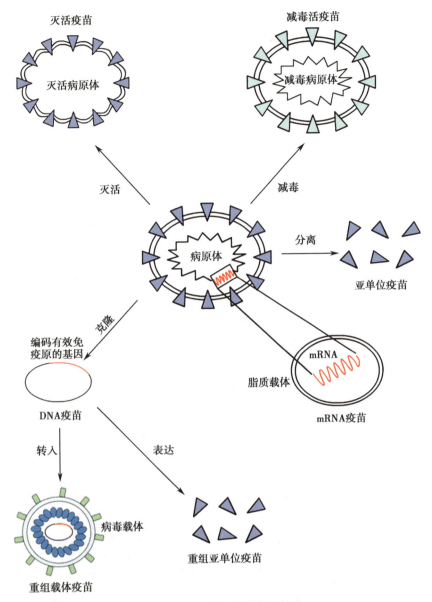

图 19-1 不同类型疫苗制备策略

3. 类毒素 类毒素（toxoid）是用细菌的外毒素经 0.3%～0.4% 甲醛处理致使毒性位点失活而制成（图 19-2）。类毒素已失去外毒素的毒性，但保留关键抗原表位的免疫原性，接种后能诱导机体产生抗毒素。类毒素是早期疫苗研发的成功案例。破伤风疫苗的主要成分就是破伤风类毒素。

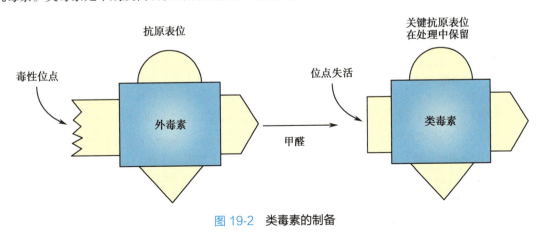

图 19-2 类毒素的制备

（二）第二代疫苗——组分疫苗

1. 亚单位疫苗　亚单位疫苗（subunit vaccine）是去除病原体中与激发保护性免疫无关的成分（如抑制保护性免疫或引起超敏反应的成分），只保留有效免疫原成分制备的疫苗。有效免疫原成分可以通过理化方法裂解病原体并提纯获得，也可以利用 DNA 重组技术制备。通过 DNA 重组技术制备的亚单位疫苗又称为重组亚单位疫苗（recombinant subunit vaccine）。重组亚单位疫苗不含活的病原体或病毒核酸，安全有效，成本低廉，避免了大规模培养病原体及单成分分离价格昂贵的缺点。我国获批使用的亚单位疫苗有重组乙肝亚单位疫苗、重组莱姆病亚单位疫苗等。

2. 重组载体疫苗　重组载体疫苗（recombinant vector vaccine）是将编码病原体有效免疫原的基因插入载体（减毒的病毒或细菌）基因组中进行疫苗制备。接种此类疫苗后，随着疫苗株在体内的增殖，所需抗原得到大量表达。常用的载体是病毒载体如腺病毒、痘苗病毒、疫苗株流感病毒，其巨大优势在于它们与其他活病毒一样，可以诱导完整的免疫应答，包括强烈的 CTL 反应、诱导针对外源基因编码抗原（当然，也可能针对病毒载体的抗原）产生体液免疫应答和细胞免疫应答。如果将多种病原体的有关基因插入载体，则成为可表达多种保护性抗原的多价疫苗。利用痘苗病毒载体表达的抗原编码基因很多，已用于预防乙型病毒性肝炎（图 19-3）、麻疹、单纯疱疹等疫苗的研究。

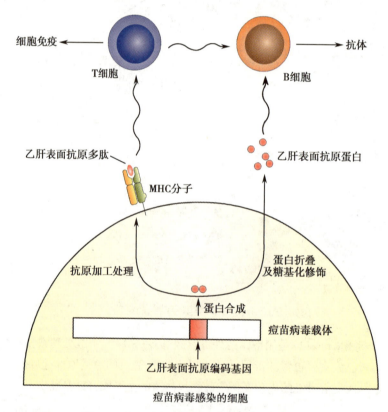

图 19-3　乙肝表面抗原重组载体疫苗的制备

利用减毒痘苗病毒载体，乙肝表面抗原编码基因得以表达。乙肝表面抗原蛋白由宿主细胞合成：部分抗原分泌后激活 B 细胞介导的体液免疫应答产生抗体，部分抗原经加工处理提呈激活 T 细胞介导的细胞免疫应答。

3. 结合疫苗　细菌荚膜多糖属于 TI 抗原，不需 T 细胞辅助即可直接刺激 B 细胞产生 IgM 类抗体，但抗体亲和力低，对婴幼儿的免疫效果较差。结合疫苗（conjugate vaccine）是将细菌荚膜多糖连接于其他抗原或类毒素，类似于半抗原载体偶联物，为细菌荚膜多糖提供了蛋白质载体，使其成为 TD 抗原。结合疫苗能引起 T、B 细胞的联合识别，可诱导 B 细胞产生 IgG 类抗体，即使在婴幼儿中也可能产生针对多糖抗原的高亲和力抗体反应，显著提高了免疫效果（图 19-4）。我国获批使用的结合疫苗有 b 型流感嗜血杆菌疫苗、脑膜炎球菌疫苗和肺炎链球菌疫苗等。

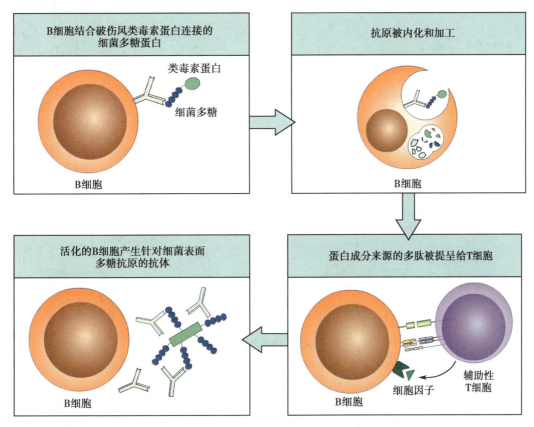

图 19-4　多糖结合疫苗

（三）第三代疫苗——核酸疫苗

1. **DNA 疫苗**　DNA 疫苗（DNA vaccine）是用编码病原体有效免疫原的基因与细菌质粒构建成重组体，经注射等途径进入机体，重组质粒可转染宿主细胞，使其表达能诱导有效保护性免疫应答的抗原，从而诱导机体产生适应性免疫应答。同时，细菌质粒富含未甲基化的 CpG DNA，其在 DC 和其他细胞中被 TLR9 识别，进而增强固有免疫应答。DNA 疫苗只能用于表达蛋白抗原，不能表达多糖抗原和脂类抗原。虽然 DNA 疫苗在临床试验中并没有达到预期的效果，但 DNA 疫苗具有在体内可持续表达、编码的蛋白质在宿主中无变性或修饰、兼具诱导体液免疫应答和细胞免疫应答、维持时间长等优点，是疫苗研制的发展方向之一。除感染性疾病外，针对肿瘤的 DNA 疫苗也在研制中。

2. **mRNA 疫苗**　mRNA 疫苗（mRNA vaccine）是用编码病原体有效免疫原的 mRNA，经修饰以增加稳定性后与脂质纳米颗粒结合制备而成的疫苗。2023 年诺贝尔生理学或医学奖授予了匈牙利科学家 Katalin K. 和美国科学家 Drew W.，正是他们在核苷碱基修饰方面的发现促使 mRNA 疫苗的开发成为可能。如图 19-5 所示，mRNA 疫苗注射到机体后被抗原提呈细胞摄取，从而使 mRNA 进入胞质。一方面，胞质核酸识别受体如 TLR、RIG-I 可直接识别 mRNA 核酸成分，活化后诱导 I 型干扰素等细胞因子；另一方面，mRNA 可由核糖体翻译成抗原蛋白，激活机体适应性免疫应答。细胞内抗原蛋白可被蛋白酶体降解成小分子肽段，与 MHC I 类分子结合并提呈，CD8$^+$T 细胞识别活化后分泌穿孔素、颗粒酶等杀死相应病原体感染的靶细胞；分泌的抗原蛋白内化至细胞内，经溶酶体降解成小分子肽段，与 MHC II 类分子结合并提呈，CD4$^+$T 细胞识别活化后协助 B 细胞产生抗体，产生炎性细胞因子激活吞噬细胞，促进清除相应的感染病原体。

mRNA 疫苗易于快速开发，无需大规模制造和纯化蛋白抗原，并且能够将编码病原体的多种不同蛋白抗原的 mRNA 组合成单一疫苗。与 DNA 疫苗相比，mRNA 疫苗优势明显：mRNA 只需要输送到宿主细胞的细胞质中就可以翻译成蛋白质，而 DNA 必须首先在细胞核中转录成 mRNA；mRNA 不存在与 DNA 可能整合到宿主染色体中相关的安全问题；mRNA 可以通过触发固有免疫产生非常强的佐剂作用，诱导更有效的适应性免疫应答。但是 mRNA 疫苗相对不稳定，从生产到使用均需要低温环境。

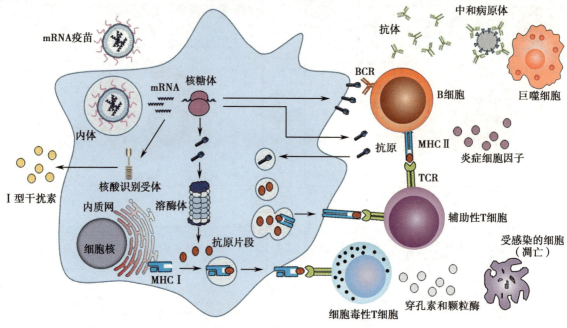

图 19-5　mRNA 疫苗激活免疫应答途径

二、疫苗的新发展

利用多样的策略开发新型疫苗是人类应对重大疾病预防的有效手段之一。根据不同需求,疫苗的设计和功用亦不相同。

1. **合成肽疫苗**　合成肽疫苗(synthetic peptide vaccine)是根据有效抗原表位的氨基酸序列,设计和合成的具有免疫原性的多肽,以期用最小的免疫原性多肽激发有效的适应性免疫应答。

2. **食用疫苗**　食用疫苗(edible vaccine)是用转基因方法,将编码有效免疫原的基因导入可食用植物细胞的基因组中,免疫原即可在植物的可食用部分稳定地表达和积累,人类和动物通过摄食达到免疫接种的目的。

3. **黏膜疫苗**　黏膜疫苗(mucosal vaccine)是可通过黏膜途径接种的疫苗,这类疫苗不仅诱导黏膜局部免疫,同时可诱导全身免疫。

4. **透皮疫苗**　透皮疫苗(transdermal vaccine)是将抗原接种于完整皮肤表面,可通过表皮的树突状细胞识别、加工抗原并将其提呈给 T 细胞,也可激活皮肤的 B 细胞形成浆细胞产生抗体。透皮疫苗可诱导体液免疫应答和细胞免疫应答。

5. **治疗性疫苗**　治疗性疫苗(therapeutic vaccine)是具有治疗作用的新型疫苗,主要应用于慢性感染、肿瘤、自身免疫病、移植排斥等患者,兼具治疗和预防功能。

疫苗接种虽然已经控制或消除了许多曾经夺走亿万人生命的传染病,但是有些重要的人类传染病包括疟疾、艾滋病等仍然缺乏有效的疫苗。基础研究与临床试验结果结合多组学分析、人工智能及大数据分析,为研发安全高效的新疫苗带来希望。

三、增强疫苗免疫效应的方法

(一) 佐剂

佐剂(adjuvant)是指预先或与抗原同时注入体内,可显著增强机体对抗原的免疫应答或改变免疫应答类型的非特异性免疫增强剂。如图 19-6 所示,佐剂可增强疫苗的免疫原性,其作用机制为:①改变抗原物理性状,延缓抗原降解,延长抗原在体内滞留时间;②刺激抗原提呈细胞,增强其对抗原的加工和提呈;③刺激淋巴细胞的增殖分化,增强和扩大免疫应答。

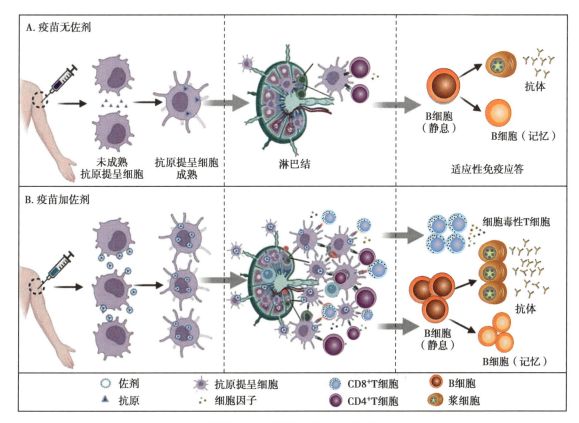

图 19-6　佐剂增强疫苗的免疫原性

A. 无佐剂的疫苗主要诱导机体产生适量的细胞因子、抗体和活化的 T 细胞。B. 添加佐剂的疫苗在机体滞留时间更长,诱导更多抗原提呈细胞的成熟,增加抗原提呈细胞与 T 细胞之间的相互作用,促进 T、B 淋巴细胞增殖分化,产生更多类型与数量的细胞因子、CTL 细胞和抗体。

　　佐剂可分为:①生物性佐剂,如卡介苗(BCG)、短小棒状杆菌(CP)、脂多糖(LPS)和细胞因子(如GM-CSF)等;②无机化合物,如氢氧化铝[Al(OH)₃];③人工合成物,如模拟双链 RNA 的双链多聚肌苷酸-胞苷酸(poly I:C)和模拟细菌来源的非甲基化 CpG 寡核苷酸等;④有机物,如矿物油等;⑤脂质体,如免疫刺激复合物(ISCOM)等。不同佐剂的作用效果和机制各异。弗氏完全佐剂(Freund complete adjuvant,FCA)和弗氏不完全佐剂(Freund incomplete adjuvant,FIA)是动物实验中最常用的佐剂。FCA 含有灭活结核分枝杆菌和矿物油,可刺激机体产生体液免疫应答和细胞免疫应答;FIA 仅含矿物油,仅可协助抗原刺激机体产生体液免疫应答。CpG 寡核苷酸模拟细菌来源的非甲基化 CpG,可刺激模式识别受体 TLR9 而增强巨噬细胞等分泌炎性细胞因子,是有效的 Th1 型佐剂;ISCOM 等脂质体可与抗原形成油-水复合物,促使抗原缓释而增强免疫应答。

　　佐剂作为非特异性免疫增强剂,已被广泛应用于预防接种疫苗的成分配制,还可用于抗肿瘤与抗感染的辅助免疫治疗添加剂。传统的减毒活疫苗和灭活疫苗由于具有很好的免疫原性而无需佐剂辅助,而亚单位疫苗、DNA 疫苗、合成肽疫苗等新型疫苗免疫原性有限,一般需要辅以佐剂才能发挥长期有效的保护作用。佐剂可以增强并延长疫苗诱导的免疫应答,减少疫苗中抗原用量和接种次数,提高疫苗在新生儿、老年人以及其他免疫功能低下人群中的免疫效能。已被批准上市应用于人类疫苗的佐剂有铝佐剂、MF59、AS04、AS03、AS01 和 CpG 1018 等(表 19-1)。佐剂的发展和创新促进了新型疫苗的研发。在研的新型疫苗佐剂包括皂苷及其衍生物 QS-21、固有免疫激动剂(如 TLR 天然及合成配体)、细菌/真菌来源的 β-葡聚糖、新型细胞因子佐剂、新型 Th1/Th2 细胞佐剂和黏膜佐剂等。

(二)疫苗接种方式

　　疫苗接种方式是影响疫苗接种效果的重要因素,常用的疫苗接种方式有肌内注射、皮下注射、皮内注射、口服、鼻内喷雾等。原则上疫苗接种方式与自然感染途径越相似,其免疫效果也就越理想。

许多重要的病原体感染黏膜表面或通过黏膜表面进入人体如呼吸道病原体流感病毒,故流感病毒减毒活疫苗经滴鼻接种或鼻内喷雾接种可高效诱导黏膜免疫,显著提高疫苗免疫效应。

表 19-1　批准上市用于人类疫苗的佐剂

佐剂名称	主要成分	佐剂种类	常用疫苗
铝佐剂	氢氧化铝/磷酸铝	无机物	肺炎链球菌结合疫苗
MF59	角鲨烯*水乳液	水包油乳剂	流感疫苗
AS04	铝佐剂+单磷酰脂质 A	无机物+免疫激活剂	人乳头瘤病毒疫苗
AS03	维生素 E+角鲨烯	水包油乳剂	流感疫苗
AS01	单磷酰脂质 A+皂苷	免疫激活剂+脂质体	带状疱疹重组亚单位疫苗
CpG	CpG 1018	免疫激活剂	乙肝疫苗

注:从功能上来看,表中疫苗佐剂大致可分为三类。第一类,配合疫苗递送的佐剂,将一定量的疫苗抗原和免疫刺激剂,提呈给免疫系统以诱导免疫,如铝佐剂、MF59、AS03 等;第二类,刺激免疫应答的佐剂,此类产品含有免疫刺激剂或增强剂,利用受体介导的信号通路来调节免疫反应,增强抗原的免疫原性,如 CpG 1018;第三类,由前两类佐剂组合而成的复合佐剂,例如 AS04 由铝佐剂和单磷酰脂质 A 两种成分所构成,其中单磷酰脂质 A 会吸附在铝佐剂上,激活 TLR4 反应。

*角鲨烯是提取自鲨鱼肝脏的一种天然油性物质。只有鲨鱼角鲨烯的纯度符合人类疫苗添加标准。科学家们也在积极寻找非动物源的角鲨烯,如植物角鲨烯。

四、疫苗研制与应用的基本要求

1. **安全**　疫苗常规用于健康人群,特别是儿童的免疫接种,直接关系到人类的健康和生命安全,因此其设计和制备均应保证安全性。致病性强的病原微生物应彻底灭活来制备灭活疫苗,并避免无关蛋白和内毒素的污染;活疫苗的菌种或者毒株要求遗传性状稳定,无回复突变,无致癌性;各种疫苗应减少接种后的副作用。

2. **有效**　疫苗应具有很强的免疫原性,接种后能引起保护性免疫,使受者的抗感染能力增强。在疫苗设计中须考虑两个问题:一是保护性免疫是以体液免疫为主还是细胞免疫为主,或二者兼备;二是能引起显著的免疫记忆,维持长期的保护性免疫。例如,口服脊灰疫苗不仅能诱导中和抗体的产生,而且有很好的免疫记忆性,初次免疫后半年以上仍有高水平的适应性免疫应答。用细菌的多糖成分免疫婴幼儿,18 月龄以下者几乎都不产生抗体;但将细菌多糖连接于白喉类毒素后再免疫,产生抗体的效果十分显著。这是由于白喉类毒素提供了 T 细胞识别的表位,将细菌多糖引起的非 T 细胞依赖性抗体应答转变为 T 细胞依赖性抗体应答。模拟自然感染途径接种,除引起体液免疫应答和细胞免疫应答外,还可激发黏膜免疫,抵抗经黏膜入侵的病原体。细胞因子等新型佐剂与疫苗共同使用,可以调节免疫应答的类型,增强免疫效果。

疫苗作为一种特殊药物,批准使用前须通过双盲对照的临床研究来证明其安全性和有效性。

3. **实用**　疫苗的可接受性十分重要,否则难以达到接种人群的高覆盖率。在保证免疫效果的前提下,尽量简化接种程序,如采用口服疫苗、多价疫苗和联合疫苗等。同时要求疫苗要易于保存运输,且价格低廉。

五、疫苗的应用

1. **抗感染**　疫苗的抗感染作用显而易见,绝大部分疫苗用于预防病原体感染性疾病。而且,疫苗接种还有助于控制病原体的慢性感染。得益于各国的免疫规划计划和世界范围内的疫苗接种运动,多种传染病如麻疹、腮腺炎、风疹、伤寒、破伤风、白喉、百日咳、甲型病毒性肝炎、黄热病和狂犬病等已获控制。

2. **抗肿瘤**　一些人类肿瘤的发生与病原体的感染密切相关,接种预防病原体的疫苗可降低相关肿瘤的发生率。这些病原体疫苗可被视作是预防性肿瘤疫苗。例如人乳头瘤病毒(human papilloma virus, HPV)疫苗可预防 HPV 感染相关的肿瘤(如宫颈癌、口腔癌)。HPV 预防性疫苗主要以具有天然空间结构的合成 HPV 蛋白组装的病毒样颗粒作为靶抗原,诱发机体产生高滴度的血清中和性抗体,以中和病毒,并协助特异性杀伤 T 细胞清除病毒感染靶细胞。现有二价、四价和九价 HPV 疫苗,分别针对不同亚型 HPV(表 19-2)。

表 19-2　HPV 疫苗

HPV 疫苗	二价 HPV 疫苗	四价 HPV 疫苗	九价 HPV 疫苗
针对 HPV 亚型	HPV 16、18 型	HPV 6、11、16、18 型	HPV 6、11、16、18、31、33、45、52、58 型
疫苗接种推荐人群	9～45 岁女性	20～45 岁女性	16～26 岁女性

根据肿瘤免疫学理论,以增强机体的抗肿瘤免疫应答或直接杀伤肿瘤细胞达到治疗目的的治疗性肿瘤疫苗也在研发和应用之中,包括肿瘤抗原疫苗和肿瘤抗原荷载的树突状细胞疫苗等。

3. 其他　疫苗的发展和应用已从预防传染病扩展到许多非传染病领域。疫苗已经不再是单纯的预防制剂。通过调节机体的免疫功能,疫苗已成为有前途的治疗性制剂。一种基于人绒毛膜促性腺激素的疫苗作为免疫避孕药正在进行临床试验。用于治疗过敏、自身免疫病及针对成瘾因素(如烟草和可卡因)的疫苗也在研发中。

第二节 ｜ 免疫预防

免疫预防(immunoprophylaxis)是基于免疫学原理,通过人工刺激或自然感染诱导机体产生适应性免疫应答,或通过直接输入免疫效应物质,获得保护性免疫,达到疾病预防的目的。疫苗接种是免疫预防最成功的典范。

保护性免疫的获得方式分为主动免疫(active immunization)和被动免疫(passive immunization)。主动免疫的目标是诱导适应性免疫应答,从而引发保护性免疫和长期免疫记忆。当主动免疫成功时,机体随后暴露于病原体会引发再次免疫应答,从而成功消除病原体或预防病原体介导的疾病。保护性免疫也可以通过被动免疫获得,例如通过注射转移特异性抗体。接受被动免疫的机体不产生特异性记忆 B 细胞或 T 细胞,免疫保护状态是暂时的。

动画

(一) 主动免疫

主动免疫可分为自然主动免疫(natural active immunization)和人工主动免疫(artificial active immunization)。自然主动免疫通过机体自然暴露于感染性病原体或类似病原体后建立的适应性免疫来实现,有效但存在致病风险。人工主动免疫通过疫苗接种机体,使之主动产生适应性免疫来实现,更高效安全。

(二) 被动免疫

被动免疫可分为自然被动免疫(natural passive immunization)和人工被动免疫(artificial passive immunization)。

自然被动免疫由抗体从母体转移到胎儿或新生儿以获得免疫保护来实现。当母体 IgG 穿过胎盘到达发育中的胎儿时,将其中预存的 IgG 转移到受体的被动免疫就自然发生。针对白喉杆菌、破伤风梭菌、链球菌、麻疹病毒和脊髓灰质炎病毒的母体抗体都为发育中的胎儿和新生儿提供了被动免疫保护。母乳中存在的分泌型 IgA 可进入新生儿的消化道,与血液循环中的母体 IgG 互为补充共同提供免疫保护。

人工被动免疫是给人体注射含特异性抗体如抗毒素(antitoxin)等制剂,使之被动获得适应性免疫应答,以治疗或紧急预防疾病的措施(图 19-7)。在临床,人工被动免疫最常用于快速治疗毒素引起的潜在致命疾病如破伤风,以及预防狂犬病、病毒性肝炎等(表 19-3)。在毒蛇咬伤后使用抗蛇毒抗体可以挽救患者生命;患者恢复期血浆已用于埃博拉病毒感染病例。此外,免疫缺陷患者,特别是先天性或后天性 B 细胞缺陷个体经常接受被动免疫治疗;被动免疫也用于保护预期或经历病原体暴露而又缺乏保护性免疫的旅行者和医护人员。

NOTES

213

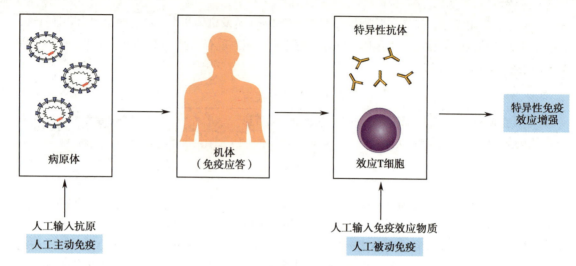

图 19-7 人工主动免疫和人工被动免疫

表 19-3 用于人工被动免疫的常用制剂

疾病	常用制剂
毒蛇咬伤	马抗蛇毒血清
破伤风	人混合免疫球蛋白或马抗毒素
巨细胞病毒感染	人多克隆抗体
白喉	马抗毒素
甲型病毒性肝炎和乙型病毒性肝炎	人混合免疫球蛋白
麻疹	人混合免疫球蛋白
呼吸道合胞病毒（RSV）感染	抗 RSV 单克隆抗体
狂犬病	人或马多克隆抗体

用于人工被动免疫的抗体制剂往往来源于异种或同种异体,故在使用中须慎重。如果抗体来源于其他物种如马(最常见的动物抗毒素来源之一),受者可以对外源抗体的同种型决定簇或该物种如马特有的抗体部分(常见恒定区结构域)产生强烈免疫应答,进而导致严重并发症。一些个体会产生针对马特异性抗原决定簇的 IgE,引起全身性 I 型超敏反应;一些个体会产生针对外来抗体的特异性 IgG 或 IgM,从而形成免疫复合物并在组织沉积、激活补体,导致 III 型超敏反应。即使使用纯化的人血白蛋白或人免疫球蛋白,受者也可能产生抗同种型反应。因此,用于人工被动免疫的抗体制剂如抗毒素,在使用时应注意早期、足量、必要时进行皮肤过敏试验的原则。有些抗毒素可用胃蛋白酶水解处理制备成精制抗毒素,保留中和外毒素的能力但减少了副作用。

（三）国家免疫规划

国家免疫规划是指按照国家确定的疫苗品种、免疫程序或者接种方案,在人群中有计划地进行疫苗预防接种,以预防和控制特定传染病的发生和流行。

国家免疫规划在减少传染病死亡方面发挥了重要作用,尤其是在儿童中。遵循国家免疫规划疫苗儿童免疫程序(2021 年更新),我国儿童从出生时就开始接种疫苗。用于儿童免疫规划的常用疫苗有:卡介苗、脊灰疫苗、百白破疫苗、麻疹疫苗和乙肝疫苗。2007 年国家扩大了免疫规划免费提供的疫苗种类,在原有的"五苗七病"基础上增加到预防 15 种传染病的疫苗(表 19-4)。新增了甲肝疫苗、麻腮风疫苗、乙脑疫苗、A 群流脑疫苗、A+C 群流脑疫苗、钩体疫苗、肾综合征出血热疫苗、炭疽疫苗等(具体的免疫规划疫苗种类和免疫程序因所处的省市不同而不同)。我国的免疫规划疫苗接种工作取得了显著成绩,传染病的发病率大幅度下降。

表 19-4 国家免疫规划疫苗接种程序表（2021 年版）

疫苗种类	第一次	第二次	第三次	加强	可预防疾病
乙肝疫苗	出生	1 月龄	6 月龄		乙型病毒性肝炎
卡介苗	出生				结核病
脊灰灭活疫苗	2 月龄	3 月龄			脊髓灰质炎
脊灰减毒活疫苗			4 月龄	4 周岁	脊髓灰质炎
百白破疫苗	3 月龄	4 月龄	5 月龄	18 月龄	百日咳、白喉、破伤风
白破疫苗				6 周岁	白喉、破伤风
麻腮风疫苗	8 月龄	18 月龄			麻疹、流行性腮腺炎、风疹
乙脑减毒活疫苗	8 月龄	2 周岁			流行性乙型脑炎
乙脑灭活疫苗	8 月龄	8 月龄	2 周岁	6 周岁	流行性乙型脑炎
A 群流脑疫苗	6 月龄	9 月龄			流行性脑脊髓膜炎
A+C 群流脑疫苗			3 周岁	6 周岁	流行性脑脊髓膜炎
甲肝减毒活疫苗	18 月龄				甲型病毒性肝炎
甲肝灭活疫苗	18 月龄	2 周岁			甲型病毒性肝炎
以上为儿童免疫规划疫苗,以下为重点人群接种疫苗					
双价肾综合征出血热纯化疫苗					肾综合征出血热
炭疽减毒活疫苗					炭疽
钩体灭活疫苗					钩端螺旋体病

除了国家免疫规划疫苗,还有儿童或成人自愿自费接种的抗感染疫苗,如 23 价肺炎球菌多糖疫苗、轮状病毒疫苗、流感疫苗、肠道病毒 71 型灭活疫苗、戊肝疫苗等,分别用来预防肺炎、轮状病毒感染、流行性感冒、手足口病、戊型病毒性肝炎等疾病。成年人接种疫苗的建议主要取决于致病风险性。流感疫苗建议每年接种一次;而预防脑膜炎和肺炎的疫苗则建议密集居住群体(如新兵和即将入学的大学生)或免疫力低下人群(如老年人)接种;针对致命疾病炭疽的疫苗,建议与受感染动物或动物产品密切接触的工作人员接种。不少传染病仍缺乏有效疫苗,如疟疾、结核病、艾滋病、埃博拉出血热、严重急性呼吸综合征(severe acute respiratory syndrome,SARS)和禽流感等。作为重要的预防手段,针对它们的新型疫苗研发仍是任重而道远。

(四) 群体免疫

有效的免疫规划疫苗接种能赋予普通人群免疫预防效应。群体免疫(herd immunity)就是人群对病原体传播的整体抵抗力。群体免疫水平高,表示群体中对病原体传播具有抵抗力的个体百分比高。因此,在人群中具有相对较高的疫苗接种率,可提高群体免疫的水平,从而更好地保护易感人群。

思考题

1. 试比较不同类型疫苗的特点。
2. 简述疫苗研制与应用的基本要求。
3. 简述佐剂的概念及其作用机制。
4. 简述国家免疫规划的概念及意义。

本章思维导图

本章目标测试

(陈玮琳)

第二十章 | 免疫治疗

免疫治疗（immunotherapy）是根据免疫学原理,利用多种手段人为地增强或抑制或平衡机体的免疫功能,达到治疗疾病的目的所采取的策略。免疫治疗是免疫学理论在实践中的具体应用,是守护人类健康,防治疾病的重要手段,也是学习免疫学、应用免疫学的目标所在。随着生物医学技术的不断创新和发展,免疫治疗研究和应用进展很快,并取得诸多里程碑成果,2018年抗免疫检查点抗体的发现和应用荣获诺贝尔生理学或医学奖,并成为临床一线肿瘤治疗药物,给患者带来治愈的希望。以抗体、细胞因子、细胞过继转输等为代表的免疫治疗策略也在众多生物治疗应用中脱颖而出,成为前沿的、重要的支柱产业。

免疫治疗方法种类较多,依据不同分类标准,分为免疫增强疗法与免疫抑制疗法,特异性免疫治疗与非特异性免疫治疗以及主动免疫治疗与被动免疫治疗等。本章将从分子免疫治疗、细胞免疫治疗、免疫调节剂治疗、中医药免疫治疗等四个层面进行介绍。

第一节 | 分子免疫治疗

分子免疫治疗主要是基于抗原、抗体、细胞因子以及微生物制剂等分子进行的免疫治疗。分子免疫治疗是免疫治疗应用最为广泛的方法,在抗感染、抗肿瘤、自身免疫病以及抗移植物排斥等方面发挥重要作用。

一、抗原为基础的免疫治疗

抗原是引起免疫应答的始动因素,以抗原为基础的免疫治疗主要增强机体对抗原的免疫应答,治疗感染、肿瘤等疾病。用于诱导机体产生免疫应答的抗原性物质分子称为分子疫苗。用于治疗疾病的疫苗称为治疗性疫苗（therapeutic vaccine）。治疗性疫苗包括肿瘤抗原疫苗和微生物抗原疫苗。包括用前列腺酸性磷酸酶（PAP）抗原制备的前列腺癌治疗性疫苗,用乙型肝炎病毒（HBV）pre-S和S抗原中的T细胞表位制备的乙型肝炎多肽疫苗,可分别延缓前列腺癌患者的生存期和清除HBV慢性感染者的体内病毒。

二、抗体为基础的免疫治疗

以抗体为基础的免疫治疗,通过直接中和毒素,中和炎性因子活性,阻断细胞表面受体与配体的结合,或者间接诱导细胞内信号通路,介导溶解靶细胞等作用机制发挥效应。治疗性抗体主要包括多克隆抗体、经典免疫方法制备的单克隆抗体、基因工程编辑的单克隆抗体和偶联抗体等,每种类型的治疗性抗体各有其特点。

1. **多克隆抗体（polyclonal antibody, pAb）** 多克隆抗体是以抗原免疫动物后制备的血清制剂,其具有针对多个表位的抗体,称为多克隆抗体,又称为免疫血清,包括抗毒素血清、抗菌血清、抗病毒血清、抗Rh血清等。常用的多克隆抗体有破伤风抗毒素血清、抗蛇毒血清等。另外,还有以人淋巴细胞作为抗原免疫动物,获得的抗人淋巴细胞球蛋白（antilymphocyte globulin, ALG）血清制剂,它们在补体协助下,对淋巴细胞产生特异性的细胞溶解作用。这种多克隆抗体（ALG）主要用于器官移植的抗免疫排异治疗,也用于治疗自身免疫病如交感性眼炎、类风湿关节炎、肾小球肾炎等。

2. 单克隆抗体（monoclonal antibody，mAb）　单克隆抗体简称单抗，是针对单一抗原表位产生的结构均一、高度特异的抗体。单克隆抗体制备技术发展历经 50 年，从最早的杂交瘤技术，到现在的基因工程抗体制备技术，疗效提高，副作用减少。20 世纪 80 年代以来，治疗性单抗作为药物进入临床应用。1986 年，美国 FDA 批准了第一个治疗用的抗 CD3 分子的鼠源单抗 OKT3，用于临床急性心、肝、肾移植排斥反应的治疗。1997 年，第一个治疗癌症的抗人 CD20 单抗——利妥昔单抗（rituximab）获得批准，用于治疗恶性 B 细胞淋巴瘤。现有的治疗性单抗包含了以杂交瘤技术和基因工程技术制备的单克隆抗体，已经在肿瘤、自身免疫病、感染性疾病、心血管疾病和抗移植排斥等多种重大疾病中，发挥重要的药物治疗作用，统称为单抗药物。表 20-1 列举部分治疗性单克隆抗体及其适应证。

表 20-1　治疗性单克隆抗体

治疗性抗体名称（通用名）	适应证
肿瘤	
抗 CD20 抗体（利妥昔单抗）	非霍奇金淋巴瘤
抗 Her-2 抗体（曲妥珠单抗）	转移性乳腺癌
抗 CD33 抗体（吉妥珠单抗）	急性髓样细胞白血病
抗 CD52 抗体（阿仑珠单抗）	B 细胞白血病、T 细胞白血病和 T 细胞淋巴瘤
抗 EGFR 抗体（西妥昔单抗）	转移性结直肠癌和头颈部肿瘤
抗 PD-1 抗体（帕博利珠单抗、纳武利尤单抗、西米普利单抗）	黑色素瘤、非小细胞肺癌、头颈鳞状细胞癌等
抗 PD-L1 抗体（阿替利珠单抗、度伐利尤单抗、阿维鲁单抗）	膀胱癌、非小细胞肺癌
抗 CTLA-4 抗体（伊匹木单抗）	晚期黑色素瘤
抗 LAG-3 抗体（瑞拉利单抗）	黑色素瘤
抗 VEGF 抗体（贝伐珠单抗）	转移性结直肠癌
抗 CD19 抗体（他法西单抗）	复发或难治性弥漫大 B 细胞淋巴瘤
抗 CD38 抗体（达雷妥尤单抗、艾沙妥昔单抗）	多发性骨髓瘤
急性移植排斥反应	
抗 CD3 抗体（莫罗单抗）	肾移植后急性排斥反应
抗 CD25 抗体（达利珠单抗、巴利昔单抗）	肾移植后急性排斥反应
炎性病、自身免疫病和过敏性疾病	
抗 TNF-α 抗体（阿达木单抗、英夫利西单抗）	克罗恩病，类风湿关节炎、银屑病性关节炎、溃疡性结肠炎、强直性脊柱炎
抗 IgE 抗体（奥马珠单抗）	持续性哮喘
抗 CD11a 抗体（依法利珠单抗）	斑状银屑病
抗 α₄ 整合素抗体（那他珠单抗）	多发性硬化症，克罗恩病
抗 VEGF 抗体（贝伐珠单抗、雷珠单抗）	年龄相关性黄斑病变
抗 CD20 抗体（利妥昔单抗、奥美珠单抗、奥法妥木单抗）	多发性硬化症
抗 CD45RO⁺ 抗体	银屑病及其他自身免疫紊乱疾病
抗 TNF 抗体（依那西普）	类风湿关节炎
抗 IFNAR1 抗体（阿尼鲁单抗）	中重度系统性红斑狼疮
抗 IL-1β 抗体（卡纳单抗）	自身炎症性疾病
抗 IL-6R 抗体（托珠单抗）	类风湿关节炎
抗 IL-12/IL-23 抗体（乌司奴单抗）	中度至严重的斑块性银屑病的成年患者

续表

治疗性抗体名称(通用名)	适应证
抗 IL-17A 抗体(司库奇尤单抗、依奇珠单抗)	银屑病,强直性脊柱炎
抗 IL-36R 抗体(佩索利单抗)	银屑病
抗 C5 抗体(依库珠单抗)	阵发性睡眠性血红蛋白尿症,重症肌无力
抗 FcRn 抗体(罗泽利昔珠单抗)	全身性重症肌无力
其他	
抗 gpⅡb/Ⅲa 抗体(阿贝西单抗)	预防冠状动脉血管成形术中发生血栓
抗呼吸道合胞病毒抗体(帕利珠单抗、尼塞韦单抗)	预防儿童在高危期呼吸道合胞病毒感染
抗 ANGPTL3 抗体(依维库单抗)	高血脂
抗 TSLP 抗体(特泽鲁单抗)	哮喘
抗 C1 抗体(苏替莫单抗)	冷凝集素病

（1）治疗性单抗药物的作用靶分子:单抗药物针对的靶分子分为三类。①细胞表面高表达的抗原:如表皮生长因子受体(EGFR)家族成员 Her-1、Her-2、Her-3 等;②细胞分泌到微环境中的因子:如多种实体瘤细胞大量分泌血管内皮生长因子(VEGF),通过刺激血管生成促进肿瘤生长;③免疫细胞表面的抑制分子:如 T 细胞表面表达的 CTLA-4、PD-1 等,单抗药物阻断这些靶分子与配体结合后促进 T 细胞的活化,清除有害细胞。

（2）治疗性单抗药物的作用机制:主要有四种。①靶点封闭作用:抗体作为拮抗剂,阻断受体-配体的结合,从而阻断细胞内的信号转导,终止其生物学效应。②抗体介导的毒性作用:抗体依赖的细胞介导的细胞毒性作用(ADCC)、抗体依赖的细胞介导的吞噬作用(ADCP),以及补体依赖的细胞毒性作用(CDC)等。③抗体介导的靶细胞死亡:含程序性细胞死亡(PCD)、细胞焦亡、坏死等。④抗体偶联作用:通过偶联化疗药物、生物毒素、放射性同位素等细胞毒性物质,制备成抗体偶联物,靶向性地携带至病灶局部,特异性地杀伤病变细胞。抗体还可以偶联生物酶,催化没有作用的药物前体,生成功能性药物,实现对靶细胞的效应作用。另外,亲和素-生物素的特异性亲和对,也常见于免疫偶联物中。偶联了一个亲和素分子的抗体能同时结合四个生物素化的偶联物,增强了免疫偶联物的疗效。同时,热敏剂、声敏剂、光敏剂等通过与抗体偶联,靶向病灶局部发挥效应。图 20-1 总结了治疗性单抗药物的作用机制。

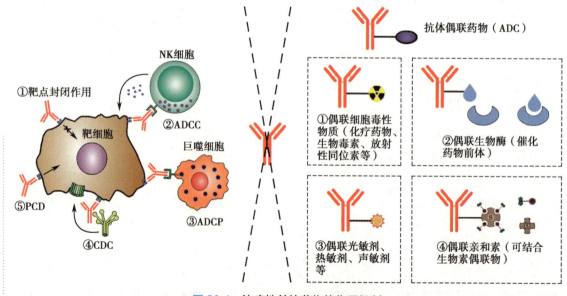

图 20-1 治疗性单抗药物的作用机制

3. **基因工程抗体**（genetic engineering antibody）　基因工程抗体又称重组抗体（recombinant antibody），是通过 DNA 重组和蛋白质工程技术，在基因水平上对抗体分子进行切割、拼接或修饰，重新组装成的新型的抗体分子。制备技术从人 - 鼠嵌合抗体（chimeric antibody），过渡到人源化抗体（humanized antibody）和全人源抗体（human antibody）。其中，人 - 鼠嵌合抗体由鼠源性抗体的 V 区与人抗体的 C 区融合而成，保留了鼠源性抗体的特异性和亲和力，降低了其对人体的免疫原性，同时还可对抗体进行类别转换，产生特异性相同，但是介导不同效应的抗体分子。例如，将细胞毒性较弱的 IgG2b 转换成细胞毒性较强的 IgG1 或 IgG3，从而增强抗体免疫治疗的效果。

为了进一步减少人 - 鼠嵌合抗体中的鼠源性成分，将鼠源性抗体 V 区中的互补决定区（CDR）序列移植到人抗体 V 区框架中，构成 CDR 移植抗体（CDR-grafted antibody），即人源化抗体。在上述基础上，通过核糖体、噬菌体、酵母展示技术及转基因鼠技术，逐步提高人源化程度至 100% 的基因工程抗体为全人源抗体。全人源抗体是人源化改造最彻底的基因工程抗体，它保持和提高了抗体的亲和力、降低了抗体的免疫原性，在人体应用不会激发针对异种动物抗体的免疫应答（图 20-2）。

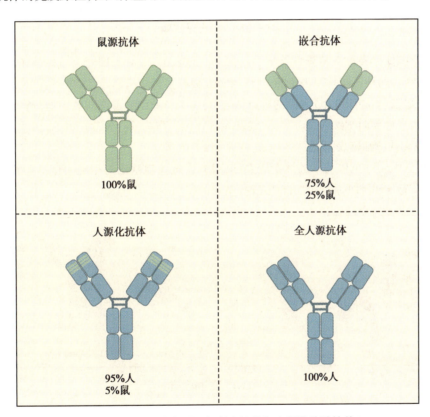

图 20-2　鼠源抗体、人 - 鼠嵌合抗体和人源化改造抗体

4. **小分子（类）抗体**（small molecular antibody）　小分子抗体是仅包含完整抗体分子的某些功能片段（V 区），分子量仅为抗体分子的 1/12～1/3 的一类基因工程抗体。小分子抗体免疫原性弱，分子量小，易通过血管壁，克服组织器官对抗体的屏障作用；小分子抗体无 Fc 段，不与细胞膜上的 FcR 结合，有利于作为导向药物载体。但其与靶细胞表面抗原的结合力较弱，体内半衰期短，影响组织局部的抗体浓度。

小分子抗体分为四大类，依次为：①Fab 片段：由 V_H、C_H1 及完整的 L 链组成，为完整抗体的 2/3。Fab 片段穿透实体瘤的能力很强，在体内有较高的疾病灶/血液浓度比。治疗心肌缺血并发症的抗血小板凝聚单克隆抗体（abciximab，阿昔单抗），就是选择性阻断血小板糖蛋白Ⅱb/Ⅲa 受体的 Fab 片段小分子抗体。抗 VEGF 单克隆抗体（雷珠单抗，ranibizumab）和抗 TNF-α 单克隆抗体（培塞利珠单抗，certolizumab）也是 Fab 片段小分子抗体，分别获批应用于临床。②Fv 片段：由 V_H 和 V_L 组成，其大小仅为完整抗体分子的 1/6。③单链抗体（single chain antibody，SCA）：由一接头将 V_H 和 V_L 连接成一条多肽链，又称单链 Fv（scFv），其大小为完整抗体分子的 1/6。单链抗体的穿透力强，容易进入局部组织发挥作用。④单域抗体（single domain antibody，sdAb）：又称纳米抗体（nanobody），最初发现于骆驼科动物和鲨鱼的血清中，后通过基因工程制备获得，由 V_H 或 V_L 单一结构域组成。其大小相当于完整抗体的 1/12～1/10。单域抗体容易渗透到组织中，包括血脑屏障。口服的单域抗体已经成功用于治疗因大肠埃希菌引起腹泻的仔猪（图 20-3）。

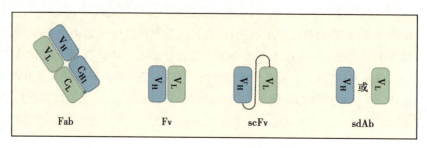

图 20-3　小分子抗体

5. 双功能抗体　又称双特异性抗体（bispecific antibody，BsAb），即同一抗体分子的两个抗原结合部位可分别结合两种不同抗原表位的抗体。BsAb 具有多种结构模式（图 20-4）。BsAb 的一个抗原结合部位与靶细胞（如肿瘤细胞）表面的抗原结合，另一个抗原结合部位与效应物（药物、效应细胞等）结合，将效应物直接导向靶细胞，在局部聚集和发挥作用。作为治疗肿瘤用的 BsAb 主要靶向肿瘤相关抗原（TAA）和效应细胞表面抗原有 CD3、TAA 和 CD16 等。

随着各种基因工程抗体技术的逐渐成熟和应用，以抗体为基础的免疫治疗将在肿瘤、自身免疫病、移植排斥反应、炎症性疾病等的治疗中发挥更大的作用。

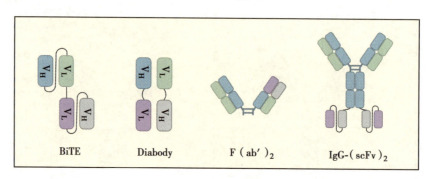

图 20-4　双功能抗体

三、细胞因子为基础的免疫治疗

细胞因子疗法（cytokine therapy）是指通过输入外源性细胞因子或阻断内源性细胞因子，纠正体内细胞因子网络的失衡，以达到治疗疾病的目的，是临床常用的免疫治疗方法。

1. 细胞因子替代疗法　细胞因子替代疗法是指从外源向患者体内输入细胞因子，发挥细胞因子的生物学作用，达到治疗疾病的目的。利用基因工程生产的重组细胞因子已有多种在临床应用（表 20-2），还有多种在临床试验中。

2. 细胞因子信号通路药物疗法　细胞因子与其受体结合后激活下游信号通路，产生免疫反应。许多细胞因子受体在其信号转导中使用 JAK 激酶（Janus kinase）。JAK 激酶是一类胞质非受体酪氨酸激酶，其家族共有 JAK1、JAK2、JAK3、TYK2 四个成员，它们与细胞因子受体的胞质内区域结合并磷酸化，从而启动不同的 STAT 转录因子的激活，产生细胞因子。阻断 JAK-STAT 信号通路就抑制了细胞因子的信号转导，最终影响细胞因子生成。已有 8 种 JAK 抑制剂获批用于治疗不同的炎症性疾病。

例如,托法替布(tofacitinib)已被批准用于治疗类风湿关节炎(RA),抑制 JAK3、IL-2 和 IL-4 的信号转导,同时较弱地抑制 JAK1,干扰 IL-6 的信号转导。芦可替尼(ruxolitinib)抑制 JAK1 和 JAK2,用于治疗骨髓纤维化(MF)。乌帕替尼(upadacitinib)是用于治疗类风湿关节炎(RA)的 JAK1 抑制剂。

表 20-2 已批准上市的重组细胞因子药物和细胞因子拮抗治疗药物

分类	药物	适应证
细胞因子 药物	IL-2	癌症、免疫缺陷、疫苗佐剂
	IL-1	放疗、化疗所致血小板减少症
	IFN-α	白血病、卡波西肉瘤、乙型病毒性肝炎、带状疱疹、慢性宫颈炎、 恶性肿瘤、AIDS
	IFN-β	多发性硬化症
	IFN-γ	慢性肉芽肿、生殖器疣、过敏性皮炎、类风湿关节炎
	G-CSF	自体骨髓移植、化疗导致的粒细胞减少症,再生障碍性贫血
	GM-CSF	自体骨髓移植、化疗导致的粒细胞减少症,再生障碍性贫血
	EPO	慢性肾衰竭导致的贫血、癌症或癌症化疗导致的贫血、失血后 贫血
	SCF	与 G-CSF 联合应用于外周血干细胞移植
	EGF	外用治疗烧伤、口腔溃疡
	bFGF	外用治疗烧伤、外周神经炎
细胞因子 拮抗剂	可溶性 IL-1R(干粉吸入剂)	哮喘
	可溶性 IL-1R(注射剂)	急性髓样白血病
	可溶性 IL-4R	哮喘
	IL-1R 拮抗剂	类风湿关节炎
	TNFRⅡ-Fc 融合蛋白	类风湿关节炎、慢性心力衰竭
	TNFRⅠ-Fc 融合蛋白	休克、类风湿关节炎、多发性硬化症
	抗 IL-1β 单抗	Muckle-Wells 综合征
	抗 IL-2R 单抗	肾脏移植、移植排斥反应
	抗 IL-4 单抗	哮喘
	抗 IL-5 单抗	哮喘
	抗 IL-6R 单抗	类风湿关节炎、感染性疾病、防治细胞因子释放综合征
	抗 IL-8 单抗(ABX-IL-8)	严重银屑病
	抗 IL-15 单抗	类风湿关节炎
	抗 IL-12/23 单抗	银屑病
	抗 TNF-α 单抗	克罗恩病、类风湿关节炎
	DAB389-1L-2(IL-2 免疫毒素)	T 细胞淋巴瘤、1 型糖尿病、严重类风湿关节炎、银屑病、HIV
	IL13-PE38QQR(IL-13 免疫毒素)	肾癌

注:bFGF,碱性成纤维细胞生长因子。

3. 细胞因子基因疗法(cytokine gene therapy) 细胞因子基因疗法是将细胞因子或其受体的基因通过不同技术导入机体内,使其在体内持续表达并发挥治疗效应,克服细胞因子在体内半衰期短、临床需要大剂量反复注射导致严重副作用的不足。已有多项细胞因子基因疗法试用于临床,治疗恶性肿瘤、感染和自身免疫病。

第二节 | 细胞免疫治疗

细胞免疫治疗是将自体或异体的造血细胞、免疫细胞经体外诱导、培养扩增或荷载抗原后输入患者体内,以激活、增强或调节机体的免疫应答。细胞免疫治疗在肿瘤免疫领域取得了多项突破,获得了显著的抗肿瘤效应,并且已经拓展至感染和自身免疫病等治疗领域。

一、治疗性细胞疫苗

细胞疫苗是以细胞荷载抗原,主动免疫机体激发体液或者细胞免疫效应的治疗方法,细胞疫苗已经在临床应用,但是大部分还是在临床前不同的试验阶段。根据不同的细胞种类,分为以下两类细胞疫苗。

1. **肿瘤细胞疫苗** 肿瘤细胞疫苗以肿瘤细胞为载体,将自身或异体的肿瘤细胞,通过照射、高温、冷冻等物理方法,药物、酶解等化学方法,以及病毒感染、基因转染等生物方法的处理,改变或消除肿瘤的致瘤性,保留其免疫原性,制备成肿瘤疫苗。以荷载溶瘤病毒制备的肿瘤疫苗为例,由于溶瘤病毒带有溶解肿瘤的作用,瘤内直接注射后,一方面溶瘤病毒在肿瘤细胞中复制增殖,溶解肿瘤细胞;另一方面通过肿瘤细胞将抗原传递给抗原提呈细胞,诱发全身的抗肿瘤免疫应答,发挥双倍抗肿瘤效应。代表性疫苗是针对黑色素瘤设计的新型溶瘤疫苗 OncoVEX。肿瘤疫苗常与卡介苗等佐剂等联合应用,增强抗肿瘤免疫应答。

2. **树突状细胞疫苗** 树突状细胞疫苗以 DC 为载体,荷载抗原肽制备的疫苗。通过抗原提呈作用,激活 T 细胞,扩增产生针对该抗原表位的特异性 T 细胞,靶向发挥免疫效应。现有的树突状细胞疫苗大多为抗肿瘤疫苗,2010 年,第一个树突状细胞疫苗获批用于治疗前列腺癌,平均延长患者存活时间 4.1 个月。此外,有诸多树突状细胞疫苗在 I～III 期临床试验中,其中针对黑色素瘤相关抗原 gp100 树突状细胞疫苗的 III 期临床试验结果表明,它们能明显提高患者的无进展生存时间和总体生存时间。

二、过继免疫细胞治疗

过继免疫细胞治疗是指免疫细胞经体外诱导激活、增殖成为有功能的免疫细胞后回输患者,直接杀伤肿瘤或激发机体抗肿瘤免疫效应,属于被动免疫疗法。过继免疫细胞治疗发展迅速,尤其以基因编辑的嵌合抗原受体 CAR-T 细胞在治疗急性白血病中取得了免疫治疗技术的重大突破,获得了显著临床治疗效应,引领了基因编辑免疫细胞治疗重大疾病的热潮,有望在临床治疗各类疾病中占有重要地位。以下追溯了不同阶段的过继免疫细胞治疗历史及策略(图 20-5)。

1. **淋巴因子激活的杀伤细胞**(lymphokine activated killer cell,LAK) 淋巴因子激活的杀伤细胞是外周血单个核细胞(PBMC)经体外 IL-2 培养后诱导产生的一类新型杀伤细胞,其杀伤肿瘤细胞不需抗原致敏,且无 MHC 限制性。LAK 细胞主要来源于 T 细胞或 NK 细胞,曾在临床应用于肿瘤和慢性病毒感染的细胞免疫治疗。

2. **细胞因子诱导的杀伤细胞**(cytokine induced killer cell,CIK) 细胞因子诱导的杀伤细胞是 PBMC 经抗 CD3 单克隆抗体加 IL-2、IFN-γ、TNF-α 等细胞因子体外诱导分化,获得的具有 $CD3^+CD56^+$ 表型的杀伤细胞,其增殖效率和杀伤活性均明显强于 LAK 细胞,对白血病和某些实体肿瘤有较好的疗效。

3. **肿瘤浸润淋巴细胞**(tumor infiltrating lymphocyte,TIL) 肿瘤浸润淋巴细胞是由患者肿瘤组织分离的浸润 T 淋巴细胞,经体外 IL-2 等细胞因子诱导扩增后回输患者体内,具有很强的特异性肿瘤杀伤活性。

4. **抗原特异性淋巴细胞**(antigen specific lymphocyte) 抗原特异性淋巴细胞是将抗原荷载树突状细胞后,体外刺激 T 淋巴细胞,经 IL-2 等细胞因子扩增后回输患者体内,可特异性杀伤靶细胞。

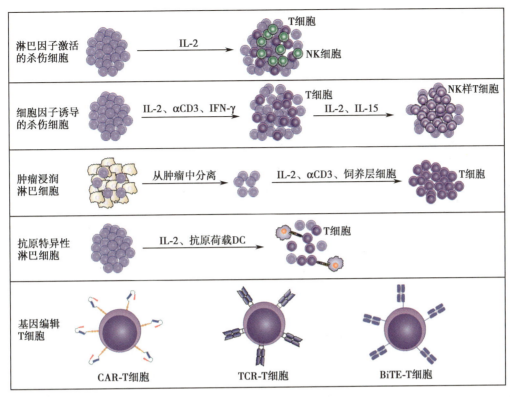

图 20-5　不同类型的过继免疫细胞疗法

5. **工程化 T 细胞受体修饰的 T 细胞**（T cell receptor T cell，TCR-T 细胞）　TCR-T 细胞是指通过基因工程技术，用可识别特定抗原表位的 TCR 修饰 T 细胞，使 T 细胞拥有识别该抗原表位的特异性。具体方法是：鉴定出抗原特异性 T 细胞基因，进而克隆 TCR 的异二聚体基因，将其转染初始 T 细胞表面，使外源转入的 TCR 特异性识别特定抗原，扩增后具备特异性杀伤能力。这些表达外源 TCR 并识别特定表位的 T 细胞称为 TCR-T 细胞。TCR-T 细胞发挥效应依赖于主要组织相容性复合体（MHC），外源基因所表达的 TCR 以非共价键形式结合 CD3 分子，形成表达于细胞膜上的 TCR-CD3 复合物，以识别 MHC-抗原肽复合物，进而对靶细胞进行特异性杀伤。现有 TCR-T 细胞治疗临床试验的适应证主要集中于恶性黑色素瘤、滑膜肉瘤、食管癌实体瘤、转移性非小细胞肺癌等，主要选择的两类靶点是肿瘤相关抗原（tumor associated antigen，TAA）和肿瘤特异性抗原（tumor specific antigen，TSA）。临床试验选择的 TAA 靶点有 MART-1、gp100、CEA 等。2022 年，全球首款 TCR-T 细胞治疗药物上市，其双特异性靶向肿瘤抗原 gp100 和 CD3，用于治疗特定葡萄膜黑色素瘤。

6. **嵌合抗原受体修饰的 T 细胞**（chimeric antigen receptor T cell，CAR-T 细胞）　CAR-T 细胞是直接将识别特定抗原的抗体片段基因与 T 细胞活化所需信号分子胞内段（包括 CD3ζ 链、CD28 和 4-1BB 等共刺激分子的 ITAM）基因结合，构建成嵌合抗原受体（CAR），通过基因转导的方式导入 T 细胞，赋予了 CAR-T 细胞识别特定抗原并迅速活化杀伤靶细胞的能力，同时又规避了 MHC 限制性识别和对第一和第二信号的活化需求。CAR-T 细胞主要应用于非实体瘤的治疗，国内外已批准 9 项 CAR-T 细胞产品上市，应用于急性淋巴细胞白血病（ALL）、非霍奇金淋巴瘤（NHL）、复发或难治性弥漫大 B 细胞淋巴瘤（DLBCL）等血液肿瘤治疗。中国上市的三项 CAR-T 细胞产品，分别为靶向 CD19 抗原的阿基仑赛注射液、瑞基奥仑赛注射液以及 BCMA 靶向的伊基奥仑赛注射液。另外，CAR-T 细胞令人瞩目的临床疗效，也拓展了其应用范围，已有诸多临床试验针对自身免疫病和感染性疾病的治疗。

7. **双特异性 T 细胞衔接子 T 细胞**（bispecific T-cell engager T cell，BiTE-T 细胞）　BiTE-T 细胞是把针对特定抗原的单链抗体（scFv）与针对 T 细胞表面分子（一般选择 CD3）的 scFv 串联起来，表达成具有双抗原特异性的抗体组分，转入至 T 细胞，不仅拉近了 T 细胞与靶细胞之间的距离，而且有效激活 T 细胞,使其对肿瘤细胞产生直接杀伤作用。

8. **巨噬细胞** 除了特异性 T 淋巴细胞的过继免疫治疗,随着体外细胞分离、培养和扩增技术的日臻成熟,NK 细胞、γδT 细胞、巨噬细胞疗法也进入了临床试验,有望作为新型的过继细胞免疫疗法用于治疗疾病。

三、干细胞治疗

免疫细胞来源于造血干细胞。造血干细胞移植是在免疫功能极度低下的情况下,采集 HLA 型别相匹配的供者骨髓、外周血或脐带血,分离 CD34$^+$ 干/祖细胞或其他干细胞(例如间充质干细胞),在不同组合的因子诱导刺激下,使其分化为各类免疫细胞,之后过继转输或者不经诱导刺激直接输注到患者体内。干细胞治疗已经成为癌症、血液系统疾病、自身免疫病等免疫治疗的重要手段。

随着干细胞采集和制备技术的不断完善,干细胞治疗用途不断扩展,譬如诱导生成胰岛 β 细胞移植已成为治疗糖尿病的新型生物疗法,胰腺干细胞、胚胎干细胞、骨髓干细胞、脐带血干细胞等都可定向诱导分化为胰岛 β 细胞,纠正糖尿病的高血糖状态。间充质干细胞治疗骨关节炎也在临床取得了一定疗效。

第三节 ｜ 免疫调节剂治疗

免疫调节剂是一类分子结构各不相同,作用机制也不尽相同的物质,是通过增强或抑制免疫功能,治疗肿瘤、感染、免疫缺陷和自身免疫病的非特异性制剂。按其作用可分为免疫增强剂和免疫抑制剂。

一、免疫增强剂

免疫增强剂是指具有促进和调节免疫应答功能的制剂,通常对免疫功能正常者无影响,而对免疫功能异常,特别是免疫功能低下者有促进作用。免疫增强剂与抗原联合使用,通过诱导抗原提呈细胞尤其是 DC 的活化提高免疫系统的"警惕性",有些佐剂能通过直接活化淋巴细胞,增强免疫效应。

1. **免疫因子** 免疫因子是指具有传递免疫信号,调节免疫效应的因子,除细胞因子外,还包括转移因子、免疫核糖核酸和胸腺肽等。

(1)转移因子:转移因子是由致敏的淋巴细胞经反复冻融或超滤获得的低分子量混合物,包括游离氨基酸、核酸和多肽等,其特点是分子量小、无抗原性、副作用小,而且无种属特异性,即从猪、牛等脾脏淋巴细胞中提取的转移因子能在人体中介导细胞免疫反应。

(2)免疫核糖核酸:免疫核糖核酸(immune RNA, iRNA)是从抗原致敏的淋巴组织中提取的核糖核酸物质。iRNA 具有传递特异性免疫信息的能力,并且过继转移的细胞免疫活性不受种属的影响。主要作用于 T、B 淋巴细胞,诱导特异性免疫应答,临床应用于治疗肿瘤及病毒、真菌感染。

(3)胸腺肽:胸腺肽(thymopeptide)是从小牛或猪胸腺中提取的可溶性多肽混合物,包括胸腺素、胸腺生长素等,其促进胸腺内前 T 细胞发育为 T 细胞,并进一步分化成熟为具有多种功能的 T 细胞亚群,提高细胞免疫功能,临床常用于感染性疾病、肿瘤的免疫治疗。

2. **化学合成药物** 临床药物左旋咪唑(levamisole)能增强功能低下或受抑制的免疫细胞活性,促进 T 细胞增生,增强 NK 细胞活性,对细胞免疫低下的机体具有较好的免疫增强作用,临床常用于慢性反复感染和肿瘤放、化疗后的辅助治疗。西咪替丁(cimetidine)可增强 Th 细胞活性,促进细胞因子和抗体的产生,从而增强机体免疫功能。异丙肌苷(isoprinosine)促进 T 细胞增殖、巨噬细胞活化,抑制多种 DNA 病毒和 RNA 病毒复制,主要用于抗病毒辅助治疗。

3. **某些微生物或其成分** 某些微生物或其成分通过促进 APC 对抗原的摄取,上调共刺激分子水平,促进 Th 细胞和 CTL 活性,增强巨噬细胞功能。多数补益类(滋阴、补气、补血)中药及其提取成分一般都有免疫增强或免疫调节作用,尤其是这些药物的多糖类成分或糖苷类成分,能激活 T、B 淋巴细胞及巨噬细胞、树突状细胞,提高细胞因子及抗体产生,以增强或调节免疫功能。

二、免疫抑制剂

免疫抑制剂能抑制机体的免疫功能,常用于防止移植排斥反应的发生和自身免疫病的治疗。

1. 激素制剂　肾上腺糖皮质激素是临床上应用最早的非特异性抗炎药物,也是应用最普遍的经典免疫抑制剂,能有效减少外周血 T、B 细胞的数量,明显降低抗体水平,尤其是初次应答抗体水平,通过抑制巨噬细胞活性抑制迟发型超敏反应。糖皮质激素是治疗严重超敏反应和自身免疫病的首选药物,也用于防治移植排斥反应。常用的糖皮质激素有氢化可的松、泼尼松、泼尼松龙及甲泼尼龙等制剂。

2. 化学合成药　化学合成药主要有烷化剂和抗代谢类药。常用的烷化剂包括氮芥、苯丁酸氮芥、环磷酰胺等。其主要作用是抑制 DNA 复制和蛋白质合成,阻止细胞增生分裂。抗代谢类药物主要有嘌呤和嘧啶类似物以及叶酸拮抗剂两大类,包括硫唑嘌呤、甲氨蝶呤等。

3. 真菌代谢产物　用于免疫抑制的真菌代谢产物主要有环孢素(CsA)和西罗莫司。CsA 是从真菌代谢产物中分离的环状多肽,作用很强,毒性很小(无骨髓抑制作用),能通过阻断 T 细胞内 IL-2 基因转录,对 Th 细胞活化呈高度选择性抑制,是用于防治器官移植排斥反应最有效的药物。西罗莫司是链霉菌属丝状菌发酵物提取的大环内酯类抗生素,与 CsA 有协同作用,通过阻断 IL-2 启动的 T 细胞增殖作用而选择性地抑制 T 细胞,临床主要用于治疗器官移植排斥和自身免疫病。

第四节 | 中医药免疫治疗

中医药可以调节免疫功能,增强或者抑制免疫细胞的活性和功能,例如雷公藤具有抑制免疫功能、治疗 SLE 等自身免疫病的作用。同时,中医药还注重通过调整身心平衡、改善睡眠质量和食欲等,提高患者的免疫力和生活质量。

1. 中医药在免疫治疗中的应用方式　中医药在免疫治疗中有多种应用方式,例如:①通过中药配方的口服或汤剂方式进行治疗,包括选用黄芪、党参等药物来刺激和调节免疫细胞的活性和功能。②通过针灸和艾灸等技术刺激穴位,调节气血运行,平衡阴阳,促进免疫细胞损伤修复和再生。③通过中药汤药熏蒸、外敷等方式直接作用于皮肤或呼吸道,以改善局部免疫环境,促进伤口愈合和炎症消退。

2. 常用中药的免疫作用机制

(1)青蒿素(artemisinin):青蒿素作为一种具有广谱抗疟疾活性的药物,在调节免疫系统平衡中也发挥了重要作用。研究表明,青蒿素可以提高 Treg 细胞的比例,从而抑制 SLE 患者异常的免疫反应,改善预后。

(2)黄芪多糖:黄芪中的活性成分黄芪多糖通过激活免疫效应相关中性粒细胞的活化和降低有害黏附分子等作用,调节免疫平衡,缓解机体过度免疫应激。

(3)人参活性成分:人参含有丰富的活性成分,如人参皂苷、多糖、人参酸等,研究发现人参皂苷 Rg1 增强小鼠 DC 对抗原的吞噬、处理和提呈能力。研究还发现 Rb1 降低抑郁模型小鼠中枢促炎因子(如 IL-1β、IL-6、TNF-α)的表达,并增加抗炎因子(如 IL-4、IL-10、TGF-β)的表达,从而抑制炎症反应的发生。

(4)枸杞、灵芝中的多糖类、腺苷或糖苷类成分:这些活性成分能激活多种免疫细胞,增强细胞因子分泌及抗体产生,以调节免疫功能。

(5)雷公藤的有效成分:雷公藤主要的两种有效成分为雷公藤内酯醇(triptolide)和雷公藤红素(celastrol),具有抑制免疫细胞的作用,在类风湿关节炎、系统性红斑狼疮、硬皮病、银屑病等疾病的治疗中发挥调节作用。

本章思维导图

本章目标测试

思考题

1. 简述免疫治疗的概念和意义。

2. 简述抗体免疫治疗药物的作用机制。

3. 简述过继免疫细胞治疗的分类及特点。

4. 简述中医药免疫治疗的方式及常用中药。

（储以微）

推荐阅读

［1］曹雪涛,何维. 医学免疫学. 3 版. 北京:人民卫生出版社,2015.

［2］龚非力. 医学免疫学. 4 版. 北京:科学出版社,2014.

［3］周光炎. 免疫学原理. 4 版. 北京:科学出版社,2018.

［4］ABBAS A K,LICHTMAN A H,PILLAI S. Cellular and molecular immunology. 10th ed. Philadelphia:Elsevier,2022.

［5］MURPHY K,WEAVER C,BERG L. Janeway's immunobiology. 10th ed. New York:W. W. Norton & Company,2022.

［6］DELVES P J,MARTIN S J,BURTON D R,et al. Roitt's essential immunology. 13th ed. Chichester:Wiley,2017.

［7］RICH R R,FLEISHER T A,SHEARER W T,et al. Clinical immunology:principles and practice. 5th ed. Philadelphia:Elsevier,2019.

［8］PUNT J,STRANFORD S,JONES P,et al. Kuby immunology. 8th ed. New York:W. H. Freeman and Company,2019.

中英文名词对照索引